全国高等卫生职业院校课程改革规划教材

供五年制高职临床医学、护理、助产等医学相关专业使用

案例版™
病理学与病理生理学

主　编　周　洁
副主编　韦义萍　邓良超　季润元　刘碧英
编　者（按姓氏汉语拼音排序）

邓良超　雅安职业技术学院
付玉环　唐山职业技术学院
季润元　淮阴卫生高等职业技术学校
刘碧英　长沙卫生职业学院
牛春红　山西大同大学医学院
石娅莉　四川护理职业学院
韦义萍　广西医科大学
熊　婧　同济大学附属第十人民医院
杨舒晗　曲靖医学高等专科学校
周　洁　江西护理职业技术学院
朱莉静　曲靖医学高等专科学校

科　学　出　版　社
北　京

内 容 简 介

本教材是"全国高等卫生职业院校课程改革规划教材"之一。其涵盖病理学与病理生理学的内容,揭示疾病发生、发展、转归的规律和机制,将病理学和病理生理学内容根据知识的衔接性进行有机整合。全书共分十七章,包括总论和各论两部分,总论为第一～十一章,主要讲述各种疾病的共同规律;各论为第十二～十七章,讲述不同系统常见疾病的特殊规律。为便于学生的学习,本书相关章节列有案例、考点、链接和目标检测。

本教材内容精练、层次分明、通俗易懂、图文并茂,可供五年制高职临床医学、护理、助产等医学相关专业使用。

图书在版编目(CIP)数据

病理学与病理生理学 / 周洁主编 . —北京:科学出版社,2015.1
全国高等卫生职业院校课程改革规划教材
ISBN 978-7-03-042454-9

Ⅰ. 病… Ⅱ. 周… Ⅲ.①病理学-高等职业教育-教材 ②病理生理学-高等职业教育-教材 Ⅳ. R36

中国版本图书馆 CIP 数据核字(2014)第 263079 号

责任编辑:张　茵　邱　波 / 责任校对:胡小洁
责任印制:赵　博 / 封面设计:范璧合

科 学 出 版 社 出版
北京东黄城根北街 16 号
邮政编码:100717
http://www.sciencep.com

北京世汉凌云印刷有限公司 印刷
科学出版社发行　各地新华书店经销

*

2015 年 1 月第 一 版　　开本:787×1092　1/16
2015 年 12 月第三次印刷　　印张:16 1/2
字数:379 000
定价:62.80 元
(如有印装质量问题,我社负责调换)

前　言

　　根据教育部《关于全面提高高等职业教育教学质量的若干意见》(教高[2006]16号)文件精神,为切实推进教育创新、深化教学改革、更好地服务于高等卫生职业教育教学,科学出版社策划组织编写了"全国高等卫生职业院校课程改革规划教材"之《病理学与病理生理学》。本教材可供五年制高职临床医学、护理、助产等医学相关专业使用,也可作为其他学历层次及在职相关人员的培训教材和参考用书。

　　本教材涵盖病理学与病理生理学的内容,揭示疾病发生、发展、转归的规律和机制,在章节编排中将病理学和病理生理学内容根据知识的衔接性进行有机整合。全书共分十七章,包括总论和各论两部分,总论为第一~十一章,主要讲述各种疾病的共同规律;各论为第十二~十七章,讲述不同系统常见疾病的特殊规律。

　　本教材以"三基"(基础理论、基本知识、基本技能)和"五性"(思想性、科学性、启发性、先进性、实用性)为原则,以"必需、够用"为度,以护理及其他相关医学技术类岗位技能培养所需的病理学与病理生理学知识为主线,紧扣后续临床专业课程所需相关知识,兼顾护士执业资格考试大纲,全面覆盖知识点和考点。教材编写过程中突出课程的综合性,对章节设计进行了适当的调整融合,力争内容精练、层次分明、通俗易懂,着力构建能满足五年制各专业高职层次学生学习特点的病理学知识体系。本教材相关章节列有案例、考点、链接和目标检测,正文内容前以案例引领学生学习,培养学生分析问题和解决问题的能力以及临床思维能力,创新性地在正文旁标注护士执业资格考试考点及章节学习考点,方便学生掌握学习重点。在图的选取和采用方面,尽量使用典型图片,图文并茂,生动直观。

　　本教材在编写过程中参考新近出版的高等医学院校教材,得到了各参编单位院校领导的大力支持,并在全体编者的辛勤努力下共同完成,在此一并致谢。

　　尽管编写者均为一线病理教师,有多年教学及编写教材的经验,但由于主编水平有限,虽经多次修改,但书中疏漏在所难免,不足之处敬请使用本教材的师生和同行见谅,欢迎提出宝贵意见和建议,以便于及时修改完善。

编　者

2014 年 2 月

目 录

绪　　论

病理学与病理生理学是研究疾病发生、发展、转归规律和机制的科学。通过对病理学与病理生理学的学习,可以认识和掌握疾病的本质及其发生发展的规律,为疾病的预防、诊断、治疗、护理和保健提供科学的理论基础。

一、病理学和病理生理学的内容和任务

病理学(pathology)侧重从形态角度研究疾病的病因、发病机制、病理变化、结局和转归。病理生理学(pathophysiology)侧重研究疾病中功能和代谢的变化。在疾病的发生发展过程中,机体形态、功能和代谢的变化相互联系,相互影响。根据知识前后的衔接性和连贯性,为了学生学习便利,本教材将病理学和病理生理学内容有机联系,互为融合。

本教材共分17章。从第一～十一章为病理学和病理生理学总论,研究各种疾病过程中共同的基础病理过程及共同规律,重点叙述疾病的基本形态、功能、代谢变化。其中细胞和组织的适应、损伤与修复及局部血液循环障碍、炎症、肿瘤属于病理学总论范畴,而疾病概论、发热、水和电解质代谢紊乱、酸碱平衡紊乱、缺氧、休克与弥散性血管内凝血属于病理生理学总论范畴。从第十二～十七章为病理学与病理生理学各论。各论是在总论学习基础上,研究和阐述不同系统疾病的特殊规律,主要叙述常见病、多发病的病因、发病机制、病理变化、病理临床联系及结局等。各论包括心血管系统疾病、呼吸系统疾病、消化系统疾病、泌尿系统疾病及传染病与寄生虫病等内容,同时将病理生理学内容如呼吸衰竭、心力衰竭、肝性脑病和肾衰竭融入相应各系统疾病章节。病理学和病理生理学之间、总论和各论之间均有着十分密切的内在联系,学习过程中不可偏废。

二、病理学在医学中的地位

病理学与病理生理学的研究对象是疾病,它是一门医学基础课程,在教学中有责任把学生从已学过的正常人体有关知识,逐渐引向对患病机体的认识。病理学与病理生理学的学习必须以人体解剖学、组织胚胎学、生物化学、生理学以及微生物学、寄生虫学和免疫学等为基础,帮助学生正确认识疾病时患病机体内出现的各种变化,而病理学与病理生理学所揭示的疾病发生、发展的规律,又是学习后续临床专业课的基础,为临床正确认识疾病的本质、解释临床表现及判断患者预后提供理论依据。因此病理学与病理生理学是一门“桥梁”学科,起着承前启后的作用,在医学基础课程间起着横向联系的作用,在基础医学和临床医学中起着纵向联系的作用。

病理学是临床医学的重要基础。虽然现代医学实验室检测、影像学诊断、内镜检查等技术突飞猛进,并在疾病的早期发现和定位上起着重要作用,但起着最后确诊的作用仍有赖于通过客观观察器官、组织结构和细胞病变后而做出的病理诊断,临床疾病诊断最可靠的方法依然是病理诊断。病理学揭示疾病的规律和本质,是医学研究中非常重要的基础和平台。新病种的发现和预防及敏感药物的筛选、新药物的研制和毒副作用等都离不开病理学的鉴定和解释。随着医学科学的发展,病理学出现了一些新的分支,如遗传病理学、免疫病理学、分子病理学和定量病理学等,病理学从器官、组织、细胞和亚细胞水平到分子水平,从定性走向定量。

三、病理学、病理生理学的研究方法

（一）人体病理学的诊断和研究方法

1. 尸体解剖检验（autopsy）　简称尸检，即对死亡者遗体进行病理解剖检验，是病理学的基本研究方法之一。尸检的意义为：①确定疾病诊断，查明死亡原因，提高诊治水平，并为医疗事故和医疗纠纷的鉴定提供证据；②及时发现和确诊某些传染病、地方病和流行病，为防病治病提供依据；③广泛收集人体病理学标本，深入进行疾病研究和医学教育。

2. 活体组织检查（biopsy）　简称活检，即用局部切除、钳取、穿刺针吸、搔刮和摘除等方法，从患者活体取得病变组织并进行病理诊断的检查方法，是目前被临床广泛采用的检查诊断方法。该方法能对疾病做出准确、及时的诊断，并可用作疗效判断及预后分析，对临床选择治疗方案有重要的指导意义。

3. 细胞学检查（cytology）　即通过各种方法采集病变组织的细胞，涂片染色后进行显微镜观察，做出细胞学诊断。该方法主要用于疾病诊断和健康普查，为激素水平测定（阴道脱落细胞涂片）及细胞培养提供标本等。临床采集的细胞可以是病变部位的脱落细胞、分泌物、体液及排泄物中的细胞、内镜采集或刷取的细胞、用空针穿刺吸取病变部位的细胞等。其优点是方法简单，患者痛苦小，可重复，但可能会出现假阴性结果。

（二）实验病理学和病理生理学的研究方法

1. 动物实验（animal experiment）　即在实验动物身上复制人类某些疾病或病理过程的模型，并对其进行疾病发生发展及治疗方法的研究。但应注意动物与人体之间毕竟存在种族差异，不能将动物实验的结果不加分析地直接套用于人体，其只可作为研究人类疾病的参考。

2. 组织与细胞培养（tissue and cell culture）　即自人体或动物体内取出某种组织或细胞，在体外适宜的培养基进行培养，动态观察在各种疾病因素作用下，细胞、组织病变的发生和发展，如抗癌药物对肿瘤细胞生长的影响等。这种方法可操作性强，体外条件容易控制，周期短、见效快，但孤立的体外环境与人体复杂、有机的整体环境不同，故不能将研究结果与体内的疾病过程等同看待。

随着科学技术的进步，新的分子生物学技术层出不穷，如放射自显影技术、显微分光技术、分析电镜技术、流式细胞仪（FCM）技术、多聚酶链反应（PCR）技术、DNA 凝胶电泳、western blot 以及分子原位杂交技术等新技术的采用，使病理学与病理生理学观察从器官、组织、细胞和亚细胞水平深入到分子水平，使观察结果从定位、定性发展到定量，极大地推动了病理学的发展。

（三）病理学的观察方法

1. 大体观察　又称肉眼观察，是病理诊断的第一步，主要用肉眼或借助放大镜、量尺、磅秤等辅助工具，对病变组织的性状（大小、形状、色泽、重量、质地、表面、切面以及与周围组织和器官的关系等）进行细致观察、取材和检测。

2. 组织学观察　又称镜下观察，将病变组织制成厚约数微米的切片，经不同方法染色（通常用苏木素-伊红染色，hematoxylin and eosin，HE），用光学显微镜观察其细微病变，是病理学诊断和疾病研究中最常用的观察方法。

3. 超微结构观察　运用透射及扫描电子显微镜对组织、细胞的内部和表面超微结构进行更细微的观察，即从亚细胞（细胞器）或大分子水平上认识和了解细胞的病变。

4. 组织化学和细胞化学观察　应用某些能与组织细胞化学成分发生特异反应的显色试剂，对病变组织进行特殊染色，以观察组织细胞内各种蛋白质、酶类、核酸、糖原等化学成分的状况,如应用苏丹Ⅲ染色细胞内的脂质成分。

5. 免疫组织化学观察　用特定的酶或荧光物质等标记抗原或抗体,再通过抗原抗体特异性反应来原位识别病变组织细胞中的某些特定成分。

四、病理学的学习方法

疾病的发生发展是一个动态过程,学习中要以辩证唯物主义的观点,动态地去观察分析问题,辨别疾病过程中的各种矛盾。应注意以下几点。

1. 用发展的观点认识疾病　同一疾病的不同时期,其病理变化及临床表现各不相同,观察大体标本和病理切片只是疾病某一时刻的暂时表现。因此,在认识疾病时,应动态认识病理变化。

2. 重视功能、代谢与形态三者之间的联系　在疾病过程中,机体的功能、代谢、形态变化之间互相联系、互相影响。代谢变化是功能和形态变化的基础,功能改变可导致形态变化,而形态改变必然影响功能、代谢变化。如高血压引起心肌肥大,而心肌肥大又可能引起心力衰竭。

3. 注意局部和整体的关系　人体是一个有机的整体,通过神经-体液调节,全身各个器官相互联系、相互影响。局部病变常影响全身,但又受整体制约。

4. 注意理论与实践的联系　在注重理论学习时,也要注重病理的大体标本、组织切片、动物实验的观察,并学会运用病理学知识解释疾病的临床表现,为学习医学各专业后续临床课程奠定基础。

(周　洁)

第一章 疾病概论

第一节 健康和疾病

一、健 康

考点：健康
的概念

世界卫生组织（World Health Organization, WHO）关于健康（health）的定义是健康不仅是没有疾病和病痛，而且是躯体上、精神上和社会适应上处于完好状态。它反映了现代医学模式即生物-心理-社会医学模式，说明健康的人不仅只是身体健康，心理也要健康，而且还要有对环境的适应能力。

健康的标准并不是固定的，而是相对的，它随经济发展、社会变化而变化，在不同的群体、不同的年龄阶段，健康的标准也略有不同。使社会上每个公民都能享受到卫生保健，达到健康的目的，增强健康意识，保障个人和大众的健康，是每个人义不容辞的责任。

二、疾 病

考点：疾病
的概念

疾病（disease）是指机体在病因的作用下，因机体自稳调节紊乱而发生的异常生命活动的过程。在此过程中，体内有一系列功能、代谢和形态的改变，临床上患者出现症状与体征，对环境的适应力下降，劳动力减弱甚至丧失。

症状是指患者主观上的异常感觉，如头痛、头晕、恶心等。体征是指疾病时体格检查中医生发现的异常表现，如肝脾肿大、心脏杂音、肺部啰音等。病理过程是指存在于不同疾病中的有规律性的功能、代谢和（或）形态结构的异常表现。同一种病理过程可存在不同疾病中，如肺炎、胃炎等炎性疾病中都包括了炎症这个病理过程。一种疾病也可包含几种病理过程，如肺炎时有炎症、发热、缺氧等病理过程。

三、亚 健 康

自20世纪80年代以来，人们认为在健康（第一状态）与疾病（第二状态）之间的"第三状态"，即亚健康（sub-health）状态，它至少包含着三个相区别而延续的过程：①心身轻度失调状态，即表现为周期性的情绪低落、心情烦躁、纳呆失眠等；②潜临床状态，即表现为与某些疾病相关的高危倾向，潜伏着向某一疾病发展的极大可能或已启动向某一疾病发展的态势；③前临床状态，即出现了病理改变，但无明显的临床表现。掌握亚健康概念，有利于及早采取预防措施，阻断亚健康向疾病方向发展，提高人们的健康水平。

第二节 病 因 学

病因学（etiology）是研究疾病发生的原因与条件的科学。

一、疾病发生的原因

考点：病因
的类型

疾病发生的原因是指引起某种疾病不可缺少的特异性因素，简称病因，又可称为致病因素。病因的种类很多,大致可以分为以下几类。

(一) 生物性因素

生物性因素包括病原微生物(如细菌、病毒、支原体、衣原体、立克次体、螺旋体、真菌等)和寄生虫(如原虫、蠕虫等),是最常见的致病因素。它们通过一定的途径侵入机体,可在体内繁殖。但机体是否发病,除与病原体的数量、侵袭力及毒力有关外,也与机体的免疫力等条件有密切的关系。

(二) 理化因素

1. 物理因素　常见有机械暴力引起创伤、震荡、骨折等;温度引起烧伤、中暑、冻伤;电流引起电击伤;电离辐射引起放射病;气压引起高山病、减压病等。物理性因素能否致病及其严重程度,主要取决于这些因素的强度、作用的部位和作用时间的长短。

2. 化学因素　包括无机和有机化学物质,如强酸、强碱、一氧化碳、有机磷农药、生物性毒物及某些药物等。化学性因素能否致病与化学物质的性质、浓度、作用的部位和整体的功能状态等有关。

(三) 营养性因素

营养物质过多和营养物质不足均可引起疾病。长期大量摄入高热量食物可引起肥胖症,并与动脉粥样硬化的发生有密切关系。营养物质摄入不足可引起营养不良,如维生素 B_1 缺乏可引起脚气病、维生素 D 缺乏引起佝偻病、缺碘引起甲状腺肿等。

(四) 遗传性因素

1. 直接致病作用　引起遗传性疾病。这是由于亲代生殖细胞中遗传物质的缺陷,如基因突变或染色体畸变遗传给子代所致。基因突变引起分子病,如血友病;染色体畸变引起染色体病,如唐氏综合征。

2. 遗传易感性　指某些家族人员具有容易患某些疾病的倾向,并在一定环境因素作用下,机体才发生相应的疾病,如高血压、糖尿病等。

(五) 先天性因素

先天性因素指能够损害正在发育胎儿的有害因素。由先天性因素引起的疾病称为先天性疾病。某些化学物质、药物、病毒等可导致胎儿畸形或缺陷,如母体在妊娠早期感染风疹病毒后,胎儿可患先天性心脏病,这类疾病不会遗传给子代,不属于遗传性疾病。但有的先天性疾病是可以遗传的,如唇裂、多指(趾)等。

(六) 免疫性因素

免疫性因素指那些使机体受到损害的免疫应答或免疫缺陷。包括:①超敏反应性疾病,如过敏性休克、支气管哮喘、荨麻疹等;②自身免疫性疾病,如全身性红斑狼疮、类风湿关节炎;③免疫缺陷病,如艾滋病(获得性免疫缺陷综合征)其特点是容易发生各种感染和恶性肿瘤。

(七) 社会、心理因素

近 30 年来,我国疾病谱和死因谱正在发生改变,传染病逐渐被控制,心、脑血管疾病和恶性肿瘤发病率逐渐上升。这意味着社会条件的改变,致病原因和条件也随之改变,社会、心理因素和生活方式对人类健康与疾病的影响日益突出。

社会动乱、经济落后、人口拥挤、环境污染、家庭缺陷等可直接或间接致病。消极的心理状态如焦虑、忧郁、长期紧张等可引起各系统功能失调,促使疾病的发生,尤其是高血压、冠心病、溃疡病等心身疾病的发生、发展与心理因素有密切关系。近年来发现,某些肿瘤的发生及预后与心理因素也有关系。不良的生活方式如吸烟、酗酒、药瘾、不良饮食习惯、缺少运动等是引起某些慢性病和严重伤残的主要行为危险因素。

综上所述,疾病发生的原因是多种多样的,没有原因的疾病是没有的。尽管还有不少疾病病因尚未明了,相信随着医学的发展,这些疾病的病因终将阐明。

二、疾病发生的条件

疾病发生的条件是指在病因作用于机体的前提下,影响疾病发生发展的非特异性因素。条件本身不能直接引起疾病,但是可以影响病因对机体的作用,从而左右疾病的发生发展,表现为促进或阻碍疾病的发生。疾病发生的条件是多方面的,有许多条件是自然因素(如气候条件、地理环境)造成的。此外,年龄、性别也可成为某些疾病发生的条件,例如,小儿和老年人易患感染性疾病;女性易患乳腺癌、甲状腺功能亢进症等,男性易患肺癌、动脉粥样硬化症等。

在疾病的条件中,能够加强病因作用或促使某一疾病(或病理过程)发生的因素称为诱因。如上消化道大出血可诱发肝性脑病;情绪激动可诱发心绞痛等。当某些疾病的原因、条件还分不清楚时,则笼统地将该因素称为危险因素,如高脂血症是动脉粥样硬化症的危险因素。

值得注意的是,有些疾病(如创伤、烧伤、中毒等)只要有原因存在便可发生,毋需任何条件。同一因素对某种疾病来说是原因,而对另一种疾病则为条件。如营养不足是营养不良症的原因,而对结核病来说却是条件。

第三节　发病学概论

发病学(pathogenesis)是研究病因作用于机体之后疾病发生发展过程中的一般规律和基本机制的科学。不同疾病具有不同的发病规律,但也具有共同的一般规律。

一、疾病发生的基本机制

某个疾病的发生、发展不但受到该疾病特有的、区别于其他疾病特殊机制的影响,同时也受到疾病基本机制的控制。疾病发生、发展的基本机制包括神经机制、体液机制、细胞机制和分子机制四个方面。

(一) 神经机制

神经系统在人体生命活动的调控中起主导作用,神经系统的变化与疾病的发生、发展密切相关,疾病发生时也常伴有神经系统的变化。有些病因可直接损害神经系统,如流行性乙型脑炎病毒可直接破坏神经组织引起疾病发生。另一些致病因子则可通过神经反射引起相应器官组织的功能代谢变化,或者抑制神经递质的合成、释放和分解,促进致病因子与神经递质的结合,减弱或阻断正常递质的作用。如长期精神紧张、焦虑可导致大脑皮质功能紊乱,以及丘脑与下丘脑功能失调引起内脏器官功能障碍。

(二) 体液机制

体液是维持机体内环境稳定的重要因素。体液机制主要是指致病因素引起体液质和量的变化,造成内环境紊乱而引发疾病。体液性因子包括可作用于全身的组胺、前列腺素、补体、凝血与纤溶成分等和一般作用于局部的内皮素、某些神经肽及细胞因子等。当致病因素作用于机体后,上述体液因子可发生变动,成为疾病发生机制中的重要构成因素。例如,休克使交感神经兴奋,交感肾上腺髓质系统激活,释放大量的肾上腺素,并因肾小动脉收缩,促使肾素-血管紧张素-醛固酮系统激活,释放血管紧张素等,上述因素共同作用导致血管收缩和组织缺血、缺氧。

在疾病发生发展过程中,体液机制与神经机制常常同时或先后起作用,共同参与,故常称其为神经体液机制。例如,精神长期处于高度紧张状态可导致大脑皮质和皮质下中枢特别是下丘脑功能紊乱,血管运动中枢的反应性持续增强,交感肾上腺髓质系统兴奋,外周小血管收缩,血压上升;与此同时肾小动脉的收缩,可增加肾素释放,激活血管紧张素醛固酮系统,最后在体液因素和神经因素的共同作用下使血压升高。

(三) 细胞机制

致病因素作用于机体后可以直接或间接作用于细胞,造成细胞结构损伤及功能、代谢发生障碍,细胞产生一系列的病理改变,构成了疾病的细胞学基础。某些病因如化学因素的强酸、强碱和物理因素的强电流、高温等,可无选择性地直接造成细胞的损伤;而另一些病因则可有选择性地直接损伤细胞,如肝炎病毒侵入肝细胞、疟原虫侵犯红细胞等。

(四) 分子机制

细胞内含有很多大分子多聚体与小分子物质,细胞内的大分子多聚体主要是蛋白质和核酸,而蛋白质和核酸是细胞生命过程的主要分子基础。疾病过程中由于致病因素的作用,致使这些大分子多聚体与小分子可能出现结构与功能的异常,这些分子的异常又可不同程度地影响正常生命活动,成为疾病发生、发展的分子机制。

近年来,随着人类基因组计划的实施,人们在基因水平上对疾病的认识也有了进一步的扩展和深化。通过对一些特异性致病基因的检测,某些疾病(如糖尿病、高血压等)相关基因或易感基因也相继被发现,因此出现了基因病的新概念。

总之,从分子医学角度看,疾病时形态、功能、代谢的异常,是某些特定蛋白质结构和(或)功能发生变异的结果,而这些蛋白质又是相应基因出现变异或对细胞受体和受体后信号的转导做出应答的产物,因此,基因及其表达调控状况是决定身体健康或疾病的基础。

二、疾病发生发展的一般规律

(一) 损伤与抗损伤反应

致病因素作用于机体引起损伤的同时,机体则调动各种防御、代偿功能对抗致病因素及其所引起的损伤。损伤与抗损伤反应贯穿于疾病的始终,双方力量的对比决定着疾病的发展方向和转归,是推动疾病发展的基本动力。当损伤占优势,则病情恶化,甚至死亡;反之,当抗损伤占优势,则病情缓解,直至痊愈。如外伤性出血引起血压下降、组织缺氧等损伤的同时,机体则出现血管收缩、心率加快、血凝加速等抗损伤反应。若损伤较轻,通过抗损伤反应,机体可康复;若损伤严重,抗损伤反应不足以抗衡损伤性变化,又无适当治疗,就可导致创伤性或失血性休克而死亡。

损伤与抗损伤反应在一定条件下可互相转化。上述血管收缩有利于维持血压和减少出血,但持续时间过长,便可加重组织缺血、缺氧,从而加重组织器官损伤,说明原来的抗损伤反应变成了损伤反应。在临床实践中,必须掌握疾病过程中损伤和抗损伤互相转化的规律,才能对病情做出正确的判断和处理。

(二) 因果转化

因果转化是指在原始病因作用下机体发生的某种变化又转化为新的病因,引起新的变化,如此交替不已,形成一个链式的发展过程。在疾病发展过程中,如果几种变化互为因果,形成环式运动,而每循环一次都使病情进一步恶化,就叫恶性循环。例如,外伤大出血引起机体一系列变化均互为因果,每一次因果交替均使病情进一步恶化,直至死亡。因此,采取医学干预打断因果转化和恶性循环,才能使病情向康复的方向发展。

(三)局部与整体

人体是由各个局部构成的有机整体,局部的病变可引起全身反应,全身的功能状态也可影响局部病变的发展。例如,肺结核病的病变主要在肺,局部病变的表现为咳嗽、咯血等。同时还伴有发热、盗汗、乏力、消瘦和血沉加快等全身反应。另一方面,肺结核病又受全身功能状态的影响,当机体抵抗力增强时,肺部病灶可以缩小甚至痊愈;当机体抵抗力降低时,肺部病灶扩大,甚至扩散到全身导致病情恶化。因此,在疾病过程中,局部与整体相互影响、相互联系,正确认识局部与整体的相互关系对疾病的诊治具有重要意义。

第四节　疾病的经过与转归

疾病的发生发展是一个连续的不断变化的过程,有开始、经过与结局。某些疾病特别是一些急性传染病在疾病过程中表现出明显的阶段性,认识疾病发展的阶段性及其转归是十分必要的。

一、疾病的经过

(一)潜伏期

考点: 疾病经过的分期

潜伏期是指致病因素作用于人体到出现最初症状前的时期。不同疾病潜伏期长短不一,短者几小时,长者可达数月,甚至更长。掌握疾病潜伏期有利于传染病及早隔离和预防治疗。有些疾病无潜伏期,如创伤、烧伤等。

(二)前驱期

前驱期是指从疾病出现最初症状起,到出现典型症状前的时期。此期虽有临床症状,但程度较轻,且多数无特异性,容易误诊。临床上应仔细诊断,早期治疗。

(三)症状明显期

症状明显期是指出现该疾病特征性临床表现的时期。这个时期的特殊症状和体征是诊断疾病的重要依据,但此期病情最为严重,应积极治疗。

(四)转归期

转归期是指疾病过程的最后时期。转归取决于损伤与抗损伤双方力量的对比和(或)是否得到及时、恰当的治疗。疾病的转归有康复和死亡两种形式。

上述对疾病阶段性的分期,是针对某些疾病特别是急性传染病而言的,但有些疾病的阶段性表现不典型。

二、疾病的转归

(一)完全康复

完全康复(complete rehabilitation)是指病因已完全消除或不再起作用,疾病时所发生的损伤性变化完全消失,机体的自稳调节恢复正常。

(二)不完全康复

不完全康复(incomplete rehabilitation)是指疾病时的损伤性变化得到控制,主要症状消失,但机体仍遗留不同程度的形态结构变化和功能及代谢障碍,只有通过代偿机制才能维持相对正常的生命活动。如烧伤愈合留下的瘢痕等。

（三）死亡

案例 1-1

　　患者,男性,61 岁,患高血压已 20 余年,突然昏迷入院,CT 诊断为脑干出血,给予药物治疗。第二天呼吸心跳突然停止,深度昏迷,经用呼吸机、心脏起搏器和药物抢救后心跳恢复到 130～140 次/分,但瞳孔始终散大,经检查脑电波消失,脑血流停止。

　　患者是否还有继续治疗的意义?

　　死亡(death)是生命活动的终止,分生理性死亡和病理性死亡两种,前者是由于机体各器官自然老化所致,后者是由于疾病所致,绝大多数人属于病理性死亡。

　　传统观念把心跳和呼吸停止、反射消失作为死亡标志,并把死亡分为三个时期:①濒死期,指死亡前的垂危阶段。②临床死亡期,主要标志是心跳、呼吸停止和反射消失,但组织、细胞仍有微弱的代谢活动。某些患者经及时恰当的抢救,可望复苏成功。③生物学死亡期,是死亡的不可逆阶段,中枢神经系统及其他器官系统的代谢和功能相继停止,并逐渐出现尸冷、尸僵、尸斑,最后尸体腐败。

考点:死亡的概念,脑死亡的概念,判断依据及其意义

　　近年来,随着复苏技术的普及与提高和器官移植的开展,人们对死亡有了新的认识。目前一般认为死亡是机体作为一个整体功能的永久性停止,但并不意味各器官组织同时都死亡。因此提出了脑死亡(brain death)的概念。脑死亡是指大脑皮质功能和脑干各部分功能的丧失。一旦出现脑死亡,就意味着人的实质性死亡。因此脑死亡成了近年来判断死亡的一个重要标志。但如果脑干功能尚存,有自主呼吸,则为"植物状态",不能称为脑死亡。

　　判断脑死亡的主要依据是:①无自主呼吸;②不可逆昏迷和对外界刺激完全失去反应;③瞳孔散大、固定;④脑神经反射消失,如瞳孔对光反射、角膜反射、咳嗽反射、咽反射等均消失;⑤脑电波消失;⑥脑血管造影证明脑血液循环停止。

　　采用脑死亡作为死亡标志的意义在于它可协助医务人员准确判断死亡的时间,及时终止无效的抢救,减少经费和人力消耗。此外,采用脑死亡作为死亡标志也为器官移植创造了良好的时机和合法的根据,用此种器官移植给受体者,效果更佳。

 目 标 检 测

1. 现代死亡的新概念是(　　)
   A. 脑死亡　　　　B. 临床死亡
   C. 心跳、呼吸停止　　D. 一切反射消失
   E. 脑电波消失

2. 疾病的经过分期下列错误的是(　　)
   A. 潜伏期　　　　B. 前驱期
   C. 体征明显期　　D. 症状明显期
   E. 转归期

3. 疾病最常见的病因是(　　)
   A. 物理性因素　　B. 生物性因素
   C. 免疫性因素　　D. 化学性因素
   E. 营养性因素

4. 从疾病出现一般症状开始到特异症状出现的这段时间称为(　　)

A. 潜伏期　　　　B. 前驱期
C. 典型期　　　　D. 症状明显期
E. 转归期

5. 有关健康的正确说法是(　　)
   A. 没有疾病
   B. 指体格健全
   C. 精神状态良好
   D. 社会适应能力的完全良好
   E. 没有疾病或病痛,躯体上、精神上和社会上的完全良好状态

6. 下述哪项属于患者的症状(　　)
   A. 心脏杂音　　　B. 耳鸣
   C. 体温升高　　　D. 呼吸加快
   E. 肝大

7. 下述哪项属于患者的体征(   )
     A. 头晕   B. 心脏杂音
     C. 头痛   D. 恶心
     E. 腹痛

8. 病因学研究的内容是(   )
     A. 疾病发生的原因与条件
     B. 与疾病发生密切关系的危险因素
     C. 疾病时自稳态调节紊乱的规律
     D. 因果转化规律
     E. 疾病转归的规律

9. 疾病发生必不可少的因素是(   )
     A. 疾病的条件   B. 疾病的原因
     C. 疾病的危险因素   D. 疾病的诱因
     E. 疾病的外因

10. 下列哪项不宜作为脑死亡的标准(   )
     A. 心跳停止
     B. 自主呼吸停止
     C. 脑神经反射消失
     D. 不可逆昏迷和大脑无反应性
     E. 瞳孔散大或固定

11. 决定疾病特异性的因素是(   )
     A. 致病的原因   B. 致病的条件
     C. 疾病的诱因   D. 机体的反应性
     E. 机体的本身特征

12. 关于生物性因素致病的叙述下列哪项是错误的(   )
     A. 病原体致病力的强弱与侵入宿主的数量、侵袭力和毒力有关
     B. 病原体有一定的入侵门户和定位
     C. 生物病原体都能引起疾病
     D. 致病微生物常可引起机体免疫反应
     E. 病原体主要包括病原微生物和寄生虫

13. 下列哪项不属于生物性致病因素(   )
     A. 细菌   B. 病毒
     C. 药物中毒   D. 寄生虫
     E. 立克次体

14. 死亡的概念是指(   )

     A. 呼吸心跳停止,各种反射消失
     B. 各组织器官的生命活动终止
     C. 机体作为一个整体功能的永久性停止
     D. 脑干以上中枢神经系统处于深度抑制状态
     E. 重要生命器官发生不可逆性损伤

15. 导致青霉素过敏的致病因素属于 (   )
     A. 生物性因素   B. 理化性因素
     C. 先天性因素   D. 营养性因素
     E. 免疫性因素

16. 全脑功能的永久性停止称为(   )
     A. 植物人状态   B. 濒死状态
     C. 脑死亡   D. 生物学死亡
     E. 临床死亡

17. 下述哪项不符合完全康复的标准(   )
     A. 致病因素已经消除或不起作用
     B. 疾病时发生的损伤性变化完全消失
     C. 劳动能力完全恢复
     D. 机体的自稳调节恢复正常
     E. 遗留有基本病理变化,通过机体的代偿来维持内环境相对稳定

18. 疾病的发展方向取决于(   )
     A. 病因的数量与强度
     B. 存在的诱因
     C. 机体的抵抗力
     D. 损伤与抗损伤力量的对比
     E. 机体自稳调节的能力

19. 不完全康复时下列哪项是错误的(   )
     A. 损伤性变化完全消失
     B. 基本病理变化尚未完全消失
     C. 主要症状消失
     D. 经机体代偿后功能代谢恢复
     E. 可留有后遗症

20. 妇女妊娠期病毒感染所致先天性心脏病属于(   )
     A. 生物性因素   B. 理化性因素
     C. 先天性因素   D. 营养性因素
     E. 免疫性因素

(杨舒晗)

第二章 细胞、组织的适应、损伤与修复

正常细胞和组织可以对机体内外环境变化等刺激做出代谢、形态结构和功能的反应性调整，产生适应性变化。若上述各种刺激超过了细胞和组织的耐受与适应能力，则可能引起细胞和组织损伤，表现为形态结构和功能代谢的改变。轻度损伤，在细胞能承受的有限范围内表现为适应。中度损伤，细胞发生连续反应，表现为适应、损伤甚至死亡。严重损伤，可直接导致细胞死亡（表2-1）。然而，正常细胞和发生了适应性改变的、损伤的、死亡的细胞，在结构和功能上往往并无截然的界限。

表2-1　细胞对损伤的应答反应

损伤因子	细胞应答
轻度损伤	适应
负荷增加、营养增加	增生、肥大
负荷减少、营养缺乏、失用等	萎缩
慢性刺激（化学性、生理性）	化生
缺氧、化学性损伤、微生物感染	细胞损伤
相对轻微	可逆性损伤：变性
损伤因子进行性加重	不可逆性损伤：坏死、凋亡

第一节　细胞、组织的适应

当环境改变时，细胞、组织和器官通过调整自身的代谢、功能和结构，以避免环境改变所引起的损伤，这个过程称为适应（adaptation）。

适应是一切生物对内外环境变化所做的一种反应，其目的在于使自身能在新的环境中得以生存。适应在形态上常表现为萎缩、肥大、增生和化生等几种类型。适应实质上是细胞生长和分化受到调整的结果，可以认为它们是细胞介于正常与损伤之间的一种状态。

案例2-1

患者，男性，63岁，有45年吸烟史，33年慢性支气管炎病史。近10年来呼吸功能、心功能明显下降、气急、发绀、全身性水肿，因肺部感染和心力衰竭经治疗无效死亡。尸检：①支气管黏膜上皮为复层鳞状上皮；②右心室增大，室壁增厚；③脑回变窄，脑沟变宽且深，镜下神经细胞体积变小。

1. 该患者支气管黏膜上皮发生了什么病变？为什么？
2. 该患者右心室心肌细胞发生了什么变化？为什么？
3. 该患者神经细胞发生了什么变化？

一、萎　　缩

发育正常的组织和器官体积缩小称为萎缩（atrophy），通常是由于该组织、器官的实质细胞体积缩小造成的，有时也可因细胞数目减少引起。最常见的萎缩有肌肉、骨骼、中枢神经及

考点：萎缩的概念、类型

生殖器官等的萎缩。

萎缩通常由细胞的功能活动降低、血液及营养物质供应不足及神经和(或)内分泌刺激减少等引起。其根据病因可概括地分为生理性萎缩和病理性萎缩两大类。

(一) 生理性萎缩

某些组织和器官在机体发育到一定阶段时会逐渐萎缩。如幼儿阶段动脉导管和脐带血管的萎缩退化、青春期后胸腺的逐步退化、产后子宫的复旧及授乳期后乳腺组织的复旧。此外,在高龄时期几乎一切器官和组织均不同程度地出现萎缩,即老年性萎缩,尤以脑、心、肝、皮肤、骨骼等为明显。

(二) 病理性萎缩

在病理状态下出现的萎缩,常见的有以下几种类型。

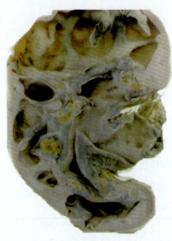

图 2-1　肾盂积水

1. 营养不良性萎缩　由于长期饥饿、消化道梗阻、慢性消耗性疾病或局部缺血等引起,可波及全身或只发生于局部,如慢性结核病、糖尿病可引起全身性营养不良性萎缩;脑动脉粥样硬化时因脑供血不足可致局部性脑萎缩。

2. 压迫性萎缩　器官、组织长期受压也可发生萎缩。引起萎缩的压力并不需要过大,关键在于一定的压力持续存在。如肾盂积水时的肾实质萎缩(图 2-1)。

3. 失用性萎缩　肢体、器官等长期不活动所致的萎缩。活动减少时,分解代谢降低,进而对合成代谢产生负反馈调节,使细胞体积缩小。如骨折后肢体长期固定所致的肌肉萎缩。

4. 神经性萎缩　神经、脑脊髓损伤所致的萎缩,如脊髓灰质炎所致的下肢萎缩(小儿麻痹症)。

5. 内分泌性萎缩　内分泌功能紊乱可引起相应靶器官的萎缩。例如,垂体损害时,垂体功能减退可引起甲状腺、肾上腺、性腺等器官的萎缩。

肉眼观,萎缩的组织、器官体积缩小,重量减轻,质地变硬,色泽呈深褐色。脑萎缩时,脑回变窄,脑沟变宽,皮质变薄,体积缩小,重量变轻等(图 2-2)。心肌萎缩时可见体积缩小,重量减轻,冠状动脉弯曲呈蛇形状。镜下观,实质细胞体积缩小或伴有数量减少,细胞核较正常,细胞器数量减少。有时胞质内可见黄褐色的脂褐素沉着。

萎缩的细胞、组织和器官的代谢降低,功能减弱。如腺体萎缩时分泌减少,

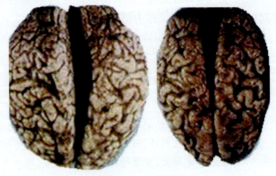

图 2-2　脑萎缩
左图:正常脑;右图:萎缩脑

脑萎缩时智力下降、肌肉萎缩时肌力下降等。轻度萎缩去除原因后可恢复正常,如病变持续过久或继续加重,则萎缩的细胞可逐渐消失。

二、肥大和增生

考点:肥大、增生的概念

细胞、组织和器官的体积增大称为肥大(hypertrophy)。组织或器官内实质细胞数量增多

称为增生(hyperplasia),常导致组织、器官的体积增大。组织、器官的肥大通常是由于实质细胞的体积增大所致,亦可伴有细胞数量的增加。肥大的细胞内细胞器数量和 DNA 含量均增多。肥大按性质可分为生理性肥大和病理性肥大两种;按原因可分为代偿性肥大与内分泌性肥大两类。

1. 代偿性肥大 通常由相应器官的功能负荷加重引起,如生理状态下,举重运动员上肢骨骼肌的增长肥大;病理状态下,高血压心脏后负荷增加引起的左心室心肌肥大;一侧肾摘除后另侧肾的肥大。

2. 内分泌性肥大 由内分泌激素作用于效应器引起的肥大称为内分泌性肥大。如青春期女性乳腺的发育、妊娠期子宫和乳腺的增生均属生理性增生,也是内分泌性肥大。

三、化 生

一种已分化成熟的组织转化为另一种相似性质的分化成熟组织的过程称为化生(meta-plasia)。如柱状上皮可转化为鳞状上皮,一种间叶性组织只能转化为另一种间叶性组织。但这种转化过程并非表现为已分化的细胞直接转变为另一种细胞,而系由具有分裂能力的未分化细胞向另一方向分化而成,并且只能转化为性质相似的,而不能转化为性质不同的细胞,如上皮细胞不能转化为结缔组织细胞。

考点:化生概念

较常见的化生有以下几种。

1. 鳞状上皮化生 常见于慢性支气管炎的气管和支气管黏膜。当此处黏膜上皮长期受化学刺激性气体或慢性炎症损害而反复再生时,可能出现鳞状上皮化生,即由原来的假复层纤毛柱状上皮转化为复层扁平上皮(鳞状上皮)(图2-3)。这是一种适应性表现,通常仍为可复性变化。但若损伤因子持续存在,则有可能成为常见的支气管鳞状细胞癌的基础。鳞状上皮化生尚可见于其他器官,如慢性胆囊炎及胆石症时胆囊黏膜上皮的鳞状上皮化生,慢性子宫颈炎时子宫颈黏膜上皮的鳞状上皮化生。

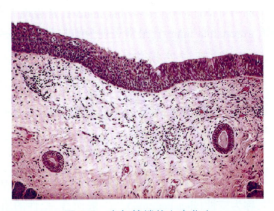

图2-3 支气管鳞状上皮化生

2. 肠上皮化生 常见于慢性萎缩性胃炎或胃溃疡。此时,胃体和(或)胃窦部黏膜的胃腺上皮萎缩、消失,而分化成含有杯状细胞的小肠或结肠型黏膜上皮。肠上皮化生可成为肠型胃癌的发生基础。

3. 结缔组织化生 常见于纤维结缔组织化生为骨、软骨或脂肪组织,如骨化性肌炎时,由于创伤引起肢体近段皮下及肌肉内纤维组织增生,并发生骨化。

第二节 细胞和组织的损伤

一、损伤的原因

引起细胞和组织损伤的原因多种多样,其作用的强弱和持续的时间决定着损伤的程度。损伤的原因可归纳为以下各类。

考点:损伤原因

1. 缺氧　　氧是细胞维持生命活动和功能的不可缺少的要素。缺氧破坏细胞的有氧呼吸，损害线粒体的氧化磷酸过程，使 ATP 的生成减少，从而引起一系列的改变。缺氧可为全身性和局部性，前者主要见于呼吸系统疾病、红细胞携氧能力降低或丧失；后者主要见于局部血液循环障碍。

2. 物理因子　　包括高温、低温、电流、放射线和机械性损伤等因素。高温可使细胞内蛋白质变性或炭化；低温可使血管收缩、血流停滞，细胞因缺氧而发生变性、死亡。

3. 化学因子　　如强酸、强碱、乙醇、四氯化碳、氰化物、有机磷农药及药物等均可导致细胞损伤。

4. 生物因子　　生物因子是引起细胞损伤最常见的因素，包括细菌、病毒、真菌、寄生虫等。

5. 免疫反应　　免疫反应是机体的防御功能，本身具有保护机体免患疾病的积极意义和作用。但在一定条件下，反应的结果又往往造成机体组织的损伤，其中包括针对异体蛋白质及其他抗原而发生的变态反应，如风湿病及弥漫性肾小球肾炎等，以及针对自身组织发生的自身免疫反应(如红斑狼疮、类风湿关节炎等)，均能造成组织损伤。

6. 其他因素　　年龄、营养、心理、社会等因素在损伤的发生过程中均有一定的作用。

二、损伤的形态学变化

细胞和组织损伤的表现形式和轻重程度不一。当引起损伤的原因消除后，轻者可恢复正常，称为可逆性损伤(reversible injury)，常表现为变性；重者仍不能恢复正常，称为不可逆性损伤(irreversible injury)，最常表现为细胞和组织的死亡。

(一) 可逆性损伤——变性

案例 2-2

患者，男性，28 岁，肥胖，肥胖指数为 25.12，自觉乏力。B 超提示中度脂肪肝。实验室检查：转氨酶增高，胆红素正常，血脂升高。

发生脂肪肝的原因及病理改变有哪些？

可逆性损伤最常见的表现是细胞或细胞间质内出现异常物质或正常物质的数量显著增多，称为变性(degeneration)。一般而言，变性的组织、细胞功能下降，变性多为可逆性改变，当原因消除后仍可恢复正常。但严重的变性则不能恢复而发展为坏死。

考点：细胞水肿特点

1. 细胞水肿(cellular swelling)　　是指细胞内水钠增加所致的细胞肿胀和功能下降，又称水变性(hydropic degeneration)，是最常见、较轻的变性，常见于心、肝、肾等线粒体丰富、代谢活跃的器官。

(1) 原因和发生机制：缺氧、缺血、电离辐射及冷、热、微生物毒素等因素，导致细胞膜直接受损，或引起 ATP 生成减少，细胞能量供应不足，细胞膜 Na^+-K^+ 泵功能发生障碍，细胞内的钠不能及时运转到细胞外，引起细胞内水钠增多。

(2) 病理变化：肉眼观，病变器官体积增大、重量增加、包膜紧张、边缘变钝、切面隆起，颜色苍白、混浊，像被开水烫过(图 2-4)。镜下观，细胞体积增大，细胞内出现淡红染色颗粒，电镜显示为肿大的线粒体和扩张断裂的内质网。例如，急性肾小球肾炎时肾细胞水肿，肾近曲小管上皮细胞体积增大，管腔狭窄，形状不规则。急性病毒性肝炎时，由于肝细胞受损，造成细胞内水分增多。开始时肝细胞肿大，细胞质疏松呈网状、半透明，称为胞质疏松化。进一步发展，肝细胞胀大呈球形，细胞质几乎完全透明，称为气球样变(图 2-5)。

考点：脂肪变性的特点

2. 脂肪变性　　正常情况下，除脂肪细胞外，其他细胞内一般不见或仅见少量脂滴。如这些细胞中出现脂滴或脂滴明显增多，则称为脂肪变性(fatty degeneration)。脂滴的主要成分为中性脂肪，但也可有磷脂及胆固醇等。在石蜡切片中，脂滴因被酒精、二甲苯等脂溶剂所溶解，故表现为空泡状，有时不易与水变性时的空泡相区别，此时可用苏丹Ⅲ或锇酸做脂肪染色来加以鉴别：苏丹Ⅲ将脂肪染成橘红色，锇酸将其染成黑色。

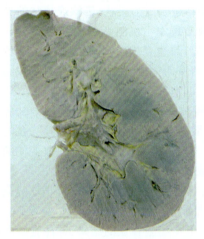

图2-4　肾细胞水肿

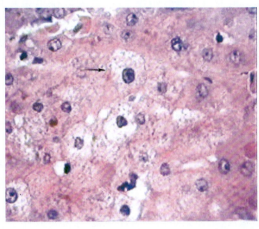

图2-5　肝细胞水肿

脂肪变性大多见于代谢旺盛、耗氧多的器官，如肝、肾、心等，尤以肝最为常见，因为肝是脂肪代谢的重要场所。

（1）原因及发病机制：①肝细胞内脂肪酸增多，如高脂饮食或营养不良时因体内脂肪组织分解，过多的脂肪酸经血液入肝；②三酰甘油合成过多，如饮酒可改变线粒体和滑面内质网的功能，促进 α 磷酸甘油合成三酰甘油；③脂蛋白、载脂蛋白减少，缺氧、中毒或营养不良时，肝细胞中脂蛋白、载脂蛋白合成减少，脂肪输出受阻而堆积于肝细胞内；④脂肪酸 β 氧化障碍，缺氧、感染、中毒等损伤细胞线粒体时，脂肪酸 β 氧化障碍而在细胞内蓄积。

（2）病理变化：肉眼观，轻度肝脂肪变性时可无明显改变或微黄。如脂肪变性比较显著和广泛，则肝增大，质较软，色变黄，触之有油腻感(图2-6)。镜下观，肝细胞内的脂肪空泡较小，起初多见于核的周围，肝细胞形状无变化；以后脂肪空泡逐渐变大，较密集散布于整个胞质中，肝细胞轮廓变圆；严重时可融合为一个大空泡，将细胞核挤向胞膜下，状似脂肪细胞(图2-7)。严重的肝脂肪变性称为脂肪肝。

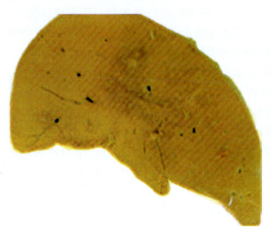

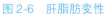

图2-6　肝脂肪变性

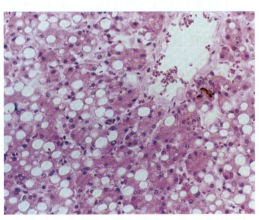

图2-7　肝脂肪变性

考点：玻璃样变性特点

3. 玻璃样变性（hyaline degeneration）　是指细胞或细胞间质中出现均质性玻璃样物质或组织发生均质性玻璃样改变，又称透明变性（hyaline degeneration）。主要见于结缔组织、血管壁，有时也可见于细胞内。

（1）结缔组织玻璃样变：常见于纤维瘢痕组织、纤维化的肾小球、动脉粥样硬化的纤维性斑块等。此时纤维细胞明显变少，胶原纤维增粗并互相融合成为梁状、带状或片状的半透明均质，失去纤维性结构。质地坚韧，缺乏弹性。玻璃样变的发生机制尚不甚清楚，有人认为在纤维瘢痕老化过程中，胶原蛋白分子的交联增多，胶原纤维也互相融合，其间并有较多的糖蛋白积聚，形成玻璃样物质；也有人认为可能由于缺氧、炎症等原因，造成局部 pH 升高或温度升高，致使胶原蛋白分子变性成明胶而互相融合所致。

（2）血管壁玻璃样变：这种改变常见于高血压病时的肾、脑、脾及视网膜的细动脉。此时，可能是由于细动脉的持续性痉挛，使内膜通透性增高，血浆蛋白得以渗入内膜，在内皮细胞下凝固成无结构的均匀红染物质。此外，内膜下的基底膜样物质增多。这些改变使细动脉的管壁增厚、变硬，管腔变狭，甚至闭塞，此即细动脉硬化症，可引起肾及脑的缺血。

（3）细胞内玻璃样变：亦称为细胞内玻璃样小滴变性。这种情况常见于肾小球肾炎或其他疾病而伴有明显蛋白尿时。此时肾近曲小管上皮细胞胞质内可出现许多大小不等的圆形红染小滴，这是血浆蛋白经肾小球滤出而又被肾小管上皮细胞吞饮的结果，并在胞质内融合成玻璃样小滴，以后可被溶酶体所消化。此外，在乙醇中毒时，肝细胞核周胞质内亦可出现不甚规则的红染玻璃样物质。电镜下，这种物质由密集的细丝构成，据认为可能是细胞骨架中含角蛋白成分改变的结果，并被称为 Mallory 小体。

4. 黏液样变性　组织间质内出现类黏液的积聚称为黏液样变性（mucoid degeneration）。结缔组织黏液样变性常见于间叶性肿瘤、急性风湿病时的心血管壁、动脉粥样硬化的血管壁。当病因消除后黏液样变性可以逐渐消退，但如长期存在，则可引起纤维组织增生，从而导致组织硬化。

5. 病理性色素沉积　常见的病理性色素沉积有以下几种。

（1）含铁血黄素（hemosiderin）：是由铁蛋白微粒集结而成的色素颗粒，呈金黄色或棕黄色，由血红蛋白被巨噬细胞溶酶体分解转化而成。左心衰竭时，在发生淤血的肺内可有红细胞漏出肺泡中，被巨噬细胞吞噬后形成含铁血黄素。这种细胞可出现于患者痰内，即心力衰竭细胞。当溶血性贫血时有大量红细胞被破坏，可出现全身性含铁血黄素沉积，主要见于肝、脾、淋巴结、骨髓等器官。

（2）胆红素（bilirubin）：也是在巨噬细胞内形成的一种血红蛋白衍生物。在生理情况下，衰老的红细胞在单核巨噬细胞中被破坏，其血红蛋白被分解为珠蛋白、铁及胆绿素，后者还原后即成为胆红素，进入血液。血中胆红素过多时则将组织染成黄色，称为黄疸。

（3）脂褐素（lipofuscin）：为一种黄褐色细颗粒状色素，其成分约 50% 为脂质，其余为蛋白质及其他物质。老年人及一些慢性消耗性疾病患者的肝细胞、肾上腺皮质网状带细胞的胞质，以及心肌细胞核两侧的胞质中，均可出现脂褐素，故此色素又有消耗性色素之称。

（4）黑色素（melanin）：为大小、形状不一的棕褐色或深褐色颗粒色素。正常人皮肤、毛发、虹膜及脉络膜等处均有黑色素存在。黑色素增多可分为全身性和局限性。全身性黑色素增多常见于肾上腺功能低下时，如 Addison 病；局限性黑色素增多则见于黑色素痣及黑色素瘤等。

6. 病理性钙化　正常机体内只有骨和牙含有固态的钙盐，如在骨和牙之外的其他部位组织内有固态的钙盐沉积，则称为病理性钙化。沉积的钙盐主要是磷酸钙，其次为碳酸钙。病理性钙化主要有营养不良性钙化和转移性钙化两种。病理性钙化常见，为变性坏死组织或异物的钙盐沉积,血钙不升高。转移性钙化较少见,是全身性钙、磷代谢障碍致血钙和(或)血磷升高,使钙盐在未受损的组织上沉积所致。如甲状旁腺功能亢进大量骨钙进入血液,使血钙升高,以致钙在肾小管、肺泡和胃黏膜等处沉积,形成转移性钙化。

(二) 不可逆性损伤——细胞死亡

当细胞发生致死性的结构、功能、代谢障碍,可引起细胞的不可逆性损伤,即细胞死亡。过去认为局部组织细胞的坏死即为死亡,但后来发现细胞死亡有坏死和凋亡两种形式。

1. 坏死　坏死(necrosis)是以酶溶性变化为特点的活体内局部组织细胞的死亡。坏死可因损伤因子强烈作用直接导致,但多由可逆性损伤发展而来。其基本表现是细胞肿胀、细胞器崩溃和蛋白质变性。坏死组织、细胞代谢停止,功能丧失,出现一系列特征性的形态学改变。

(1) 基本病理变化:包括细胞核、细胞质及间质三部分变化。在细胞死亡几小时后才能在光镜下见到。

1) 细胞核的改变:是细胞坏死的主要形态学标志,表现为①核固缩:即由于核脱水使染色质浓缩,染色变深,核的体积缩小;②核碎裂:核染色质崩解为小碎片,核膜破裂,染色质碎片分散在细胞质中;③核溶解:在脱氧核糖核酸(DNA)酶的作用下,染色质的 DNA 分解,核失去对碱性染料的亲和力,因而染色变淡,只能见到核的轮廓。往后染色质中残余的蛋白质被溶蛋白酶所溶解,核便完全消失(图 2-8)。**考点:坏死的形态学标志**

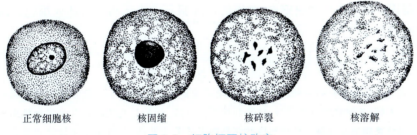

正常细胞核　　核固缩　　核碎裂　　核溶解

图 2-8　细胞坏死核改变

2) 细胞质的改变:坏死细胞的细胞质红染(嗜酸性增强),这是由于细胞质嗜碱性物质核糖体减少或丧失,使细胞质与碱性染料苏木精的结合减少而与酸性染料伊红的结合力增高的缘故。同时由于细胞质结构崩解,致细胞质呈颗粒状。有时由于实质细胞坏死后,整个细胞迅速溶解、吸收而消失(溶解性坏死)。

3) 间质的改变:实质细胞坏死后一段时间内,间质常无改变。以后在各种溶解酶的作用下,基质崩解,胶原纤维肿胀并崩解断裂或液化。坏死严重时坏死的细胞和崩解的间质融合成一片模糊的颗粒状、无结构的红染物质。

临床上,将已失去生活能力的组织,称为失活组织。其特点是:①失去原组织的光泽,颜色变苍白、混浊;②失去原组织的弹性,捏起或切断后组织回缩不良;③失去正常组织的血液供应,摸不到动脉搏动,针刺或清创切开时无新鲜血液流出;④失去正常组织的感觉和运动功能等。**考点:失活组织特点**

(2) 坏死的类型:根据坏死的形态变化可分为以下几种。

案例 2-3

患者,男性,65 岁,患动脉粥样硬化 20 多年,半年前开始双下肢发凉,发麻,走路时常出现阵发性疼痛,休息后缓解。近 1 个月右足剧烈疼痛,感觉逐渐消失,足趾发黑逐渐坏死,左下肢逐渐变细。

此患者有哪些病变? 右足发黑坏死的原因是什么?

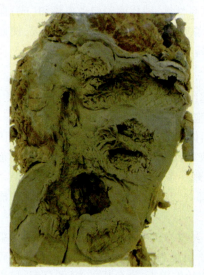

图2-9　干酪样坏死

1) 凝固性坏死：坏死组织由于失水变干、蛋白质凝固而变成灰白或黄白色比较坚实的凝固体,故称凝固性坏死(coagulation necrosis)。特点是坏死组织的水分减少,而结构轮廓则依然较长时间地保存。常发生在心、肾、脾等器官的贫血性梗死。

2) 干酪样坏死(caseous necrosis, caseation)：主要见于结核杆菌引起的坏死,如结核病灶的坏死,是一种特殊类型的凝固性坏死。这时坏死组织彻底崩解,镜下见不到组织轮廓,只见一些无定形的颗粒状物质,同时由于坏死组织含有较多脂质(来自崩解的粒细胞和结核杆菌),故略带黄色,形成了状如干酪的物质,因而得名(图2-9)。

3) 液化性坏死：在液化性坏死(liquefaction necrosis)时,坏死组织起初肿胀,随即发生酶性溶解,形成软化灶。此时,坏死组织的水解占主导地位。与凝固性坏死相反,液化性坏死主要发生在含可凝固的蛋白质少和脂质多(如脑)或产生蛋白酶多(如胰腺)的组织。脑组织中水分和磷脂多而蛋白成分少,坏死后形成半流体物,称脑软化。有时凝固性坏死发生细菌感染,渗出的白细胞释放水解酶溶解坏死组织,可转化为液化性坏死。

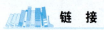
链　接

脂肪坏死

脂肪坏死为液化性坏死的一种特殊类型,主要有酶解性脂肪坏死和外伤性脂肪坏死两种。前者常见于急性胰腺炎时,此时胰腺组织受损,胰酶外逸并被激活,从而引起胰腺自身消化和胰周围及腹腔器官的脂肪组织被胰脂酶所分解。外伤性脂肪坏死则大多见于乳房,此时由于脂肪组织受伤导致脂肪细胞破裂,脂肪外逸,常在乳房内形成肿块。

4) 坏疽：大块组织坏死后,伴有不同程度的腐败菌感染和其他因素的影响而呈现黑色、污绿色等特殊形态改变,称为坏疽(gangrene)。坏死组织经腐败菌分解,产生硫化氢,后者与血红蛋白中分解出来的铁相结合,形成黑色的硫化铁,使坏死组织呈黑色。

坏疽可分为三种类型：①干性坏疽,是凝固性坏死加上坏死组织的水分蒸发变干的结果,大多见于四肢末端,如动脉粥样硬化、血栓闭塞性脉管炎和冻伤等疾病。此时动脉受阻而静脉仍通畅,故坏死组织的水分少,再加上在空气中蒸发,故病变部位干燥皱缩,呈黑褐色,与周围健康组织之间有明显的分界线。同时,由于坏死组织比较干燥,故既可防止细菌的入侵,也可阻抑坏死组织的自溶分解。因而干性坏疽的腐败菌感染一般较轻(图2-10)。②湿性坏疽,多发生于与外界相通的内脏,如肺、子宫、肠、阑尾等;也可见于四肢,当其动脉闭塞而静脉回流又受阻,伴有淤血水肿时可发生湿性坏疽,如糖尿病足。常见的湿性坏疽有坏疽性阑尾炎、肠坏疽、肺坏疽及产后坏疽性子宫内膜炎等。此时由于坏死组织含水分较多,适合腐败菌生长繁殖,故腐败菌感染严重;局部明显肿胀,呈深蓝、暗绿或污黑色;腐败菌分解蛋白质,产生吲哚、粪臭素等,造成恶臭;由于病变发展较快,炎症比较弥漫,故坏死组织与健康组织的分界线不明显;同时组织坏死腐败所产生的毒性产物及细菌毒素被吸收后,可引起严重的全身中毒症状。③气性坏疽,主要见于严重的深达肌肉的开放性创伤合并产气荚膜杆菌、水肿杆菌及腐败弧菌等厌氧菌感染时,细菌分解坏死组织时产生大量气体,使病变区明显肿胀,呈蜂窝状、暗棕色,按之有捻发感,有恶臭,气性坏疽发展迅速,患者常有严重的全身中毒症状,可因迅速中毒而死亡。

5)纤维素样坏死:为间质胶原纤维及小血管壁的一种坏死。病变部位的组织结构逐渐消失,变为许多境界不甚清晰的颗粒状、小条或小块状无结构物质,呈强嗜酸性红染,状似纤维素,并且有时呈纤维素染色。过去也称此改变为纤维素样变性。

(3)坏死的结局

1)溶解吸收:来自坏死组织本身和中性粒细胞的溶蛋白酶将坏死物质进一步分

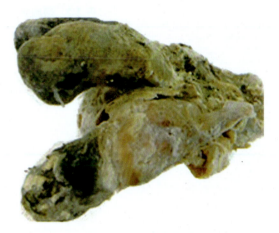

图 2-10 足干性坏疽

考点:坏死结局

解、液化,然后由淋巴管或血管加以吸收,不能吸收的碎片则由巨噬细胞加以吞噬消化。小范围的坏死组织可完全溶解吸收。

2)分离排出:较大坏死灶不易完全吸收,其周围发生炎性反应,其中的白细胞释放溶蛋白酶,加速坏死边缘坏死组织的溶解吸收,使坏死灶与健康组织分离。坏死灶如位于皮肤或黏膜,则坏死组织脱落后形成溃疡(ulcer);肾、肺等内脏器官坏死组织液化后可经相应管道(输尿管、气管)排出,留下空腔,称为空洞(cavity)。溃疡和空洞以后仍可修复。

3)机化:坏死组织如不能完全溶解吸收或分离排出,则由周围组织新生毛细血管和成纤维细胞等组成的肉芽组织,长入坏死灶,逐渐将坏死组织溶解、吸收和取代,最后成为瘢痕组织。这种由新生肉芽组织取代坏死组织(或其他异物如血栓等)的过程称为机化(organization)。

4)包裹、钙化:坏死灶如较大,或坏死物质难以溶解吸收,或不能完全机化,则常由周围新生结缔组织加以包裹,其中的坏死物质有时可发生钙化(calcification),如结核病灶的干酪样坏死即常发生这种改变。

2.细胞凋亡 由基因调控的个别细胞发生的自主有序的死亡称为细胞凋亡(apoptosis)。它是由体内外因素触发细胞内预存的死亡程序而导致的细胞内主动性死亡方式。细胞凋亡是由基因调控、有目的、有选择性的自我消亡过程,在生物胚胎发生发育、成熟细胞新旧交替、激素依赖性生物退化、萎缩和老化,以及自身免疫性疾病和肿瘤发生发展中都发挥重要作用。

凋亡细胞有独特的形态特征。在形态表现为单个细胞的固缩,且不伴有炎症反应。镜下观,凋亡细胞多为单个或数个,先有胞膜皱缩,胞质致密,染色质边集,然后胞核裂解,胞膜发泡成芽,胞质分叶突起,并与胞体分离,形成含核碎片和(或)细胞器成分的红染小体,称为凋亡小体(apoptosis body)。

凋亡的意义主要有:①清除多余、无用、衰老的细胞(如血细胞、上皮细胞的更新);②有选择性地清除细胞;③炎症时从血管渗出的中性粒细胞,在病灶中完成抗感染功能后,发生凋亡使炎症终止;④凋亡机制存在障碍时,细胞死亡过少,与瘤细胞的过度增生共同促进了肿瘤的形成。

细胞坏死与凋亡的比较见表 2-2。

表 2-2　细胞坏死与凋亡的比较

项目	细胞坏死	细胞凋亡
	病理性	生理性、病理性
机制	被动性(他杀性)	基因调控、程序性死亡,主动性(自杀性)
细胞核	核膜破裂	核致密、裂解
细胞膜	破裂、崩解、自溶	细胞膜完整,形成凋亡小体
炎症反应	有	无

第三节　损伤的修复

组织、细胞损伤后,机体对所形成的缺损进行修补恢复的过程,称为修复(repair)。修复后可完全或部分恢复原组织的结构和功能,修复是由再生(regeneration)完成的。

一、再　　生

再生可分为生理性再生及病理性再生。

生理性再生是指在生理过程中,有些细胞、组织不断老化、消耗,由新生的同种细胞不断补充,始终保持着原有的结构和功能,维持着机体的完整与稳定。例如,表皮的表层角质细胞经常脱落,而表皮的基底细胞不断地增生、分化,予以补充;消化道黏膜上皮 1～2 天就更新一次;子宫内膜周期性脱落,又由基底部细胞增生加以恢复;红细胞平均寿命为 120 天,白细胞的寿命长短不一,短的如中性粒细胞,只存活 1～3 天,因此需不断地从淋巴造血器官输出大量新生的细胞进行补充。

病理状态下,细胞、组织损伤后所发生的再生,称为病理性再生。病理性再生可分为两种:①完全性再生,指同种细胞增生,再生的组织恢复原有组织的结构和功能。常发生于损伤范围小、再生能力强的组织。②不完全性再生,指缺损的组织不能完全由原组织再生修复,恢复其结构和功能,而由肉芽组织代替,最后形成瘢痕。常发生于损伤严重、再生能力弱或缺乏再生能力的组织。

(一) 各种细胞的再生能力

考点:各种组织再生能力

不同的组织、细胞其再生能力不同。一般而言,幼稚组织比高分化组织再生能力强,平时易遭受损伤的组织、细胞及生理情况下经常更新的细胞再生能力较强。按再生能力强弱,将人体细胞分以下三类。

1. 不稳定细胞(labile cells)　又称持续分裂细胞,这类细胞总在不断地增殖,以代替衰亡或破坏的细胞,如表皮细胞、呼吸道和消化道黏膜被覆细胞、男性及女性生殖器官管腔的被覆上皮细胞、淋巴及造血细胞、间皮细胞等,这类细胞有强大的再生能力。

2. 稳定细胞(stable cells)　又称静止细胞,在生理情况下,这类细胞增殖现象不明显,似乎在细胞增殖周期中处于静止期(G_0),但受到组织损伤的刺激时,则进入 DNA 合成前期(G_1),表现出较强的再生能力。这类细胞包括各种腺体或腺样器官的实质细胞,如肝、胰、涎腺、内分泌腺、汗腺、皮脂腺和肾小管的上皮细胞;还包括原始的间叶细胞及其分化出来的各种细胞,如成纤维细胞、内皮细胞、骨细胞和软骨细胞。它们不仅有较强的再生能力,而且原始间叶细胞还有很强的分化能力,可向许多特异的间叶细胞分化。例如,骨折愈合时,间叶细胞增生,并向软骨母细胞及骨母细胞分化;平滑肌细胞也属于稳定细胞,但一般情况下其再生能力弱。

3. 永久性细胞（permanent cells）　又称非分裂细胞,属于这类细胞的有神经细胞、骨骼肌细胞及心肌细胞。中枢神经细胞及周围神经的神经节细胞,在出生后都不能分裂增生,一旦遭受破坏则成为永久性缺失。但这不包括神经纤维,在神经细胞存活的前提下,受损的神经纤维有着活跃的生长恢复能力。心肌和横纹肌细胞虽然有微弱的再生能力,但对于损伤后的修复几乎没有意义,基本上通过瘢痕修复。

（二）各种组织的再生过程

1. 被覆上皮的再生　鳞状上皮受损后,由创缘或底部的基底层细胞分裂、增生向缺损中心移动,先形成单层上皮,完全覆盖缺损后,进一步增生分化为鳞状上皮。黏膜（如胃黏膜）的上皮也以同样的再生方式修复,新生的黏膜细胞初为立方形,以后增高演变为柱状上皮。

2. 腺上皮再生　腺上皮受损后,残留的腺上皮分裂、补充。腺体损伤后,若基底膜完好,可恢复原有结构与功能。若腺体损伤累及基底膜,腺上皮虽可增生,但恢复原有结构则非常困难,如病毒性肝炎可导致肝组织网状支架塌陷破坏,再生的肝细胞不能恢复肝小叶原有结构,形成结构紊乱的肝细胞团,即导致肝硬化的发生。

3. 血管的再生　小血管多以出芽方式再生,首先由内皮细胞肥大、分裂增生开始,形成向外突起的实心内皮细胞条索,进而由于血流的冲击形成管腔,并相互吻合构成毛细血管网,以后为适应功能需要,新生的毛细血管可进一步改建成小动脉或小静脉。大血管离断后需手术吻合,吻合两端的内皮细胞分裂、增生、互相连接,恢复内膜结构,而离端的肌层则难以再生,通过瘢痕修复。

4. 纤维组织的再生　损伤处的成纤维细胞分裂、增生,形成纤维组织。成纤维细胞可由局部静止状态的纤维细胞转变而来,或由该处未分化的间叶细胞分化而来。幼稚的成纤维细胞体积大、细胞核呈圆形、胞质两端突起。当成纤维细胞停止分裂后,开始合成并分泌前胶原蛋白,在细胞周围形成大量胶原纤维,而成纤维细胞逐渐恢复到静止状态成为纤维细胞。

5. 神经组织的再生　脑和脊髓的神经细胞破坏后不能再生,由神经胶质细胞及其纤维修补,形成胶质瘢痕。外周神经损伤时,如果与其连接的神经细胞仍然存活,则可完全再生。首先,断处远侧段的神经纤维髓鞘及轴突崩解,并被吸收。然后由两端的神经鞘细胞增生,形成带状的合体细胞,将断端连接。近端轴突以每天约1mm的速度逐渐向远端生长,穿过神经鞘细胞带,最后到达末梢鞘细胞,鞘细胞产生髓磷脂将轴索包绕形成髓鞘。此再生过程常需数月以上才能完成。若断离的两端相隔太远（超过2.5cm时）或因截肢失去远端,再生的轴索均不能达到远端,而与增生的结缔组织混合在一起,卷曲成团并形成创伤性神经瘤,可发生顽固性疼痛。

6. 肌组织的再生　肌组织的再生能力很弱。横纹肌的再生能力依肌膜是否存在及肌纤维是否完全断裂而有所不同。损伤不太重而肌膜未被破坏时,肌原纤维仅部分发生坏死,此时中性粒细胞及巨噬细胞进入该部吞噬清除坏死物质,残存部分肌细胞分裂,产生肌浆,分化出肌原纤维,从而恢复正常横纹肌的结构;如果肌纤维完全断开,断端肌浆增多,也可有肌原纤维的新生,但这时肌纤维断端不能直接连接,而靠纤维瘢痕愈合。愈合后的肌纤维仍可以收缩,加强锻炼后可以恢复功能;如果整个肌纤维均破坏,则难以再生,而通过瘢痕修复。平滑肌也有一定的分裂再生能力,前面已提到小动脉的再生中就有平滑肌的再生,但是断开的肠管或是较大血管经手术吻合后,断处的平滑肌主要通过纤维瘢痕连接。心肌再生能力极弱,破坏后一般都是瘢痕修复。

7. 软骨组织和骨组织的再生　软骨组织再生起始于软骨膜的增生,这些增生的幼稚细胞形似成纤维细胞,以后逐渐变为软骨母细胞,并形成软骨基质,细胞被埋在软骨陷窝内而变为静止的软骨细胞。软骨再生力弱,软骨组织缺损较大时由纤维组织参与修补。骨组织再生力强,骨折后可完全修复。

二、纤维性修复

组织结构的破坏,包括实质细胞和间质细胞的损伤,此时,即使是损伤器官的实质细胞具有再生能力,其修复也不能单独由实质细胞的再生来完成。这种修复常由肉芽组织来帮助完成的。

考点:肉芽组织的肉眼观及组成　肉芽组织(granulation tissue)是指由新生的毛细血管及成纤维细胞组成的幼稚的纤维结缔组织,常伴有炎细胞浸润。肉眼观,鲜红色、颗粒状、柔软湿润,形似鲜嫩的肉芽,触之易出血,无痛觉(图2-11)。镜下观,大量由内皮细胞增生形成的新生毛细血管,向创面垂直生长,并以小动脉为轴心,在周围形成袢状弯曲的毛细血管网。在毛细血管周围有许多新生的成纤维细胞,此外常有大量渗出液及炎性细胞(图2-12)。炎性细胞中常以巨噬细胞为主,也有多少不等的中性粒细胞及淋巴细胞,因此肉芽组织具有抗感染功能。

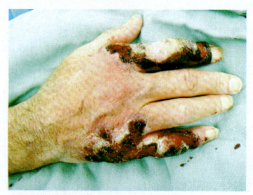
图2-11　手外伤肉芽组织

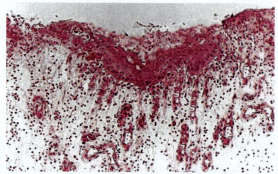
图2-12　肉芽组织(镜下观)
毛细血管增生,间质水肿,炎细胞浸润,表面覆盖炎性渗出物

肉芽组织在修复过程中的作用是:①抗感染及保护创面;②填补伤口及其他组织缺损;③机化血栓、坏死组织及其他异物。

肉芽组织完成修复基本任务后将转变为瘢痕组织(scar tissue),实质是肉芽组织逐渐纤维化的过程。此时网状纤维及胶原纤维越来越多,网状纤维胶原化,胶原纤维变粗,与此同时成纤维细胞越来越少,少量剩下者转变为纤维细胞;间质中液体逐渐被吸收,中性粒细胞、巨噬细胞、淋巴细胞和浆细胞先后消失;毛细血管闭合、退化、消失,留下很少的小动脉及小静脉。这样,肉芽组织转变为主要由胶原纤维组成的血管稀少的瘢痕组织,呈白色,质地坚韧。

三、创伤愈合

(一) 皮肤创伤愈合

考点:一期愈合、二期愈合、痂下愈合的区别　创伤愈合(wound healing)是指机体遭受外力作用,皮肤等组织出现离断或缺损后的愈复过程,包括各种组织的再生、肉芽组织增生及瘢痕形成的复杂组合,表现出各种过程的协同作用。根据损伤程度及有无感染,分为以下三种类型。

1. 一期愈合(healing by first intention)　一期愈合见于组织缺损小、创缘整齐、无感染、经黏合或缝合后创面对合严密的伤口,如无感染的外科手术切口。这种伤口中只有少量血凝块,炎症反应轻微,表皮再生在 24~48 小时内便可将伤口覆盖。肉芽组织在第 3 天就可将伤口填满,5~6 天胶原纤维形成(此时可以拆线),2~3 周完全愈合,留下一条线状瘢痕。一期愈合的愈合时间短,形成的瘢痕少(图 2-13)。

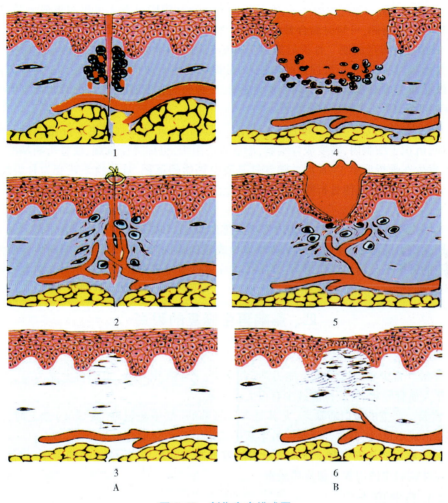

图 2-13 创伤愈合模式图
A. 一期愈合(图 1. 2. 3);B. 二期愈合(图 4. 5. 6)

2. 二期愈合(healing by second intention) 二期愈合见于组织缺损较大、创缘不整、无法整齐对合,伴有感染或异物的伤口。这种伤口的愈合与一期愈合有以下不同:①由于坏死组织多或感染,继续引起局部组织变性、坏死,炎症反应明显。只有等到感染被控制,坏死组织或异物被清除以后,再生才能开始。②伤口大,伤口收缩明显,从伤口底部及边缘长出大量的肉芽组织将伤口填平后,上皮组织才能再生。③愈合时间长,形成的瘢痕大(图 2-13)。

3. 痂下愈合(healing under scar) 伤口表面的血液、渗出液及坏死物质干燥后形成黑褐色硬痂,在痂下进行愈合,待上皮再生完成后,痂皮即脱落。痂下愈合所需时间通常较无痂者长,因此时的表皮再生必须首先将痂皮溶解,然后才能生长。痂皮干燥不利于细菌生长,故对伤口有一定的保护作用。但如果痂下渗出物较多,尤其是已有细菌感染时,痂皮反而成了渗出物引流排出的障碍,使感染加重,不利于愈合。

（二）骨折愈合

骨折愈合不同于其他组织的修复,最终不形成瘢痕,而形成十分类似于原有骨结构。传统的骨折愈合(二期骨愈合)方式大致可经历四个阶段。

1. 血肿形成期　骨折后第一天,在骨折的断端及其周围可有大量出血形成血肿,数小时后血肿即可发生凝固,可暂时黏合骨折断端。为肉芽组织的长入与机化创造了条件。

2. 纤维性骨痂形成期　骨折后第二天开始,骨折断端的骨膜处成纤维细胞增生和毛细血管再生形成肉芽组织,逐渐往血肿内长入,最终将其完全取代而机化。2~3周后肉芽组织逐渐纤维化而变成瘢痕组织,形成纤维性骨痂,又称暂时性骨痂。使骨折两断端紧密连接起来,但无负重能力。

3. 骨性骨痂形成期　在纤维性骨痂形成的基础上,骨母细胞增生并分泌大量胶原纤维和骨基质,沉积于细胞内,转变成骨细胞,形成骨样组织,也称骨样骨痂,使骨折断端的连接更紧密,此发生在骨折后第3~6周。随着骨基质内钙盐的沉积,骨样组织转变为骨组织,而形成骨性骨痂。骨性骨痂使骨折断端牢固地结合在一起,具有负重功能,此发生在骨折后第2~3个月。

4. 骨性骨痂改建期　骨性骨痂内骨小梁排列紊乱,不具备正常板层结构。随着站立活动和负重所受应力的影响,骨性骨痂逐渐改建为成熟的板层骨,在骨母细胞的新生骨质形成和破骨细胞的骨质吸收的协调作用下,皮质骨和骨髓腔排列结构重新恢复正常。需几个月甚至1~2年完成。

四、影响再生修复的因素

（一）全身性因素

1. 年龄　青少年的组织再生能力强,愈合快;老年人则相反,组织再生能力差,愈合慢。这与老年人血管硬化、血液供应减少有很大的关系。

2. 营养　严重的蛋白质缺乏,尤其是含硫氨基酸(如甲硫氨酸、胱氨酸)缺乏时,肉芽组织及胶原形成不良,伤口愈合延缓。维生素中以维生素C对愈合最为重要。

3. 肾上腺皮质激素　肾上腺皮质激素能够抑制炎症反应,影响组织的再生、修复。临床上对炎症性疾病应慎用肾上腺皮质激素。

（二）局部因素

1. 局部血液循环　局部血液循环一方面保证组织再生所需的氧和营养;另一方面对坏死物质的吸收及控制局部感染也起重要作用。因此,局部血流供应良好时,则再生修复好。相反,如下肢血管有动脉粥样硬化或静脉曲张等病变,局部血液循环不良时,则该处伤口愈合迟缓。临床用某些药物湿敷、热敷、贴敷和服用活血化瘀中药等,都有改善局部血液循环的作用。

2. 感染与异物　感染对再生修复的影响很大。许多化脓菌产生一些毒素和酶,能引起组织坏死、基质或胶原纤维溶解,不仅加重局部组织损伤,也妨碍愈合。伤口感染时,渗出物增多,可增加局部伤口的张力,常使正在愈合的伤口或已缝合的伤口裂开,或者导致感染扩散,加重损伤。因此,对于感染的伤口,不能缝合,应及早引流,只有感染被控制后,修复才能进行。此外,坏死组织及其他异物,也妨碍愈合并有利于感染。

3. 神经支配　完整的神经支配对组织再生有一定作用。例如,麻风引起的溃疡不易愈合,是因为神经受累的缘故。自主神经的损伤,使局部血液供应发生变化,对再生的影响更为明显。

目 标 检 测

1. 细胞、组织和器官的体积增大称为(　　)
   A. 变性　　　　　　B. 萎缩
   C. 肥大　　　　　　D. 增生
   E. 化生

2. 一种成熟的组织变成另一种成熟组织的过程称
   (　　)
   A. 机化　　　　　　B. 钙化
   C. 分化　　　　　　D. 化生
   E. 适应

3. 下列哪种病变不属于细胞、组织的适应性变化
   (　　)
   A. 萎缩　　　　　　B. 肥大
   C. 发育不全　　　　D. 增生
   E. 化生

4. 全身营养不良时,首先发生萎缩的组织是(　　)
   A. 骨骼肌　　　　　B. 脂肪组织
   C. 心肌　　　　　　D. 肝实质
   E. 脑组织

5. 下列哪种改变胞质中出现许多淡红染色颗粒
   (　　)
   A. 细胞水肿　　　　B. 脂肪变性
   C. 玻璃样变性　　　D. 细胞坏死
   E. 化生

6. 最易发生脂肪变性的器官是(　　)
   A. 心　　　　　　　B. 肝
   C. 脾　　　　　　　D. 肺
   E. 肾

7. 关于坏死组织的结局,下列哪一种是错误的
   (　　)
   A. 溶解吸收　　　　B. 分离排出
   C. 化生　　　　　　D. 机化
   E. 包裹钙化

8. 心肌梗死属于(　　)
   A. 凝固性坏死　　　B. 液化性坏死
   C. 干性坏疽　　　　D. 湿性坏疽
   E. 干酪样坏死

9. 坏死与坏疽主要区别在于(　　)
   A. 动脉阻塞的程度　B. 静脉回流的好坏
   C. 有无腐败菌的感染　D. 发生部位
   E. 病变深度

10. 脑组织易发生(　　)
    A. 凝固性坏死　　　B. 湿性坏疽
    C. 液化性坏死　　　D. 纤维素样坏死

E. 干酪样坏死

11. 细胞坏死的主要形态学标志是(　　)
    A. 细胞质的变化　　B. 细胞间质的变化
    C. 细胞膜的变化　　D. 细胞核的变化
    E. 以上都不对

12. 最能代表细胞坏死的三种改变是(　　)
    A. 核膜破裂、核碎裂、胞质浓缩
    B. 核溶解、胞质少和胞膜破裂
    C. 核溶解、胞质浓缩和胞膜破裂
    D. 核固缩、胞质固缩、细胞膜皱缩
    E. 核固缩、核碎裂、核溶解

13. 干酪样坏死是下列哪种疾病的特征性病变
    (　　)
    A. 梅毒　　　　　　B. 麻风
    C. 结核　　　　　　D. 风湿病
    E. 阿米巴病

14. 坏死组织经自然管道排出后留下的空腔称
    (　　)
    A. 瘘管　　　　　　B. 窦道
    C. 溃疡　　　　　　D. 空洞
    E. 糜烂

15. 下述细胞死亡方式中,哪一种可以发生在生理
    状况下(　　)
    A. 液化性坏死　　　B. 凝固性坏死
    C. 凋亡　　　　　　D. 干性坏疽
    E. 湿性坏疽

16. 下列哪一种组织细胞损伤后不能再生(　　)
    A. 周围神经　　　　B. 神经细胞
    C. 肝细胞　　　　　D. 皮肤
    E. 胃肠黏膜上皮

17. 下列哪项不符合一期愈合的特点(　　)
    A. 组织缺损少　　　B. 创缘整齐
    C. 愈合时间长　　　D. 创口对合好
    E. 无感染

18. 使用下列哪一种物质不利于创伤愈合(　　)
    A. 维生素 C　　　　B. 氨基酸
    C. 肾上腺皮质激素　D. 锌
    E. 蛋白质

19. 关于肉芽组织,下列说法错误的是(　　)
    A. 肉眼观为红色、细颗粒状、状似肉芽
    B. 触之易出血
    C. 有痛感
    D. 为幼稚的纤维结缔组织

E. 最终老化为瘢痕组织

20. 下列因素除哪项外,均为影响创伤愈合的局部因素( )

A. 药物 B. 感染

C. 局部血供 D. 神经支配

E. 电离辐射

21. 患者,男性,50 岁。30 年吸烟史,支气管镜活检可见鳞状上皮和支气管腺体,此种病理变化属于( )

A. 支气管黏膜化生

B. 支气管黏膜肥大

C. 支气管黏膜萎缩

D. 支气管鳞状细胞癌

E. 支气管腺癌

22. 患者,男性,24 岁。吸烟,近 1 年来右下肢行走后疼痛,休息后好转,出现间歇性跛行。近 1 个月来,右脚踇趾变黑、皱缩,失去知觉,此种病变是( )

A. 液化性坏死 B. 固缩坏死

C. 干性坏疽 D. 湿性坏疽

E. 干酪样坏死

23. 患者,男性,40 岁。发现腹部肿块 3 天入院。B 超示右肾体积增大,肾皮质变薄,实质内大小不等液性暗区。X 线静脉尿路造影示严重的肾盂积水,对侧肾功能尚好。请问:肾皮质萎缩的原因是什么( )

A. 营养不良性 B. 压迫性

C. 失用性 D. 神经性

E. 内分泌性

（季润元）

第三章　局部血液循环障碍

机体所有细胞、组织的功能活动和新陈代谢均依赖于正常的血液循环系统。血液循环分为全身性和局部性两种类型。

局部血液循环障碍表现为：①局部组织血管内血液含量异常（充血、缺血）；②血液内出现异常物质（血栓形成、栓塞，以及由此引起的梗死）；③血管内成分逸出到血管外（出血、水肿）；临床上由血栓形成、栓塞、梗死所引起的肺栓塞、脑出血、心肌梗死等心脑血管疾病是引起机体死亡的主要原因。

第一节　充血和淤血

一、充　　血

动脉性充血（arterial hyperemia）是指由于动脉血输入量过多而致局部组织或器官血管内血液含量增多，简称充血（图3-1）。

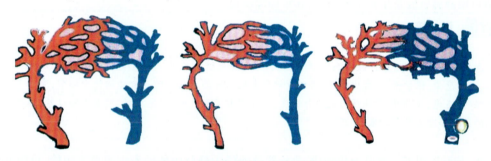

图3-1　正常和异常血流状况模式图
左图：动脉性充血；中图：正常；右图：静脉性充血

生物、理化、精神等各种因素，通过神经体液调节引起血管舒张神经兴奋性增高或血管收缩神经兴奋性降低、舒血管活性物质释放增加等，造成细动脉扩张、血流加快，微循环的灌注量增多。

（一）类型

1. 生理性充血　指为适应生理需要和代谢增强而发生的充血。如进食后的胃肠道黏膜、妊娠时的子宫充血和运动时的骨骼肌充血等。

2. 病理性充血　在各种病理状态下发生的充血。常见有以下几种。

（1）炎性充血：局部炎症反应的早期，致炎因子、血管活性胺等炎症介质的释放，使炎症局部组织的细动脉扩张而发生充血。

（2）减压后充血：当局部器官或组织长期受压，而压力突然解除时，受压组织内的细动脉发生反射性扩张，导致局部充血。

（二）病变及后果

1. 病理变化　充血由于微循环内血液灌注量增多，引起局部微循环内氧合血红蛋白增多,并且代谢增强。肉眼观,局部组织或器官体积轻度增大,局部呈鲜红色和温度升高。镜下观,局部细动脉及毛细血管扩张,大量红细胞聚集。

考点:充血
的后果

　　2. 后果　动脉性充血是短暂的血管反应,原因消除后,局部血量恢复正常,对机体无不良影响。但如果血管原有病变,如动脉硬化、脑血管畸形等,可由于情绪激动等原因而造成脑血管充血、破裂,发生脑出血,严重者危及生命。

二、淤　血

 案例 3-1

　　男婴,出生4天,出院回家后,姨姥姥按当地习俗给其分别在上臂、大腿绑上松紧绳,目的是让孩子手腿长得笔直。3天后给孩子洗澡,打开衣服,发现其右臂中段至指尖出现了肿胀、变黑。

　　本例患儿右手出现了什么问题?问题产生的原因是什么?从这个案例中可以吸取什么教训?

考点:淤血
的概念

　　静脉性充血(venous hyperemia)又称被动性充血(passive hyperemia),是指器官或局部组织由于静脉回流受阻使血液淤积于小静脉和毛细血管内,简称淤血(congestion)。

(一) 原因

考点:淤血
的原因

　　1. 静脉受压　常见于肿瘤压迫局部静脉;妊娠增大的子宫压迫髂总静脉;肠疝嵌顿、肠套叠和肠扭转时压迫肠系膜静脉;肝硬化时假小叶压迫肝窦和小叶下静脉;绷带包扎过紧等。压迫可使静脉管腔发生狭窄或闭塞,导致局部淤血。

 链　接

急 救 包 扎

　　急救现场往往没有条件做清洗伤口手术,但一定要先进行包扎。及时妥善的包扎,可以达到压迫止血、减少感染、保护伤口、减少疼痛、固定敷料和夹板的目的。包扎时一般必须使用绷带,除了包扎动作要轻巧、迅速、准确外,所施压力应均匀适度,包扎绷带不宜太松,以免滑脱,但也不宜过紧,以免影响组织的血运而造成局部肿胀、坏死。

　　2. 静脉腔阻塞　静脉血栓形成、血栓脱落或侵入静脉内的肿瘤细胞形成瘤栓,可阻塞静脉血液回流,在侧支循环不能有效建立的情况下,使局部出现淤血。

　　3. 心力衰竭　二尖瓣狭窄或高血压病后期可引起左心衰竭,导致肺淤血;肺源性心脏病时可引起右心衰竭,导致体循环淤血。主要是由于心力衰竭时心脏不能排出正常容量的血液进入动脉,心腔内因血液滞留而压力增高,阻碍静脉血回流,造成淤血。

(二) 病变及后果

考点:淤血
的病理变化
特点

　　1. 病理变化　肉眼观,淤血的局部组织和器官发生肿胀。体表淤血时,由于血液内氧合血红蛋白减少而还原血红蛋白含量增加,局部皮肤呈青紫色(称为发绀)、温度下降。镜下观,细静脉及毛细血管扩张充血,过多红细胞积聚,亦可伴有组织水肿和出血。

考点:淤血
的后果

　　2. 后果　淤血对机体的影响,取决于淤血的部位、时间长短、范围及侧支循环建立的状况。较长期的淤血由于局部组织缺氧、营养物质供应不足和中间代谢产物堆积,引起毛细血管壁损害,血管通透性增加,加之淤血的细静脉和毛细血管流体静压升高,可使局部组织出现:①淤血性水肿和淤血性出血;②实质细胞萎缩、变性及坏死;③间质纤维组织增生,最终形成淤血性硬化。临床上淤血比动脉性充血多见,因而预防其产生的意义更为重要。

(三) 重要器官的淤血

　　1. 肺淤血　常见于左心衰竭时,由于左心腔内压力增高,肺静脉不能充分回流,造成肺淤血。

（1）急性肺淤血：以急性肺水肿为主要改变。肉眼观，肺体积增大、呈暗红色，切面可见泡沫状血性液体流出。镜下观，肺泡壁毛细血管高度扩张，过多的红细胞积聚，部分肺泡腔内充满水肿液及多少不等的红细胞（图3-2）。

链　接

过快过多输液致急性肺水肿

临床上，心肺功能不全的患者，如果输液速度过快、输液量过多，有可能会出现急性肺水肿。这是因为大量、快速输液，体循环容量剧增，导致急性心脏容量负荷过重，左心泵血受阻，引起左心衰竭，继而导致急性肺淤血、肺水肿。患者有明显气促、缺氧、发绀，咳出大量粉红色泡沫痰等临床表现，处理不及时可引起死亡。

（2）慢性肺淤血：肉眼观，肺质地变硬，呈棕褐色，称为肺褐色硬化。镜下观，肺泡壁增厚和纤维化，肺泡腔内有水肿液和红细胞。此外，在肺泡腔内和肺泡壁上可见红细胞裂解后释放的含铁血黄素沉积和心力衰竭细胞（即吞噬有含铁血黄素的巨噬细胞）（图3-3）。

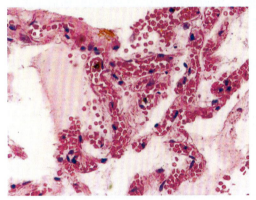

图3-2　急性肺淤血（镜下观）
肺泡壁毛细血管扩张明显，充满血液，肺泡腔可见
水肿液及漏出的红细胞

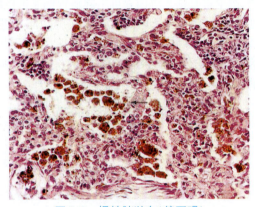

图3-3　慢性肺淤血（镜下观）
肺泡壁纤维化，增厚，肺泡内和泡壁上可见血黄素
沉积和心衰细胞（↑）

2. 肝淤血　常见于右心衰竭，肝血液回流右心受阻而淤积在肝内。肉眼观，肝体积增大，包膜紧张，呈暗红色，切面可见红黄相间形似槟榔切面的花纹，称为槟榔肝（红色为淤血区，黄色为脂肪变性区）（图3-4）。镜下观，肝小叶中央静脉及附近肝血窦高度扩张充血，肝细胞萎缩或消失，小叶周边肝细胞脂肪变性。长期淤血，小叶肝细胞萎缩消失，网状纤维胶原化及纤维组织增生，形成淤血性肝硬化。

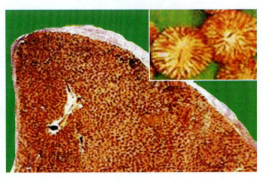

图3-4　肝淤血（肉眼观）

第二节　出　血

出血（hemorrhage）是指血液从心、血管腔内流出至体外、体腔或组织间隙的过程。

考点：出血
的概念

一、原因及类型

依据出血的发生机制不同,可分为破裂性出血和漏出性出血两种类型。

(一) 破裂性出血

破裂性出血是指心脏或血管壁破裂所引起的出血(图3-5A)。原因有:①血管机械性损伤,如割伤、刺伤、剧烈碰撞伤、枪弹伤等致较大血管损伤;②血管壁或心脏的病变,如主动脉瘤或动脉粥样硬化、心肌梗死后形成的室壁瘤造成的破裂等;③血管壁周围的病变侵蚀,如消化性溃疡侵蚀溃疡底部的血管,恶性肿瘤侵及周围的血管,结核性病变侵蚀空洞壁的血管等;④静脉破裂,如肝硬化时食管下段静脉曲张破裂出血;⑤毛细血管破裂,如软组织损伤。

(二) 漏出性出血

漏出性出血是指因微循环的血管壁通透性增高,血液从扩大的内皮细胞间隙和受损的基底膜漏出到血管外的过程(图3-5B)。原因有:①血管壁损害,较多见,如缺氧、感染、中毒、药物、维生素C缺乏等因素可引起血管壁通透性增加;②血小板减少和功能障碍,如血小板减少性紫癜、弥散性血管内凝血(DIC)、脾功能亢进、药物等使血小板破坏或消耗过多,再生障碍性贫血、白血病等可使血小板生成减少;③凝血因子缺乏,如凝血因子Ⅷ(血友病A)、Ⅸ(血友病B) 等因子的先天性缺乏或肝脏疾病致凝血因子Ⅶ、Ⅸ、Ⅹ合成减少,以及 DIC 时凝血因子消耗过多等。

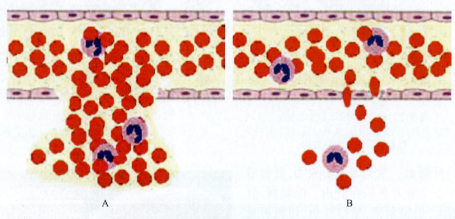

图3-5　出血模式图
A. 破裂性出血;B. 漏出性出血

二、病 理 变 化

(一) 内出血

考点:区分内出血和外出血

血液积聚于体腔或组织内。肉眼观,常形成局限性的出血灶。其中血液积聚于体腔内称积血,如心包积血等。组织内局限性出血称为血肿,如皮下血肿等。皮肤、黏膜的小点状出血灶称为瘀点,直径 1～2cm 以上的较大斑片状出血称为瘀斑。镜下观,出血部位组织的血管外可见红细胞和巨噬细胞,巨噬细胞胞质内含有吞噬的红细胞及含铁血黄素,呈棕色颗粒状。局部组织可因血液浸渍而发生坏死。较大的血肿吸收不全可发生机化或纤维包裹。

(二) 外出血

外出血指血液流出体外。肉眼观,新鲜的出血呈红色,以后随红细胞裂解形成含铁血黄素而呈棕黄色,体表伤口处可见血凝块。临床上鼻黏膜出血称为鼻出血;呼吸道出血经口咳出称为咯血;上消化道出血经口呕出称为呕血;消化道出血经肛门排出称便血;泌尿道出血从尿道口排出称为血尿;子宫不规则出血称为月经紊乱,若为大出血则称为血崩。

三、后　　果

出血对机体的影响取决于出血的类型、速度、部位和出血量。破裂性出血,在短时间内丧失循环血量的20%~25%,可造成出血性休克。漏出性出血若出血广泛时(如流行性出血热),亦可导致出血性休克的发生。重要器官即使少量出血,也可引起严重的后果,如脑干出血、心脏破裂可危及生命。局部组织或器官的出血,可导致相应的功能障碍,如视网膜出血引起视力减退或失明;慢性反复性出血可引起贫血(如十二指肠溃疡)。

考点:出血的后果

第三节　血栓形成

案例3-2

患者,女性,38岁。因左下肢胫腓骨骨折用石膏固定5天,发现左下肢肿胀疼痛进行性加重,解除固定石膏改用夹板固定,病情未见好转。夹板固定后第2天中午,患者坐起吃饭时突然胸痛、呼吸急促,抢救无效死亡。尸检见有一长条混合血栓骑跨阻塞在左、右肺动脉干。

1. 血栓是如何形成的?
2. 为什么血栓栓塞在肺动脉主干会引起死亡?
3. 用所学知识解释为什么会出现下肢肿胀疼痛进行性加重?

血栓形成(thrombosis)是指在活体的心脏、血管内,血液发生凝固或血液中的某些有形成分析出、凝集形成固体质块的过程,所形成的固体质块称为血栓(thrombus)。

考点:血栓形成的概念

一、血栓形成的条件和机制

生理状态下,机体的凝血系统和纤维蛋白溶解系统保持着动态平衡,若某些因素破坏动态平衡,触发内源性或外源性凝血系统,便可引起血栓形成。

(一)心血管内皮细胞损伤

心血管内皮细胞损伤是血栓形成的最重要和最常见的原因。即使这一原因单独存在,也可导致血栓形成。正常心血管完整的内皮细胞的主要作用是抑制血小板黏附和抗凝血。内皮细胞损伤后,导致内皮下胶原暴露,血小板和凝血因子Ⅻ被激活,启动内源性凝血系统。损伤的内皮细胞还可释放组织因子,激活凝血因子Ⅶ,启动外源性凝血系统。

考点:血栓形成的条件

心血管内皮细胞损伤常见于反复静脉穿刺的血管壁、严重动脉粥样硬化的斑块及溃疡处、风湿性和感染性心内膜炎、心肌梗死区的心内膜、创伤性或炎症性血管损伤部位,以及缺氧、休克、败血症和细菌内毒素等所引起的全身广泛内皮细胞损伤。

(二)血流状态的改变

血液在正常流速和流向时,红细胞、白细胞等在血流的中轴(轴流)流动,其外是血小板,最外是血浆(边流),将血液的有形成分与血管壁隔开,阻止血小板与内膜接触。某些病理情况下,血流减慢或产生漩涡,血小板与心内膜或血管壁接触的机会增多,被激活的凝血因子和凝血酶在局部易达到凝血所需的浓度,血流缓慢使内皮细胞因缺氧而损伤,这些均有利于血栓形成。常见于心力衰竭、久病卧床或静脉曲张患者血流缓慢的静脉内;二尖瓣狭窄时的左心房、动脉瘤内、血管分支处或动脉粥样硬化脱落形成溃疡内。

血流缓慢和涡流所引起的血栓可发生于静脉,也可发生于动脉。静脉发生血栓比动脉多4倍,其原因为:①静脉内有静脉瓣;②静脉有时可出现短暂的停滞;③静脉壁薄易受压;④血流通过毛细血管到达静脉后黏性有所增加。动脉血栓形成最常见于冠状动脉、脑动脉、肾动脉和下肢动脉。

(三) 血液凝固性增高

血液凝固性增高常由血液中血小板和凝血因子增多,或纤维蛋白溶解系统的活性降低所引起,可见于原发性(遗传性)和继发性(获得性)疾病。遗传性高凝状态,以第Ⅴ因子基因突变最为常见。获得性疾病中的高凝状态可由于凝血因子合成增加及抗凝血酶Ⅲ减少,或促凝物质入血等引起。常发生于严重烧伤、创伤、大手术、产后大出血、妊娠中毒症、高脂血症、冠状动脉粥样硬化、吸烟和肥胖症等,可使血小板增多及黏附性增强,凝血因子增多、活性增强,纤溶系统活性降低,血液凝固性增高,易形成血栓。胰腺、胃肠道、肺和卵巢等脏器发生的黏液腺癌广泛转移时,癌细胞释放出促凝因子入血,引起慢性DIC。

上述血栓形成的条件往往同时存在,并常以某一条件为主,其中心血管内皮损伤最为重要。

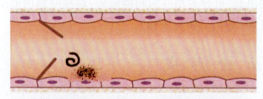
血液流经静脉瓣后产生涡流,血小板黏集形成血栓头

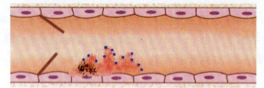
血小板形成珊瑚状小梁,周围有白细胞附着

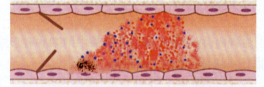
血小板小梁间纤维蛋白网中充满红细胞,形成混合血栓

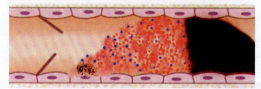
管腔阻塞,血液凝固,形成血栓尾

图3-6　静脉内血栓形成过程模式图

二、血栓形成的过程及类型

(一) 形成过程

血栓形成的基本过程包括血小板凝集和血液凝固。血小板黏附于内膜裸露的胶原是心血管各部位血栓形成的开始,之后血栓形成的过程及血栓的组成、形态、大小则取决于血栓发生的部位和局部血流速度(图3-6)。

(二) 类型

血栓可分为以下四种类型。

1. 白色血栓　白色血栓(pale thrombus)又称血小板血栓或析出性血栓,多发生于血流较快的心瓣膜、心腔内、动脉内。如急性风湿性心内膜炎时在二尖瓣闭锁缘上形成的白色血栓又称为赘生物(图3-7)。静脉血栓在形成过程中可沿血管不断延伸而增长,称为延续性血栓,白色血栓为延续性血栓的起始部,即血栓头。肉眼观,呈灰白色、质实,表面粗糙,与发生部位紧密黏着。镜下

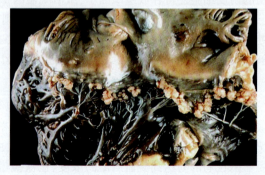
图3-7　白色血栓(肉眼观)
心脏二尖瓣游离缘上有呈串珠状排列的白色血栓

考点:血栓的类型

观,呈无结构淡红色,主要成分为血小板和少量纤维蛋白(图3-8)。

2. 混合血栓 混合血栓(mixed thrombus)主要见于血流缓慢的静脉,构成延续性血栓的体部。发生于心腔内、动脉粥样硬化斑块部或动脉瘤内,可称为附壁血栓。二尖瓣狭窄时左心房内常形成球形血栓。肉眼观,表面粗糙,较干燥,呈圆柱状。切面呈灰白色和红褐色层状交替结构,又称层状血栓。镜下观,血小板小梁呈淡红色无结构的不规则状,小梁边缘有较多的中性粒细胞黏附,小梁间是充满红细胞的纤维蛋白网(图3-9)。

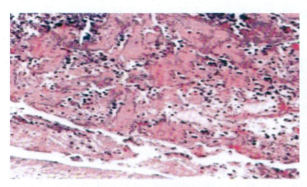

图3-8 白色血栓(镜下观)
血小板相互黏集成小梁状

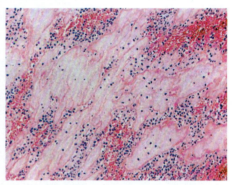

图3-9 混合血栓
血小板凝集成珊瑚状小梁,小梁周有白细胞黏附,小梁间纤维蛋白网眼内充满红细胞

3. 红色血栓 红色血栓(red thrombus)为阻塞性血栓。随着混合血栓逐渐增大阻塞血管腔,下游局部血流停止,血液发生凝固,形成延续性血栓的尾部(图3-10)。肉眼观,血栓呈暗红色、湿润、有弹性,与血管壁无粘连。早期与死后血凝块相似,一段时间后因水分被吸收,变得干燥、无弹性、质脆易碎,易脱落成为栓子而造成栓塞。镜下观,在纤维蛋白网眼内充满血细胞。

4. 透明血栓 透明血栓(hyaline thrombus)又称微血栓(microthrombus)或纤维素性血栓(fibrinous thrombus),发生于微循环的小血管内,只能在显微镜下才能见到,主要由嗜酸性同质性的纤维蛋白构成。常见于弥散性血管内凝血(DIC)和休克(图3-11)。

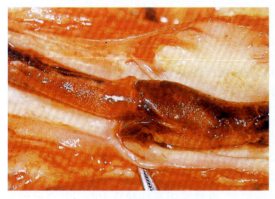

图3-10 红色血栓(肉眼观)
股静脉内有一圆柱状血栓,呈暗红色

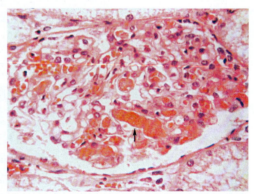

图3-11 透明血栓(镜下观)
肾小球毛细血管内的透明血栓呈半透明状,均质,红染(↑)

三、血栓的结局

考点:血栓的结局

(一)软化、溶解、吸收

血栓溶解过程取决于血栓的大小及血栓的新旧程度,主要是纤维蛋白溶解系统的激活而使血

栓软化并逐渐被溶解,小而新鲜血栓可被快速完全溶解吸收;较大血栓可因部分溶解而脱落成为栓子,导致栓塞。

(二) 机化、再通

如果纤维蛋白溶解系统的活力不足,血栓长时间不被溶解则由内皮细胞、成纤维细胞和成肌纤维细胞从血管壁长入血栓并逐渐吸收、取代血栓,这一由肉芽组织取代血栓的过程称为血栓机化(图 3-12)。血栓机化过程中,水分被吸收,血栓干燥收缩或部分溶解出现裂隙,毛细血管内皮增生长入裂隙表面形成新的血管,并相互吻合,使阻塞血管腔得到部分沟通,称为再通(图 3-13)。

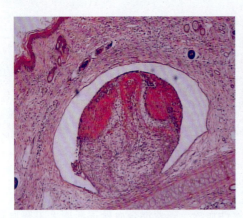

图 3-12　血栓机化

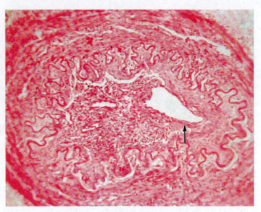

图 3-13　血栓的再通

血管腔内血栓被肉芽组织吸收取代,有较多大小不等的新生血管形成(↑)

(三) 钙化

如果血栓未能溶解吸收又未完全机化,可继发钙盐沉着,使血栓变成较为坚硬的质块,称为血栓钙化。依据发生的血管不同,可分为静脉石或动脉石两类。

四、血栓对机体的影响

(一) 有利的一面

考点:血栓形成对机体的不利影响

血栓形成可以堵塞血管裂口起到止血作用,如肺结核性空洞壁和慢性消化性溃疡底部的血管受损时,继发血栓形成有防止出血和止血的作用。

(二) 不利的一面

血栓形成对机体的不良影响取决于血栓的部位、大小、类型和血管腔阻塞的程度,以及组织、器官内有无充分的侧支循环。主要表现如下。

1. 阻塞血管　动脉阻塞可引起相应的器官缺血缺氧而发生萎缩、变性,甚至坏死,如心脏冠状动脉血栓引起心肌梗死,脑动脉血栓引起脑梗死,血栓性闭塞性脉管炎时引起患肢的坏疽等。静脉阻塞而侧支循环未能有效建立时,则引起局部淤血、水肿、出血,甚至坏死。如肠系膜静脉血栓可引起肠的出血性梗死。

2. 栓塞　当血栓与血管壁黏着不牢固时,或在血栓软化、碎裂过程中,血栓整体或部分脱落可成为栓子,随血流运行引起栓塞。深部静脉和心室内的血栓,以及感染性心内膜炎时心瓣膜上的赘生物容易脱落成为栓子。下肢静脉的血栓脱落可造成肺栓塞,往往成为患者死亡的重要原因。

3. 心瓣膜变形　风湿性心内膜炎时,心瓣膜的赘生物发生机化,可使瓣膜粘连、增厚、变硬,腱索增粗缩短,引起瓣膜口狭窄或关闭不全而成为心瓣膜病。

4. 广泛性出血　见于 DIC 和休克时,由于广泛的微循环内透明血栓形成,大量消耗凝血物质,使血液的凝固性降低,引起全身广泛性出血。

第四节　栓　塞

栓塞(embolism)是指在循环血液中出现的不溶于血液的异常物质,随血流运行阻塞血管腔的现象。阻塞血管的异常物质称为栓子(embolus)。栓子可以是固体、液体或气体。临床上以脱落的血栓栓子引起栓塞最常见。

考点:栓塞的概念

一、栓子运行途径

一般情况下,栓子运行途径与血流方向一致(图 3-14)。最终停留在口径与其相当的血管内阻断血流。

考点:栓子的主要运行途径

(一)静脉系统及右心栓子

栓塞位于肺动脉主干及其分支。某些体积小而又富于弹性的栓子(如脂肪栓子、气体栓子)可通过肺泡壁毛细血管经左心进入体循环系统,阻塞动脉小分支。

(二)主动脉系统及左心栓子

主动脉系统及左心栓子随动脉血流运行,阻塞于各器官口径相当的小动脉内。常见于脑、脾、肾等器官及四肢的指、趾等部位。

(三)门静脉系统的栓子

来自肠系膜静脉等门静脉系统的栓子,常栓塞于肝内门静脉分支。

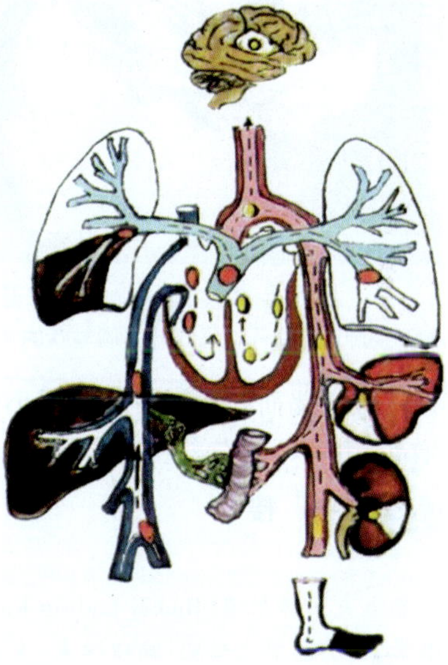

图 3-14　栓子运行模式图

(四)交叉性栓塞

来自右心或腔静脉系统的栓子由压力高的一侧通过房间隔、室间隔缺损或动静脉瘘进入压力低的另一侧,即动静脉系统栓子交叉运行,引起体循环系统栓塞。

(五)逆行性栓塞

下腔静脉内的血栓栓子在胸、腹压突然升高(如咳嗽)时,可逆血流方向运行至肝、肾、髂静脉分支并引起栓塞。

后两种栓子运行途径临床上极为少见。

二、栓塞的类型及其对机体的影响

(一)血栓栓塞

血栓脱落引起的栓塞称为血栓栓塞(thromboembolism),是栓塞中最常见的一种。由于血栓栓子的来源、大小和栓塞部位的不同,对机体的影响也有所不同。

考点:血栓栓塞的概念

案例 3-3

患者,男性,46 岁。因病毒性脑炎入院。入院后第 6 天行锁骨下静脉置管术,穿刺置管顺利,术后局部无血肿及感染等并发症。置管后第十天上午输液前,常规用 0.4% 枸橼酸钠生理盐水 2ml,从平头针注入,发现针头有阻塞感,未引起重视,待推注畅通后,即接上输液管进行输液,约1分钟后,患者突感胸闷、右侧胸痛、气急、咳嗽、面部及嘴唇发绀,脉搏细数(100次/分),呼吸34次/分,血压100/60mmHg,听诊除肺上段呼吸音降低外,无其他异常发现。诊断:血栓致肺动脉栓塞。

患者所发生的肺动脉栓塞是如何引起的?在临床工作中应从哪些方面着手预防血栓形成?

考点:血栓栓塞的后果

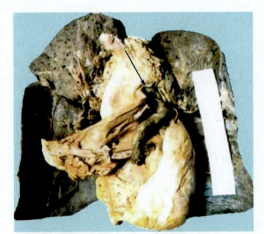

图 3-15　肺动脉血栓栓塞
剖开的肺动脉主干内可见一呈圆柱状的血栓栓子(↑)

1. 肺动脉栓塞　造成肺动脉栓塞的栓子绝大多数来自下肢深部静脉,特别是腘静脉、股静脉和髂静脉。栓塞的速度、栓子的大小和数量,以及心肺功能状态等影响栓塞的后果。①大多数中、小栓子栓塞肺动脉的小分支,由于肺动脉和支气管动脉间有丰富的吻合支,一般不引起严重后果,临床上亦无症状。如果发生在已有严重肺淤血的情况下,由于微循环内压升高,吻合支不能起代偿作用,则可引起肺组织坏死,患者出现胸痛、咯血等。②大的血栓栓子栓塞肺动脉主干或大分支(图3-15),较长的栓子可栓塞左右肺动脉干,称为骑跨性栓塞,常引起严重后果,患者可突然出现呼吸困难、发绀、休克、甚至因急性呼吸衰竭而猝死。③若栓子小但数目多,广泛地栓塞肺动脉小分支时,可引起肺动脉压力增高,患者可因右心衰竭猝死。

链　接

科学家鲁道夫·魏尔啸

鲁道夫·魏尔啸(Rudolf Ludwig Karl Virchow,1821年10月13日—1902年9月5日)德国医学家、人类学家、公共卫生学家、病理学家、古生物学家和政治家。他的著名发现之一是关于肺动脉血栓栓塞的形成机制,提出了栓塞这一术语。他发现肺动脉中的血凝块是由来自静脉的血栓发展而来,并描述道:"软化的血栓末端脱落下大小不一的小碎片,被血流带至远端的血管,这引起了常见的病理过程,我把这一过程命名为栓塞"。

2. 体循环动脉栓塞　大多数栓子来自左心,如心肌梗死的附壁血栓、心内膜炎时心瓣膜上的赘生物,少数来自于动脉粥样硬化溃疡或主动脉瘤表面的血栓。动脉栓子栓塞的部位很多,最常发生的器官是脑、肾、脾、下肢等。栓塞的后果取决于栓塞的部位、局部的侧支循环情况,以及组织对缺血的耐受性。当栓塞的动脉缺乏有效的侧支循环时,可引起局部组织的梗死。

考点:脂肪栓塞的后果

(二) 脂肪栓塞

循环的血流中出现脂肪滴阻塞于小血管,称为脂肪栓塞(fat embolism)。常见于长骨骨折和严重的脂肪组织挫伤。进入静脉血流的脂肪栓子随循环经右心到肺,直径>20μm的脂肪栓子引起肺动脉分支、小动脉或毛细血管的栓塞;直径<20μm的脂肪栓子可通过肺泡壁毛细血管经肺静脉至左心到达体循环的分支,引起全身多器官的栓塞。镜下观,血管腔内脂滴大小不等,呈圆形或卵圆形,HE切片上呈空泡状(图3-16)。脂肪栓塞主要影响肺和神经系统,后果取决于脂滴的大小和数量及全身受累情况。肺脂肪栓塞可表现为肺水肿、肺出血和肺不张,患者常在损伤后1~3天内出现突然发作性的呼吸急促、呼吸困难和心动过速;若大量脂

滴进入肺循环,使肺循环大部分受阻,患者可因窒息和急性右心衰竭死亡。脑脂肪栓塞可导致脑点状出血、梗死和脑水肿,患者可有兴奋、烦躁不安、谵妄和昏迷等症状。

(三) 气体栓塞

大量空气迅速进入血液循环或原溶于血液内的气体迅速游离,形成气泡阻塞心血管腔,称为气体栓塞(gas embolism)。

1. **空气栓塞** 静脉损伤破裂,外界空气由破损处进入血流是空气栓塞最常见的原因。如实施心、肺或头颈手术、颈部、胸壁和肺部静脉受损、颈静脉穿刺或使用正压静脉

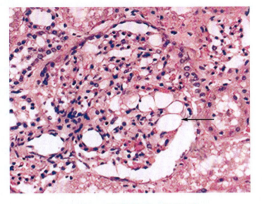

图 3-16 脂肪栓塞(镜下观)
肾小球毛细血管内的脂肪栓子呈空泡状(↑)

考点:空气栓塞的后果

输液,以及人工气胸或气腹误伤静脉,空气由损伤处进入静脉。

空气进入血液循环的后果与进入的速度和气体量有关。少量进入静脉的气体可溶解于血液内,不会发生气体栓塞。但若进入静脉的空气超过100ml则会出现临床表现。空气随血流到达右心后,因心脏搏动可将气体与血液搅拌形成可压缩的泡沫状血液充满心腔,使静脉血的回流和向肺动脉的输出受阻,造成严重的循环障碍。患者可出现呼吸困难、发绀甚至发生猝死。部分气泡进入右心到达肺动脉分支,引起肺小动脉气体栓塞。小气泡亦可经过肺动脉小分支和毛细血管到达左心,引起体循环小动脉(脑、心等)的栓塞。

链 接

静脉输液与空气栓塞

静脉输液输血是临床上最基本的操作技术,排气法是预防空气栓塞的第一步。在静脉穿刺特别是锁骨下静脉插管输液时,应认真仔细地将输液器内空气排尽,避免误将空气输入有负压的静脉内。输液过程中,一旦发生空气栓塞,应立即停止输液,置患者于左侧卧位,利于气体浮向右心室尖部,避免阻塞肺动脉口,从而防止发生栓塞。

2. **减压病** 又称潜水员病,是气体栓塞的一种。人体从高气压环境迅速进入常压或低气压的环境,如潜水员从深水迅速浮出水面或航空者由地面迅速升入高空时,原来溶于血液、组织液和脂肪组织的气体包括氧气、二氧化碳和氮气迅速游离形成气泡,氧和二氧化碳可再溶于体液内被吸收,而氮气在体液内溶解缓慢,可在血液和组织内形成很多微气泡或融合成大气泡,阻塞血流或直接损伤细胞。因气泡所在部位不同,其临床表现不同,病情轻者,可引起骨、四肢、肠道等末梢血管阻塞而出现痉挛性疼痛,严重时出现昏迷。若阻塞冠状动脉则可致患者猝死。

(四) 羊水栓塞

在分娩过程中,含有胎儿表皮细胞、胎粪、胎脂等成分的羊水进入母体血液循环造成的栓塞称为羊水栓塞(amniotic fluid embolism)。是一种罕见的严重并发症,发病急骤,死亡率极高(>80%)。在羊膜破裂、胎盘早期剥离或胎儿阻塞产道时,由于子宫强烈收缩,宫内压力升高,将羊水压入子宫内膜静脉窦,随血液回流至肺,造成羊水栓塞。镜下观,可在母体肺的小动脉和毛细血管内或血液涂片中见到角化鳞状上皮、胎毛、胎脂、胎粪和黏液等羊水成分(图3-17)。发病时,患者突然出现呼吸困难、发绀、失明、休克甚至死亡。羊水栓塞引起猝死的机制主要是因为羊水中胎儿代谢产物入血,引起过敏性休克和反射性血管痉挛,同时羊水具有凝血致活酶样的

考点:羊水栓塞的后果

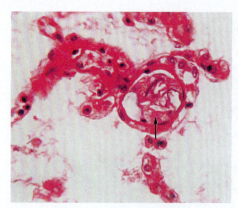

图3-17　羊水栓塞（镜下观）
肺小血管内见鳞状上皮细胞（↑）

作用引起DIC，而导致患者死亡。

（五）其他栓塞

恶性肿瘤细胞侵入血管系统后，随血流运行导致相应的血管阻塞，形成肿瘤细胞栓塞并导致血道转移。寄生虫虫卵、细菌或真菌团等也可进入血液循环成为栓子引起栓塞。

第五节　梗　　死

由于血液供应中断，使局部组织缺血、缺氧而发生的坏死称为梗死（infarction）。常由动脉阻塞引起，若静脉阻塞使局部血流停滞，则亦可引起梗死。

一、梗死的原因和条件

（一）梗死的原因

1. 血栓形成　血栓形成是梗死最常见的原因。常见于冠状动脉或脑动脉粥样硬化继发血栓形成而引起心肌梗死或脑梗死，肠系膜静脉血栓形成可引起所属静脉引流肠段的梗死。

2. 动脉栓塞　多为血栓栓塞，亦可为气体、羊水、脂肪栓塞，栓子随血流运行常引起脾、肾、肺和脑组织的梗死。

3. 动脉痉挛　在冠状动脉粥样硬化的基础上，再发生动脉强烈和持续性痉挛，可引起心肌梗死。

4. 血管受压闭塞　血管外肿瘤、肠扭转、肠套叠、卵巢囊肿蒂扭转等可致血管受压、扭曲，导致局部组织缺血而坏死。

（二）梗死的条件

1. 是否建立有效侧支循环　这是血管阻塞后是否引起梗死的决定性因素。具有双重血液循环的肝、肺等器官，通常不易引起梗死。但肾、脾、脑等器官吻合支少，动脉阻塞时，不易建立侧支循环，常易发生梗死。

2. 局部组织对缺血的敏感程度　组织对缺氧的敏感性及血中氧分压也决定了血管阻塞的结局。大脑的神经细胞耐受性最低，3～4分钟的缺血即可引起梗死。心肌缺血20～30分钟也会死亡。骨骼肌、纤维结缔组织对缺血耐受性最强。

二、梗死的类型及病变

（一）梗死的一般形态特征

1. 梗死灶的形状　器官血管的分布方式决定了梗死灶的形状。脾、肾、肺等器官的血管呈锥形分支，故梗死灶也呈锥形，切面呈扇面形或三角形，其尖端位于血管阻塞处，常指向脏器门部，底部为器官的表面（图3-18）。心冠状动脉的分支不规则，梗死灶呈地图状。肠系膜血管呈扇形分支，

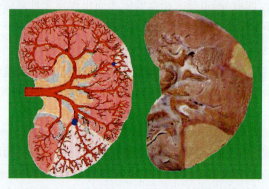

图3-18　肾动脉分支栓塞及贫血性梗死

肠梗死灶呈节段性。

2. 梗死灶的质地　取决于坏死的类型。心、肾、脾和肝等实质器官的梗死为凝固性坏死，坏死组织较干燥、质硬、表面下陷，包膜上常有少量纤维蛋白渗出。脑组织因其含有多量水分和磷脂等呈液化性坏死，新鲜时质软疏松，日久可液化成囊状。

3. 梗死的颜色　取决于梗死灶内的组织含血量多少。梗死灶内含血量少时呈灰白色；含血量多时，则呈暗红色。

（二）梗死类型

根据梗死灶内含血量的多少和有无合并细菌感染，将梗死分为以下三种类型。

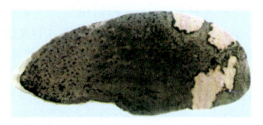

图3-19　脾贫血性梗死（肉眼观）

考点：梗死的类型及后果

1. 贫血性梗死　常发生于组织结构较致密、侧支循环不丰富的实质器官，如脾、肾、心肌和脑组织。由于组织的致密性限制了病灶边缘侧支血管内血液进入坏死组织，梗死灶缺血呈灰白色，故称为贫血性梗死（又称为白色梗死）（图3-19）。肉眼观，早期梗死灶周围有暗红色充血出血带，后呈灰白色，与周围组织分界清。镜下观，早期梗死灶内尚可见细胞质呈均匀一致的红色，细胞核呈核固缩、核碎裂和核溶解等坏死改变，组织结构轮廓尚保存（如肾梗死）。晚期病灶呈红染的均质性结构，边缘有肉芽组织长入和疤痕组织形成。脑梗死不同于其他器官，坏死组织变软、液化、结构消失。

2. 出血性梗死　发生于肺、肠等具有双重血液循环，组织结构疏松伴严重淤血的情况下，因梗死灶内有大量的血液，故称为出血性梗死，又称为红色梗死。

（1）发生条件

1）静脉阻塞，严重淤血：是出血性梗死形成的重要先决条件。如在肺淤血情况下，肺静脉和毛细血管内压增高，肺动脉分支阻塞后不能建立有效的肺动脉和支气管动脉侧支循环，肺出现梗死；肠扭转或肿瘤在蒂部扭转时，使静脉回流受阻，影响动脉供血，甚至血流停止，致肠或肿瘤梗死。

2）组织疏松：可以让血液聚集于梗死区。如肠和肺组织较疏松，梗死初起时组织间隙内可容纳多量漏出的血液，当组织坏死吸收水分而膨胀时，也不能把漏出的血液挤出梗死灶外，因而梗死灶为出血性。

（2）常见类型

1）肺出血性梗死：常位于肺下叶肋膈缘，肺淤血时发生肺栓塞或血栓形成。肉眼观，病灶大小不等，质地坚实，暗红色，呈锥形，尖端朝向肺门，底部紧靠肺膜，肺膜表面有纤维蛋白性渗出物。镜下观，梗死灶呈凝固性坏死，肺泡轮廓保存，肺泡腔、小支气管腔及肺间质充满红细胞，晚期可见修复反应。临床上可出现胸痛、咳嗽、咯血、发热及白细胞总数升高等症状。

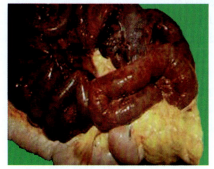

图3-20　肠出血性梗死（肉眼观）

梗死小肠呈暗红色，肿胀

2）肠出血性梗死：多见于肠系膜动脉栓塞和静脉血栓形成、肠套叠、肠扭转、嵌顿疝、肿瘤压迫等情况时。肉眼观，肠梗死灶呈节段性，肠壁因淤血、水肿和出血呈明显增厚，色暗红（图3-20），肠壁坏死后质脆易破裂。镜下观，肠壁各层组织坏死及弥漫性出血。临床上，因血管阻塞，肠平滑肌缺氧引起持续性痉挛致剧烈腹痛、呕吐；肠壁坏死累及肌层及神经,可引起麻痹性肠梗阻;肠壁全层坏死可致穿孔及腹膜炎等严重后果。

3. 败血性梗死　因阻塞血管的栓子含有细菌引起。如急性感染性心内膜炎,含细菌的栓子从心内膜脱落,顺血流运行而引起相应组织器官动脉栓塞所致。梗死灶内可见有细菌团及大量炎细胞浸润,若有化脓性细菌感染时,可形成脓肿。

三、梗死的结局及对机体的影响

(一) 梗死对机体的影响

梗死对机体影响的大小取决于发生梗死的器官、梗死灶的大小、发生的部位和有无感染等因素。如心肌梗死影响心肌收缩功能,严重者可导致心力衰竭甚至死亡;脑梗死灶大者也可导致死亡。肾、脾的梗死一般影响较小,仅引起局部症状,如肾梗死出现腰痛和血尿;肺梗死可出现胸痛和咯血。四肢、肺、肠梗死若继发腐败菌感染,不但可引起坏疽,还可因继发病变,如败血症、弥漫性腹膜炎等产生严重后果。

(二) 梗死的结局

在梗死发生24～48小时后,肉芽组织形成,从梗死灶周围长入病灶,并逐渐转变为纤维瘢痕。大的梗死灶不能完全机化时,则由周围肉芽组织加以包裹,日后转变为瘢痕组织包裹,其中的坏死物可发生钙化。脑梗死小病灶由胶质瘢痕修复,大的病灶液化成囊腔,由增生的胶质瘢痕包裹。

 目 标 检 测

1. 临床治疗中的热敷主要是使组织发生(　　)而起作用
   A. 局部保温　　　　　B. 动脉性充血
   C. 静脉性充血　　　　D. 减少产热
   E. 减少散热

2. 脑动脉充血可产生的严重后果是(　　)
   A. 头痛、头晕　　　　B. 颅内压升高
   C. 脑细胞变性　　　　D. 脑水肿
   E. 脑血管破裂出血

3. 长期器官淤血,最后可引起(　　)
   A. 淤血性水肿　　　　B. 淤血性出血
   C. 栓塞　　　　　　　D. 器官硬变
   E. 梗死

4. 肝门静脉血液回流受阻,可引起下列哪个脏器淤血(　　)
   A. 肝　　　　　　　　B. 肾
   C. 脾　　　　　　　　D. 膀胱
   E. 子宫

5. 下列淤血,哪项不是右心衰竭引起的(　　)
   A. 肺淤血　　　　　　B. 肝淤血
   C. 腹腔积液　　　　　D. 下肢淤血
   E. 颈静脉怒张

6. 以下原因哪一项与破裂性出血无关(　　)
   A. 毛细血管破裂　　　B. 过敏反应

C. 切割伤　　　　　　D. 炎症损伤血管壁
E. 动静脉发生畸形

7. 下列属于内出血的是(　　)
   A. 呕血　　　　　　　B. 咯血
   C. 脾破裂出血　　　　D. 子宫出血
   E. 鼻出血

8. 下列哪种因素与血栓形成无关(　　)
   A. 血流缓慢　　　　　B. 血管内膜损伤
   C. 血小板数量增多　　D. 癌细胞崩解产物
   E. 纤维蛋白溶酶增加

9. 弥散性血管内凝血形成的血栓是(　　)
   A. 赘生物　　　　　　B. 白色血栓
   C. 透明血栓　　　　　D. 混合血栓
   E. 红色血栓

10. 关于血栓结局的描述,下列哪项是错误的(　　)
    A. 溶解吸收　　　　　B. 排出
    C. 机化　　　　　　　D. 再通
    E. 钙化

11. 手术后容易发生血栓的血管是(　　)
    A. 下肢静脉　　　　　B. 颈静脉
    C. 门静脉　　　　　　D. 冠状动脉
    E. 肾动脉

12. 最常见的栓塞类型是(　　)

A. 血栓栓塞　　　B. 脂肪栓塞
C. 空气栓塞　　　D. 羊水栓塞
E. 肿瘤栓塞

13. 下肢长骨单纯骨折容易发生(　　)
A. 空气栓塞　　　B. 脂肪栓塞
C. 氮气栓塞　　　D. 寄生虫栓塞
E. 瘤细胞栓塞

14. 肠系膜静脉的栓子随血液运行易栓塞于(　　)
A. 心　　　B. 脑
C. 肺　　　D. 肝
E. 脾

15. 引起肺动脉栓塞的血栓栓子主要来自于(　　)
A. 主动脉瓣　　　B. 二尖瓣
C. 下肢深静脉　　　D. 肝门静脉
E. 肠系膜下静脉

16. 下述关于梗死的描述中,正确的是(　　)
A. 只要动脉血流供应中断即可发生梗死
B. 梗死灶均为楔形
C. 有效侧支循环的建立可防止梗死的发生
D. 梗死灶均呈灰白色
E. 梗死灶呈液化性坏死

17. 梗死的形状取决于(　　)
A. 脏器的外形　　　B. 血管的分布
C. 动脉阻塞的程度　　　D. 动脉阻塞的部位
E. 有无淤血的基础

18. 贫血性梗死发生于(　　)
A. 组织疏松的器官
B. 有双重血供的器官
C. 组织结构致密的器官
D. 严重淤血的器官
E. 有水肿病变的器官

19. 红色梗死是指(　　)
A. 贫血性梗死　　　B. 出血性梗死
C. 凝固性坏死　　　D. 消化性坏死
E. 坏疽

20. 患者,女性,56 岁。右下肢行走时疼痛 1 个月余,检查发现右下肢动脉搏动微弱;手术所见动脉腔闭塞,有红白相间固体团块填塞。镜下见固体团块由血小板和红细胞交替排列,最可

能的病理诊断是(　　)
A. 红色血栓　　　B. 混合血栓
C. 微血栓　　　D. 白色血栓
E. 血管瘤

21. 患者,女性,62 岁。患高血压病十余年,近年常有便秘,1 周前大便时突然昏倒,经抢救,意识逐渐恢复,但右侧上、下肢瘫痪,感觉丧失。最可能的诊断是(　　)
A. 脑出血　　　B. 脑肿瘤
C. 脑水肿　　　D. 脑疝形成
E. 脑血栓形成

22. 患者,男性,70 岁。因车祸致左股骨粉碎性骨折,在送往医院途中,患者出现面部青紫,呼吸困难,口吐白沫而死,其死因最可能是(　　)
A. 脑出血　　　B. 气体栓塞
C. 脂肪栓塞　　　D. 心肌梗死
E. 血栓栓塞

23. 患者,男性,56 岁。6 年前被诊断为脑动脉粥样硬化。3 天前早晨醒来感头晕,右侧上、下肢活动不自如,且逐渐加重,次日右侧上、下肢瘫痪。最可能的诊断是(　　)
A. 脑出血　　　B. 脑肿瘤
C. 脑栓塞　　　D. 脑血栓形成
E. 蛛网膜下隙出血

24. 某风湿性心脏病患者,长期卧床 4 个月余,每天需做下肢被动活动和按摩,其目的是(　　)
A. 促进末梢循环,减少回心血量
B. 防止肌肉萎缩
C. 防止足部发生压疮
D. 使患者舒适促进睡眠
E. 防止下肢静脉血栓形成

25. 患儿,男性,1 岁半。阵发性哭闹一日伴呕吐,1 小时前排果酱样大便 1 次,右上腹触及一包块,轻触痛,医生诊断为"肠套叠",该患儿肠管最有可能发生的严重病变是(　　)
A. 淤血　　　B. 出血性梗死
C. 肠炎　　　D. 梗阻
E. 肠畸形

(韦义萍)

第四章　炎　　症

炎症是临床常见的一种病理过程,如肺炎、肝炎、肾炎、脑膜炎、阑尾炎、关节炎、外伤性感染、疖、痈、风湿病、结核病等,都属于炎症性疾病,其基本病理过程均为炎症。可见,炎症不是一种独立的疾病,而是许多疾病过程中出现的共同病理过程。

 案例 4-1

患者,男性,8 岁,2 天前面部生一疮疖,局部红、肿、痛,常去挤压,现出现寒战、高热,头痛、呕吐入院。体温 40℃,脉搏 140 次/分,呼吸 35 次/分,神志不清,右面部有一 2cm×2cm 的红肿区,有波动感。白细胞总数 $16×10^9$/L,中性粒细胞 0.86,血培养查见金黄色葡萄球菌。治疗无效入院后 3 日死亡。

尸检发现:面部肿胀区切开有黄色黏稠脓液。大脑肿胀,右脑可见一 3cm×4cm×4cm 的脓肿。

1. 该患者的病理诊断是什么?

2. 试述该病是如何发生、发展的?

第一节　炎症的概念及原因

一、炎症的概念

考点:炎症
的概念

具有血管系统的活体组织对致炎因子引起的损伤所发生的防御性反应称为炎症(inflammation)。

单细胞生物和其他无血管的多细胞生物也能对损害因子发生各自的反应,如吞噬和清除有害因子,但这些都不能称为炎症,只有当生物进化到具有血管时,才能发生以血管反应和渗出为主要特征、同时又保留吞噬和清除等功能的复杂而又完善的炎症过程。因此,血管反应是炎症过程中的中心环节。

炎症过程中,一方面致炎因子造成组织和细胞的破坏,另一方面通过炎症充血和渗出反应,以稀释、杀灭致炎因子和清除、吸收坏死组织。与此同时,通过组织细胞的再生,使受损的组织得以修复和愈合。因此,炎症是致炎因子对机体的损伤和机体抗损伤反应这一矛盾的统一过程。

二、炎症的原因

考点:引起
炎症的原因

凡是能引起机体组织、细胞损伤而发生炎症的因素统称为致炎因子。致炎因子的种类繁多,可归纳为以下几类。

考点:感染
概念

1. 生物因素　是最常见、最重要的致炎因子。包括细菌、病毒、支原体、螺旋体、立克次体、真菌、放线菌等各种病原微生物和寄生虫。通常所说的感染(infection)就是由生物因素引起的炎症。生物因素在人体内可以繁殖、产生和释放毒素,直接导致细胞和组织损伤,而且还可诱发超敏反应导致炎症。

2. 物理因素　如机械创伤、高温、低温、电击、电离辐射、放射线等。

3. 化学因素　包括外源性和内源性化学物质。外源性化学物质如强酸、强碱和强氧化剂等。内源性化学物质包括坏死组织的分解产物和在某些病理情况下堆积于体内的代谢产物,如尿素可引起尿素性皮炎、尿酸可引起尿酸性关节炎等。

4. 组织坏死　组织缺血引起组织坏死,坏死组织可引起炎症反应。

5. 超敏反应　超敏反应也可以造成组织损伤而引起炎症,如过敏性鼻炎、肾小球肾炎、结核病等,本质都是炎症性疾病。

致炎因子作用于机体,能否引起炎症,以及炎症反应的强弱,不仅与致炎因子的性质、强度和作用时间有关,而且还与机体的免疫反应有关。例如,营养不良和免疫力低下的人容易发生结核病(一种特殊的炎症),而接种过卡介苗的人,不容易发生结核病。由此可见,炎症的发生、发展取决于致炎因子和机体反应性两方面的综合作用,也就是损伤和抗损伤两方面的综合作用。

三、炎　症　介　质

在研究炎的过程中,发现有许多化学物质参与炎症反应。我们把参与并诱导炎症发生,具有生物活性的化学物质称为炎症介质。炎症介质种类很多,根据来源可分为细胞源性和血浆源性两大类。

考点:炎症介质的作用

(一) 炎症介质的来源

1. 细胞源性炎症介质　来自各种细胞(如肥大细胞、嗜碱粒细胞、淋巴细胞等),包括:①血管活性胺,如组胺和5-羟色胺(5-HT);②白细胞产物,如氧自由基和溶酶体酶;③花生四烯酸代谢产物,如前列腺素(PG)和白细胞三烯(LT);④细胞因子,如白细胞介素(IL)、干扰素(IFN)及肿瘤坏死因子(TNF);⑤一氧化氮(NO)等。

2. 血浆源性炎症介质　来自血浆,包括:①激肽系统被激活产生的缓激肽;②补体是最重要的炎症介质;③凝血系统被激活产生的纤维蛋白多肽;④纤维蛋白溶解系统被激活所产生的纤维蛋白降解产物(FDP)。

(二) 炎症介质的作用

炎症介质具有扩张血管、使血管壁通透性增高及炎细胞的趋化作用,有的炎症介质还可引起发热、疼痛和组织坏死等(表4-1)。

表 4-1　主要炎症介质的作用

作用	炎症介质
血管扩张	组胺、5-HT、缓激肽、PG、NO 等
血管壁通透性增高	组胺、5-HT、缓激肽、$C3_a$、$C5_a$、LT 等
趋化作用	LT、$C5_a$、细菌产物、IL-8、TNF 等
发热	PG、IL-1、IL-6、TNF 等
疼痛	PG、缓激肽等
组织损伤	溶酶体酶、氧自由基、NO 等

第二节　炎症的基本病理变化

炎症的基本病理变化包括局部组织的变质、渗出和增生。这些变化在炎症过程中以一定的先后顺序发生,一般炎症早期或急性炎症,以变质和渗出为主;慢性炎症及炎症后期则以增生为主,三者之间可以相互转换。一般来说,变质是损伤过程,而渗出和增生则属于抗损伤过程。

考点:炎症的基本病理变化

一、变　质

变质是指炎症局部组织、细胞发生的变性和坏死。变质主要由致炎因子直接损伤,也可以由炎症过程中出现的局部血液循环障碍和炎症介质的间接作用引起。

(一) 形态学变化

变质可发生在实质细胞,也可发生于间质。

1. 实质细胞　常出现细胞水肿、脂肪变性、凝固性坏死或液化性坏死等。
2. 间质　结缔组织可发生黏液样变性和纤维蛋白样坏死等。

(二) 代谢变化

炎症局部组织的代谢变化以分解代谢增强为特点,表现为以下两个方面。

1. 局部酸中毒　发生炎症时,糖、脂肪和蛋白质三大营养物质的分解代谢增强,耗氧量增加,但由于酶系统受损和局部血液循环障碍,氧气的供应相对不足,有氧氧化减弱,无氧酵解增多,导致氧化不全的代谢产物(乳酸、酮体、脂肪酸等)增多,使炎症局部 H^+ 浓度增高,导致局部酸中毒。

2. 组织间隙渗透压升高　由于分解代谢增强和坏死组织崩解,蛋白质等大分子分解成小分子,使局部组织内分子浓度增高,胶体渗透压升高;同时由于酸中毒 H^+ 浓度增高,导致盐类解离过程增强,使离子浓度增高,炎症区晶体渗透压升高,从而导致组织间隙渗透压升高。而组织间隙渗透压升高是炎症时液体渗出的重要原因之一。

炎症局部组织酸中毒和渗透压升高,可加重局部血液循环障碍,促进渗出的发生,使炎症进一步发展。

二、渗　出

炎症局部组织血管内的液体和细胞成分,通过血管壁进入组织间隙、体腔、黏膜表面和体表的过程称为渗出。所渗出的液体和细胞总称为渗出物或渗出液。急性炎症和炎症的早期,渗出病变最明显。渗出过程是在血流动力学改变的基础上发生、发展的。

(一) 血流动力学改变

局部组织损伤后,很快发生血管口径和血流状态的变化,为渗出过程创造了条件,这种变化一般按下列顺序发生(图4-1)。

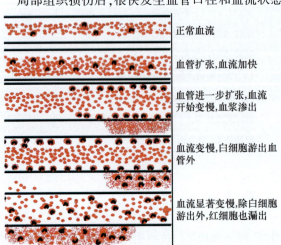

正常血流

血管扩张,血流加快

血管进一步扩张,血流开始变慢,血浆渗出

血流变慢,白细胞游出血管外

血流显著变慢,除白细胞游出外,红细胞也漏出

图4-1　炎症的渗出过程

1. 细动脉短暂收缩　当组织受到致炎因子刺激时,通过神经反射,迅速出现短暂性细动脉收缩,持续数秒至数分钟。

2. 血管扩张和血流加速　在细动脉短暂收缩后,由于炎症介质引起细动脉和毛细血管扩张,血流加快,血流量增多,形成炎性充血,可持续数分钟至数小时不等。

3. 血流速度减慢　随着炎症的持续发展,由于炎症介质和局部酸中毒的影响,毛细血管和小静脉进一步扩张,血管壁通透性增高,血浆成分渗出,血液浓缩、黏稠度增加,血流由快变慢,导致静脉性充血,甚至发生血流停滞。

上述血流动力学的改变,为血液成分的渗出创造了条件。

(二) 液体渗出

炎症时血管内的液体成分通过血管壁到达血管外的过程,称为液体渗出。渗出的液体称为渗出液。渗出液积存在组织间隙,称为炎性水肿;积存在胸腔、腹腔、心包腔等体腔或关节腔称为积液。

考点:渗出液和漏出液区别

1. 渗出液与漏出液的区别　渗出液与非炎症时(血管内流体静压升高、血浆渗透压降低、淋巴回流受阻)所形成的漏出液不同(表4-2)。临床上区别渗出液和漏出液,对某些疾病的诊断、鉴别诊断及正确治疗有一定的意义。

表 4-2　渗出液与漏出液的区别

鉴别要点	渗出液	漏出液
原因	炎症性	非炎症性
外观	浑浊	澄清
蛋白含量	>25g/L	<25g/L
密度	>1.018	<1.018
有核细胞数	$>0.5\times10^9/L$	$<0.1\times10^9/L$
Rivalta 试验(蛋白定性试验)	阳性	阴性
凝固性	能自行凝固	不能自行凝固

2. 液体渗出的原因

(1) 血管壁通透性增高:微循环血管壁通透性主要与血管内皮细胞的完整性有关,炎症时,通过内皮细胞收缩、内皮细胞损伤、内皮细胞穿胞作用增强等机制引起血管壁通透性增高。

(2) 微循环内流体静压升高:由于炎症时先后发生动脉性充血及淤血,使毛细血管内流体静压升高,促使液体从血管内渗出。

(3) 组织渗透压升高:炎症时,由于局部组织分解代谢增强、酸中毒及组织损伤崩解等因素使局部组织中胶体渗透压及晶体渗透压均升高,也是液体渗出的原因。

3. 渗出液的作用　渗出是炎症最具特征性的变化,在局部发挥着重要的防御作用。①稀释毒素和致炎因子,减轻对局部的损伤作用;②为局部组织细胞带来氧气、糖等营养物质,并可带走炎症病灶的代谢产物;③含有的抗体、补体和溶菌素等可以消灭病原体;④渗出液中的纤维蛋白交织成网,既可限制病原体的扩散,使病灶局限化,又有利于巨噬细胞发挥吞噬作用,后期还可作为组织修复的支架,促进损伤愈合。

另外,若液体渗出过多,可压迫邻近的组织器官,影响其功能。如心包和胸腔积液可压迫心、肺,影响心、肺功能,严重喉头水肿可引起窒息等;纤维蛋白渗出过多,不能完全吸收,则发生机化,引起组织器官的粘连,导致功能障碍,如胸膜粘连引起的粘连性胸膜炎,心包粘连引起的缩窄性心包炎等。

(三) 白细胞渗出

炎症时血管内各种白细胞通过血管壁游出到血管外的过程,称为白细胞渗出。渗出的白细胞称为炎细胞。炎细胞聚集在炎症区域组织间隙的现象,称为炎细胞浸润。炎细胞浸润是病理诊断炎症的重要依据。

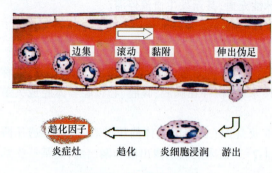

图 4-2　白细胞游出过程

1. 白细胞的渗出过程　白细胞的渗出是一个主动过程,是炎症反应的主要防御环节,主要经过边集、附壁、黏着、游出和趋化作用等阶段到达炎症病灶,在局部发挥防御作用(图 4-2)。

(1) 白细胞边集和附壁:炎性充血时,轴流变宽,白细胞从轴流进入边流靠近血管壁,称为白细胞边集。边集的白细胞开始沿血管内皮细胞表面滚动,随后黏附在内皮细胞表面,这种现象称为白细胞附壁。

(2) 白细胞黏着:白细胞与血管内皮细胞的黏着是白细胞游出的前提。附壁的白细胞与内皮细胞之间贴附并不牢固,可重新被血液冲走,只有两者牢固黏着后才可发生进一步游出。炎症可使内皮细胞和白细胞表达新的黏附分子,或增加原有黏附分子的数目,增强彼此间的亲和性,从而促进白细胞与内皮细胞的牢固黏着,为白细胞的游出创造了条件。

(3) 白细胞游出:白细胞穿过血管壁进入周围组织间隙的过程,称为白细胞游出。附壁的白细胞在内皮细胞连接处伸出伪足,以阿米巴样运动的方式从内皮细胞间隙中穿出,最终穿过基底膜到达血管外。白细胞游出后,其穿过的内皮细胞之间的间隙很快闭合,基底膜也立即修复。白细胞一旦游出血管外,就不能再回到血管内,而是沿着组织间隙向炎症区域集中。一个白细胞完全通过血管壁通常需要 2～12 分钟。

中性粒细胞、单核细胞、淋巴细胞、嗜酸粒细胞及嗜碱粒细胞均可以阿米巴样运动的方式游出。中性粒细胞和单核细胞的游走能力最强,淋巴细胞最弱。红细胞无运动能力,只有在血管壁受严重损伤时被动漏出。

由于致炎因子的不同,渗出的白细胞种类也不同,化脓菌感染以中性粒细胞渗出为主,病毒感染以淋巴细胞渗出为主,超敏反应和寄生虫感染时,则以嗜酸粒细胞渗出为主。此外,在炎症的不同阶段,渗出的白细胞的种类不同。在急性炎症的早期,中性粒细胞首先渗出,48 小时后则以单核细胞渗出为主。

(4) 趋化作用:游出血管壁的白细胞能主动向着某些化学刺激物做定向移动,这种现象称为白细胞的趋化作用。能诱导白细胞定向游走的化学刺激物,称为趋化因子,趋化因子种类较多。白细胞表面有各种趋化因子的特异性受体,不同白细胞表面受体结构不同,故趋化因子具有特异性,有些趋化因子只吸引中性粒细胞,有些趋化因子则吸引单核细胞和嗜酸粒细胞。

2. 白细胞在局部的作用　渗出的白细胞在炎症灶局部可发挥吞噬作用和免疫作用,是炎症防御反应中最重要的一环,同时,对局部组织也有损伤作用。

(1) 吞噬作用:白细胞游走到炎症部位后,吞噬、杀灭和消化病原体及组织碎片的过程称为吞噬作用,是炎症防御反应中最重要的环节。

吞噬过程包括识别和黏着、吞入、杀伤和降解三个阶段(图 4-3)。①识别和黏着:血清

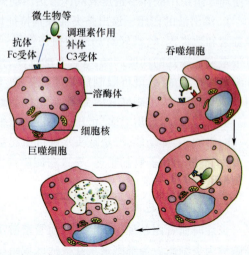

图 4-3　白细胞吞噬过程

中存在抗体 Fc 段、补体 C3$_b$ 等,它们能增强巨噬细胞的吞噬作用,称为调理素。首先,细菌表面被足够数量的调理素包裹,称为调理素化,然后调理素与巨噬细胞的 Fc 受体和 C3$_b$ 受体识别并结合,这样,抗体 Fc 段、补体 C3$_b$ 等调理素在巨噬细胞与细菌间起着"搭桥"作用,病原体就此黏着在巨噬细胞表面,有利于巨噬细胞识别和吞噬细菌。②吞入:细菌黏着在巨噬细胞表面后,巨噬细胞伸出伪足,随着伪足延伸将其包围并摄入细胞质内形成吞噬体,吞噬体与初级溶酶体融合,形成吞噬溶酶体。③杀伤和降解:吞噬溶酶体内的细菌主要是被具有活性的氧代谢产物(如过氧化氢、次氯酸等)杀伤,并可被溶酶体水解酶降解。

通过吞噬作用,大多数病原微生物被消灭,一些组织和细胞碎片被清除。但有些细菌(如结核杆菌)被吞噬后在白细胞内处于静止状态,虽然不再繁殖,但仍具有生命力,且不易受到抗菌药物和机体防御功能的影响。一旦机体免疫力下降,这些病原体又能繁殖,并可随着巨噬细胞的游走而在体内播散。

(2)免疫作用:游出的白细胞在炎症灶局部还可发挥免疫作用,也是炎症防御反应中重要的一方面。发挥免疫作用的细胞主要有巨噬细胞、淋巴细胞和浆细胞。当抗原进入机体后,首先被巨噬细胞吞噬处理,再把抗原信息传递给 T 淋巴细胞或 B 淋巴细胞,活化的 T 淋巴细胞产生淋巴因子,引起细胞免疫。活化的 B 淋巴细胞则变成浆细胞,产生抗体,引起体液免疫。

(3)组织损伤作用:白细胞在化学趋化、吞噬过程中或细胞坏死崩解后,可向细胞外释放溶酶体酶、活性氧自由基、前列腺素、白细胞三烯等产物,引起组织损伤。

3. 白细胞的种类和功能

(1)中性粒细胞:具有活跃的游走能力和吞噬能力,又称小巨噬细胞,数量最多,能吞噬细菌、坏死组织碎片及抗原抗体复合物,是机体清除和杀灭病原体的主要成分。常见于急性炎症、化脓性炎症及炎症早期。中性粒细胞完成吞噬后 3~4 天死亡,死亡后可释放各种蛋白水解酶,使炎症区域的坏死组织及纤维蛋白溶解液化,有利于吸收或排出体外。死亡后的中性粒细胞称为脓细胞。

(2)巨噬细胞:巨噬细胞具有很强的吞噬能力,大多来自血液中的单核细胞。常见于急性炎症后期、慢性炎症、某些非化脓性炎症(如结核病、伤寒)、病毒及寄生虫感染时。如吞噬含脂质膜的细菌(如结核杆菌),其胞质增多,染色较浅,整个细胞与上皮细胞相似,称为类上皮细胞;有时吞噬脂质较多,胞质中出现许多脂滴空泡,呈泡沫状,称为泡沫细胞,如果吞噬对象较大,巨噬细胞可通过细胞融合或核分裂而胞质不分裂形成多核巨细胞,对异物进行包围和吞噬。

(3)嗜酸粒细胞:有一定的吞噬能力,能吞噬抗原抗体,杀伤寄生虫。常见于寄生虫感染和超敏反应性炎症时。

(4)淋巴细胞和浆细胞:淋巴细胞运动能力弱,无吞噬能力,它的功能是参与免疫反应,可分为 T 淋巴细胞和 B 淋巴细胞两类。T 淋巴细胞受抗原刺激产生淋巴因子,发挥细胞免疫作用;B 淋巴细胞在抗原的刺激下,可转化为浆细胞,浆细胞能产生抗体,引起体液免疫反应。淋巴细胞和浆细胞常见于慢性炎症和病毒感染。

(5)嗜碱粒细胞和肥大细胞:嗜碱粒细胞来自血液,肥大细胞则主要分布在全身结缔组织和血管周围。两者在形态和功能上具有许多相似之处,胞质中均含有粗大的嗜碱性颗粒,当受到炎症刺激时,经脱颗粒方式,嗜碱粒细胞释放肝素、组胺,肥大细胞释放 5-羟色胺等炎症介质,引起超敏反应性炎症。

三、增 生

在致炎因子和组织崩解产物的刺激下,释放相应的生长因子,引起炎症局部细胞增殖、细胞数目增多,称为增生。以巨噬细胞、血管内皮细胞和成纤维细胞增生最为常见,在某些情况下,局部组织的上皮细胞或实质细胞也可增生。

增生一般发生在炎症后期或慢性炎症时。但在某些炎症的初期,也有明显的细胞增生,如伤寒病是急性疾病,可引起全身单核-吞噬细胞系统的增生。急性肾小球肾炎时肾小球毛细血管内皮细胞及系膜细胞增生明显。

增生也是机体在炎症过程中的一种防御反应。增生的巨噬细胞能吞噬杀灭病原体和清除异物,血管内皮细胞和成纤维细胞增生可形成肉芽组织,参与组织修复。但增生过度又可以对原有组织造成破坏,影响器官的功能,如急性肾炎时的细胞增生可造成肾小球缺血、滤过率降低,尿量减少。肝脏纤维组织过度增生可引起肝硬化。

总之,任何炎症都有变质、渗出和增生三种基本病变,但由于致炎因子的不同,机体反应性不同,炎症的部位和发展阶段不同,三者的强弱也有所不同。变质、渗出和增生三者之间有着密切的联系,相互促进、相互转化、交错重叠,构成炎症的复杂过程。

第三节　炎症的临床表现

一、局部表现

炎症局部可出现红、肿、热、痛和功能障碍,尤其是体表的急性炎症最为明显。

1. 红　在炎症早期,由于动脉性充血,局部血液中氧合血红蛋白较多,局部组织呈鲜红色。以后由于淤血,组织缺氧,还原血红蛋白增多,局部组织呈暗红色。

2. 肿　炎症局部组织明显肿胀。在急性炎症主要是由于局部充血、渗出所致,慢性炎症则主要与局部组织细胞增生有关。

3. 热　由于动脉性充血,血流量增多,血流加速,局部组织分解代谢增强,产热增多,导致局部温度增高。这在体表炎症表现明显。

考点:炎症的局部表现与全身反应

4. 痛　炎症局部疼痛与多种因素有关:①缓激肽、PG、5-HT 等炎症介质有致痛作用;②炎症渗出引起组织肿胀,张力升高,压迫或牵拉神经末梢引起剧烈疼痛,如化脓性骨髓炎、牙髓炎等;③炎症局部分解代谢增强,K^+、H^+ 浓度升高,刺激神经末梢引起疼痛。

5. 功能障碍　炎症病灶内实质细胞变性、坏死、炎性渗出等,可造成代谢异常和压迫、阻塞,都可能引起局部组织和器官的功能障碍。如肺炎时肺组织充血、水肿影响气体交换而引起缺氧和呼吸困难;胸膜炎时,胸膜腔积液,压迫肺而影响肺功能。此外,疼痛也可影响功能,如急性膝关节炎症可因疼痛而使膝关节活动受到限制。

二、全身反应

机体是一个有机的统一整体,整体与局部相互影响,相互制约。在比较严重的炎症,尤其是当病原体在体内蔓延、扩散时,常可出现以下几种明显的全身反应。

1. 发热　发热是炎症最重要的全身反应之一,特别是急性炎症常伴有发热。一定程度的发热,可使机体代谢增强,抗体形成增多,单核-吞噬细胞系统的吞噬功能增强、肝解毒能力增强,对机体有一定的防御意义。但如果高热或发热时间过长,可引起各系统尤其是中枢神经系统功能紊乱。如果炎症病变严重,体温反而不升高,往往提示机体反应性较差、免疫力低下,预后不良。

2. 血中白细胞计数变化　炎症时,血中白细胞计数一般表现为升高,这是机体防御反应的一种表现,尤其是细菌感染引起的炎症时更加明显。血中白细胞计数若达到 $(40 \sim 100) \times 10^9/L$,

称为类白血病反应。有时血中可出现幼稚的白细胞,即杆状核白细胞,当其数量>5%时称为核左移,往往是感染严重的表现。

血液中增多的白细胞种类和程度与致炎因子、炎症的严重程度,以及机体的反应性有关。一般情况下,急性炎症的早期和化脓性炎症,以中性粒细胞增多为主;慢性炎症或病毒感染时,淋巴细胞增多;寄生虫感染和超敏反应性炎症,以嗜酸粒细胞增多为主;肉芽肿性炎症以单核细胞增多为主。在伤寒杆菌、流感病毒、立克次体感染时,血中白细胞反而减少。一般说来,如果患者感染严重,白细胞增多不明显甚至减少,预后则较差。因此,临床上对于炎症,尤其是伴有发热的患者,一般需要做血常规检查,目的是及时了解患者血中白细胞的变化情况,对诊断疾病、判断病情及病程具有重要意义。

3. 单核-吞噬细胞系统增生 全身单核-吞噬细胞系统增生也是炎症防御反应的一种表现。炎症病灶中的病原体、抗原抗体和组织崩解产物等可经淋巴管进入淋巴结或经血液到达肝、脾、扁桃体、骨髓等单核-吞噬细胞系统,引起这些器官的巨噬细胞增生以吞噬、消化病原体、清除坏死细胞碎片。患者可表现为肝、脾和局部淋巴结肿大。

4. 实质器官的病变 较严重的炎症,由于病原体、毒素、局部血液循环障碍和发热等因素的影响,心、肝、肾等实质细胞出现不同程度的变性、坏死和功能障碍。如白喉患者出现心肌坏死、高热患者肾近曲小管上皮细胞的水肿等。

第四节 炎症的分类与病变特点

一、临床类型

临床上,根据炎症发生的急慢程度及病程的长短将炎症分为四种类型。

1. 超急性炎症 超急性炎症起病急,病程为数小时至数天,呈暴发性经过。短期内引起组织器官严重损害,甚至导致机体死亡。如器官移植引起的超急性排斥反应、急性重型病毒性肝炎等。

2. 急性炎症 急性炎症起病急,症状明显,病程短(几天到一个月)。局部病变常以变质、渗出为主。局部以中性粒细胞渗出为主。

3. 慢性炎症 慢性炎症起病慢,症状缓和,病程较长(从几个月到数年)。局部病变以细胞增生为主,渗出的炎细胞主要是淋巴细胞、巨噬细胞和浆细胞。有时,由于机体免疫力低下、病原体繁殖和活动,慢性炎症可以急性发作。

4. 亚急性炎症 亚急性炎症是指病程介于急性和慢性之间的炎症(一个月至数月)。常由急性炎症迁延所致,临床上少见。如亚急性细菌性心内膜炎、亚急性重型肝炎等。

二、病理类型

任何炎症都具有变质、渗出和增生三种病理变化,但由于致炎因子不同、病变部位不同、机体状态不同等,局部病变往往以其中一种病理变化为主,从而将炎症分为变质性炎、渗出性炎和增生性炎三种类型。

(一) 变质性炎

变质性炎是指以组织细胞的变质为主,而渗出和增生性病变比较轻微的炎症。常见于心、肝、肾、脑等实质性器官,多由某些严重感染、中毒、超敏反应等引起。例如,急性普通型病毒性肝炎时,主要病变为肝细胞变性坏死;流行性乙型脑炎主要是神经细胞变性、坏死,脑软化灶形成;白喉杆菌外毒素引起的白喉性心肌炎,主要病变是心肌细胞的变性、坏死。

变质性炎大多数为急性炎症,也可以迁延经久不愈。因病变以变性、坏死为主,所以常引起不同程度器官功能障碍,严重时因器官功能衰竭而死亡。

(二) 渗出性炎

渗出性炎是指以渗出病变为主、炎症病灶内形成大量渗出物为特征的炎症。是最常见的炎症类型,由于致炎因子、机体反应性及炎症部位的不同,渗出物的成分也不同,从而将渗出性炎又分为以下几种。

1. 浆液性炎　是以浆液渗出为主要特征的炎症。渗出物主要是血清、白蛋白,同时混有少量纤维蛋白和中性粒细胞。常发生于皮肤、黏膜、浆膜和疏松结缔组织等处。如毒蛇咬伤、皮肤Ⅱ°烧伤形成的水泡。发生于浆膜的炎症可引起体腔积液,如结核性胸膜炎、风湿性关节炎等。

浆液性炎一般较轻,因浆液稀薄、蛋白含量少而易于吸收和消退,多数可痊愈。但有时因浆液渗出过多,如胸膜炎、心包炎时胸膜腔和心包腔内大量积液可影响肺和心脏功能;喉头严重水肿可引起窒息。

2. 纤维蛋白性炎　是指渗出物中含有大量纤维蛋白为特征的炎症。渗出的纤维蛋白原在凝血酶的作用下转化为纤维蛋白(纤维素)。由于纤维蛋白分子量大,纤维蛋白的大量渗出说明血管壁损伤较重,血管壁通透性明显增加。光镜下,HE 染色切片中纤维蛋白呈红染的条索状、细丝状,交织成网,网眼中有数量不等的中性粒细胞和坏死组织碎屑。纤维蛋白性炎好发于黏膜、浆膜和肺。

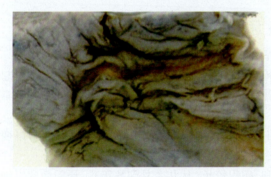

图 4-4　细菌性痢疾(假膜性炎)

(1) 黏膜的纤维蛋白性炎:发生在黏膜的纤维蛋白性炎,渗出的纤维蛋白、坏死组织、脱落的上皮细胞及白细胞等混合在一起,形成灰白色膜状物,覆盖在黏膜表面,称为假膜。这种发生于黏膜的纤维蛋白性炎又称假膜性炎,如白喉、细菌性痢疾等。有的假膜与黏膜连接松散,容易脱落(如气管白喉),脱落的假膜可阻塞支气管引起窒息。而有的假膜牢固附于黏膜面不易脱落(如咽白喉)。细菌性痢疾时,肠黏膜表面的假膜脱落,局部形成溃疡(图 4-4)。

(2) 浆膜的纤维蛋白性炎:常见于胸膜腔和心包腔。心包发生纤维蛋白性炎时,在心包脏、壁层之间有大量纤维蛋白渗出,渗出的纤维蛋白随着心脏的不断搏动而被牵拉形成无数绒毛状物,覆盖在心脏表面,称为绒毛心。

(3) 肺的纤维蛋白性炎:见于肺炎球菌引起的大叶性肺炎,渗出的纤维蛋白在肺泡腔内交织成网,严重时可引起肺实变。

纤维蛋白性炎多呈急性经过,渗出的纤维蛋白可被渗出的中性粒细胞释放的蛋白溶解酶溶解后吸收。若纤维蛋白渗出较多,蛋白溶解酶相对不足,纤维蛋白不能被完全溶解,从而发生机化,导致组织器官的粘连,甚至浆膜腔闭塞,影响器官功能。如绒毛心机化后形成缩窄性心包炎,心脏舒缩受限,最终可致心力衰竭。

3. 化脓性炎　化脓性炎是以中性粒细胞大量渗出,伴有不同程度的组织坏死和脓液形成为特征的炎症。多由葡萄球菌、链球菌、脑膜炎双球菌、大肠埃希菌、铜绿假单胞菌等化脓菌感染引起。

炎症病灶内,坏死组织被中性粒细胞或组织崩解产物释放的蛋白溶解酶溶解液化的过程称为化脓。化脓过程中形成的混浊的凝乳状液体,称为脓液。其主要成分为脓细胞(即大量变性、坏死的中性粒细胞)、坏死组织、细菌及少量浆液。不同细菌引起的化脓性炎,脓液的性状有所不同,葡萄球菌感染引起的脓液,质浓稠,灰黄色;链球菌感染引起的脓液较稀薄;大肠埃希菌感染,脓液呈乳状,黏稠,乳白色,有粪臭味。根据化脓性炎的不同特征,可分为以下三类。

(1) 脓肿:组织、器官的局限性化脓性炎症并形成有充满脓液的脓腔,称为脓肿。多发生于皮下和内脏,常由金黄色葡萄球菌引起。金黄色葡萄球菌产生毒素使局部组织坏死,继而大量中性粒细胞浸润、崩解释放蛋白溶解酶将坏死组织溶解液化,形成含有脓液的脓腔。这种细菌还能产生血浆凝固酶,使渗出的纤维蛋白原转化为纤维蛋白,因而病变比较局限(图4-5)。

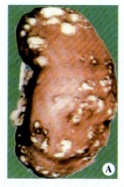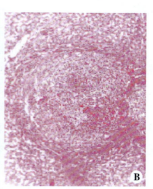

图4-5 肾脓肿

脓肿有以下特殊的表现形式:①疖,是单个毛囊、皮脂腺及其周围组织所发生的脓肿;②痈,是多个疖的融合,在皮下脂肪、筋膜组织中形成许多相互沟通的脓肿。痈好发于颈部、肩背部等毛囊及皮脂腺丰富的部位。

小脓肿可完全吸收消散;较大的脓肿由于脓液过多,吸收困难,常需切开排脓或穿刺抽脓,以后由肉芽组织修复,形成瘢痕。发生在皮肤或黏膜时,由于皮肤或黏膜坏死、崩解脱落,可形成局部缺损,即溃疡。深部脓肿向体表或自然管道穿破,形成只有一个开口的病理性盲管,称为窦道。若形成连接于体表与空腔器官之间或两个空腔器官之间的、有两个以上开口的病理性管道,则称为瘘管。如肛门周围组织的脓肿,可向皮肤穿破,形成脓性窦道;也可既向皮肤穿破,又向肛管穿破,形成脓性瘘管,也称肛瘘(图4-6)。窦道和瘘管因不断排出脓性渗出物,长期不愈。

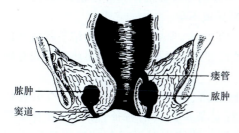

图4-6 肛周脓肿的窦道、瘘管

(2) 蜂窝织炎:发生在疏松结缔组织的弥漫性化脓性炎症,称为蜂窝织炎。常见于皮肤、黏膜下、肌肉、阑尾等。多由溶血性链球菌引起,因为链球菌能产生透明质酸酶和链激酶,透明质酸酶能降解结缔组织基质的透明质酸,链激酶能溶解纤维,加之病变组织疏松,细菌容易通过组织间隙蔓延扩散造成病灶弥漫,与周围正常组织分界不清,表现为炎区组织间隙有明显水肿和大量中性粒细胞弥漫性浸润(图4-7)。

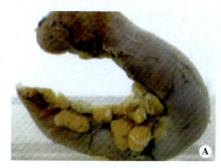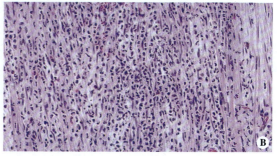

图4-7 蜂窝织炎性阑尾炎

（3）表面化脓和积脓：发生于黏膜或浆膜表面的化脓性炎称为表面化脓，其特点是脓液向表面渗出，深部组织无明显炎症反应，也不发生组织坏死。黏膜的化脓性炎又称脓性卡他性炎。如化脓性尿道炎、化脓性支气管炎，脓液可通过尿道、气管等自然管道排出体外。当病变发生在浆膜、胆囊或输卵管时，脓液在浆膜腔、胆囊和输卵管腔内蓄积，称为积脓。

4. 出血性炎　炎症病灶血管壁损伤严重，渗出物中含有大量红细胞的炎症，称为出血性炎。常见于某些传染病，如流行性出血热、钩端螺旋体病、炭疽和鼠疫等。出血性炎不是一种独立的炎症类型，往往与其他类型炎症合并出现，如浆液性出血性炎、纤维蛋白性出血性炎、化脓性出血性炎等。

5. 卡他性炎　"卡他"是希腊语，向下流的意思。卡他性炎一般指发生于黏膜的较轻的渗出性炎，形容渗出液较多，沿黏膜表面顺势下流。如感冒初期的鼻炎，属于浆液性卡他性炎，患者可出现鼻塞、流涕等症状。

（三）增生性炎

病理变化以增生为主，而变质和渗出比较轻微的炎症，称为增生性炎。大多为慢性炎症，但也可见于急性炎症，如急性链球菌感染后肾小球肾炎、伤寒病等均属于增生性炎症。

增生性炎根据病变特点，分为以下几种。

考点：炎性息肉

1. 一般增生性炎　炎症病灶浸润的炎细胞主要为巨噬细胞、淋巴细胞、浆细胞，增生的主要成分是成纤维细胞（产生纤维）、血管内皮细胞，也可伴有炎症病灶的被覆上皮、腺上皮及其他实质细胞的增生。如慢性扁桃体炎、慢性淋巴结炎分别导致扁桃体和淋巴结肿大；慢性胆囊炎时胆囊壁增厚；慢性输卵管炎可引起输卵管狭窄导致不孕。

2. 肉芽肿性炎　以巨噬细胞及其演变的细胞增生为主，形成境界清楚的结节状病灶的炎症，称为肉芽肿性炎，形成的结节状病灶称为炎性肉芽肿。根据致病因素可将炎性肉芽肿分为两大类。

（1）感染性肉芽肿：是由病原微生物（如结核杆菌、伤寒杆菌、麻风杆菌等）引起的炎性肉芽肿。不同病原体引起的炎性肉芽肿，往往是某一疾病的特征性病变，具有重要的诊断价值，如结核结节、伤寒肉芽肿、风湿小体等。结核病时形成的朗格汉斯巨细胞（Langhans giant cell），细胞核有几个至几十个，呈花环状或马蹄形排列在细胞的周边（图4-8）。

（2）异物性肉芽肿：是由手术缝线、滑石粉、SiO_2 粉尘、寄生虫及其虫卵、木刺等异物引起的炎性肉芽肿。镜下观，在异物周围有增生的巨噬细胞、吞噬异物的异物性多核巨细胞和成纤维细胞等包绕，形成结节状病灶。异物性多核巨细胞的核有几个至几十个，排列凌乱，无规律。

3. 炎性息肉　在致炎因子的长期刺激下，局部黏膜上皮细胞、腺体和肉芽组织局限性增生，形成突出于黏膜表面带蒂的肿物，称为炎性息肉。常发生于宫颈黏膜、鼻黏膜及结肠黏膜（图4-9）等，形成宫颈息肉、鼻息肉和结肠息肉。大小为数毫米至数厘米，临床上易引起出血。

4. 炎性假瘤　在致炎因子的作用下，炎症局部多种成分增生形成境界清楚的肿瘤样团块，在肉眼形态和 X 线表现上与肿瘤极相似，临床上易误诊为肿瘤，故称为炎性假瘤。常发生于眼眶和肺。

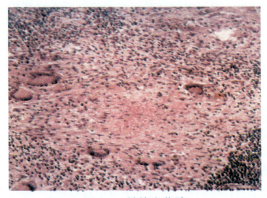

图4-8 结核肉芽肿

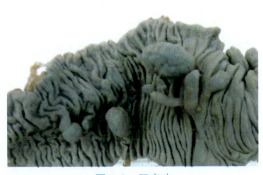

图4-9 肠息肉

第五节 炎症的结局

炎症过程中,致炎因子(种类、致病力强弱、数量等)是损伤因素,而机体的全身因素(营 <u>**考点：**毒血</u>养状况、免疫力强弱、内分泌状态等)和局部因素(血液循环状态、有无异物等)是抗损伤因 症、败血症素,两者是矛盾斗争的双方,贯穿于炎症的全过程,决定着炎症的发生、发展和结局。若渗出和增生等抗损伤过程占优势,炎症逐渐转向愈合;反之,若变质等损伤性过程占优势,则炎症逐渐加重并可扩散。炎症的结局有以下三种情况。

一、痊 愈

大多数炎症在机体免疫力较强、及时治疗、消除病原体的情况下,坏死物和渗出物被溶解吸收,或经自然管道排出,组织缺损通过周围正常组织细胞再生修复。急性炎症多数能够痊愈。若损伤范围小,损伤组织再生能力强,修复后的组织器官在形态结构和功能代谢上完全恢复正常,称为痊愈;若病灶损伤范围大、机体免疫力较强,周围组织再生能力有限,则由肉芽组织修复,最后形成瘢痕组织,原有的组织器官结构和功能不能完全恢复,称为不完全痊愈。

二、迁 延 不 愈

机体免疫力低下或治疗不彻底,致炎因子不能在短期内清除,在机体内持续存在,并且不断损伤组织,造成炎症迁延不愈,转为慢性,病情随着机体免疫力的变化时轻时重。如急性病毒性肝炎可以迁延为慢性肝炎。当机体免疫力增强时,病因被去除,慢性炎症也可以痊愈;若机体免疫力下降,则慢性炎症可急性发作。

三、蔓 延 扩 散

在机体免疫力低下,或病原体毒力强、数量多的情况下,病原体在体内不断繁殖,并沿组织间隙或脉管系统向周围蔓延,或向全身扩散引起不良后果。

(一) 局部蔓延

炎症病灶的病原体沿着组织间隙或自然管道向周围组织、器官扩散,使炎症病变蔓延或病灶扩大。如膀胱炎时炎症可向上蔓延至输尿管、肾盂引起输尿管炎、肾盂肾炎;肾结核可沿泌尿道下行蔓延引起输尿管结核、膀胱结核。

(二) 淋巴道扩散

病原体经组织间隙侵入淋巴管内,随淋巴液引流到达局部淋巴结,引起相应部位淋巴管炎和淋巴结炎。如下肢感染可引起腹股沟淋巴结炎。原发性肺结核肺内原发灶经淋巴管扩散至肺门淋巴结，引起肺门淋巴结炎。

（三）血道扩散

炎症局部病原体或毒素可侵入血流引起菌血症、毒血症、败血症和脓毒败血症等，严重者可危及生命。

1. 菌血症　细菌由炎症局部侵入血液，不繁殖，也不产生毒素，血液中可以检出细菌，但无全身中毒症状，称为菌血症。一般情况下，入血的细菌很快被消灭。一些传染病的早期存在菌血症，如流行性脑脊髓膜炎、伤寒等。

2. 毒血症　细菌不入血，但产生的毒素或毒性代谢产物被吸收入血，称为毒血症。可导致心、肝、肾等器官实质细胞的变性和坏死，临床上可出现高热、寒战等全身中毒症状，严重时可出现中毒性休克。

3. 败血症　毒力较强的细菌进入血中并大量繁殖、产生毒素，引起全身中毒症状和病理变化，称为败血症。患者除有严重的毒血症的临床表现外，还出现皮肤、黏膜的出血点及肝脾和全身淋巴结肿大等，血液中常可培养出致病菌。败血症常由葡萄球菌、脑膜炎双球菌等引起。

4. 脓毒败血症　是指化脓性细菌引起的败血症。除了有败血症的表现外，还在全身器官（如肺、肝、脑、肾、皮肤等）形成多发性小脓肿。镜下观，小脓肿中央的小血管或毛细血管内常见到细菌菌落。由此可见，小脓肿是由细菌栓子栓塞毛细血管所引起，所以又称为栓塞性脓肿或转移性脓肿。

目 标 检 测

1. 炎症最常见的原因是（　　）
   A. 生物因素　　　　B. 物理因素
   C. 化学因素　　　　D. 超敏反应
   E. 组织坏死

2. 炎症的局部基本病变是（　　）
   A. 变质、渗出、增生　B. 变质、渗出、再生
   C. 变性、渗出、坏死　D. 变质、漏出、再生
   E. 变性、渗出、增生

3. 假膜性炎是指（　　）
   A. 皮肤的纤维蛋白性炎
   B. 黏膜的纤维蛋白性炎
   C. 浆膜的纤维蛋白性炎
   D. 黏膜的浆液性炎
   E. 浆膜的浆液性炎

4. 细菌进入血液循环，并大量繁殖，引起全身中毒症状，称为（　　）
   A. 菌血症　　　　　B. 病毒血症
   C. 毒血症　　　　　D. 败血症
   E. 脓毒败血症

5. 最支持炎症诊断的是下列哪项病理变化（　　）
   A. 细胞变性坏死
   B. 毛细血管扩张充血

C. 纤维组织增生
D. 炎细胞浸润
E. 实质细胞增生

6. 炎症介质最主要的作用是（　　）
   A. 引起发热
   B. 引起疼痛
   C. 使血管扩张和通透性增加
   D. 趋化作用
   E. 造成组织损伤

7. 化脓性炎症局部主要见到（　　）
   A. 中性粒细胞　　　B. 淋巴细胞
   C. 单核细胞　　　　D. 肥大细胞
   E. 嗜酸粒细胞

8. 下列哪项不是增生性炎（　　）
   A. 炎性息肉　　　　B. 炎性肉芽肿
   C. 一般增生性炎　　D. 化脓性炎
   E. 炎性假瘤

9. 在寄生虫感染病灶中渗出最多的白细胞是（　　）
   A. 淋巴细胞　　　　B. 浆细胞
   C. 中性粒细胞　　　D. 嗜酸粒细胞
   E. 嗜碱粒细胞

10. 下列哪项不是炎症局部的表现(　　)
    A. 红　　　　　　B. 肿
    C. 冷　　　　　　D. 痛
    E. 功能障碍

11. 下列哪项最能反应脓肿的本质(　　)
    A. 是局限性化脓性炎,局部有组织坏死液化和脓腔形成
    B. 发病部位为皮下和肌肉
    C. 致病菌为金黄色葡萄球菌
    D. 愈合后局部常有瘢痕形成
    E. 弥漫性化脓性炎

12. 脓细胞是指变性坏死的(　　)
    A. 中性粒细胞　　B. 淋巴细胞
    C. 单核细胞　　　D. 嗜酸粒细胞
    E. 嗜碱粒细胞

13. 常发生蜂窝织炎的部位是(　　)
    A. 心　　　　　　B. 阑尾
    C. 肺　　　　　　D. 肾
    E. 肝

14. 关于窦道的叙述,下列哪项错误(　　)
    A. 是由深部脓肿或坏死发展而成
    B. 深部脓肿或坏死向体表穿破而成
    C. 均为化脓性炎症
    D. 是只有一个开口的病理性盲管
    E. 深部脓肿或坏死向自然管腔穿破而成

15. 绒毛心属于(　　)
    A. 浆液性炎　　　B. 纤维素性炎
    C. 化脓性炎　　　D. 出血性炎
    E. 卡它性炎

16. 下列疾病中最容易形成瘘和窦的是(　　)
    A. 脓胸
    B. 肝脓肿
    C. 肛周脓肿
    D. 颈淋巴结急性化脓性炎
    E. 肺脓肿

17. 下列肺部炎症中哪种属纤维素性炎(　　)
    A. 肺结核　　　　B. 病毒性肺炎
    C. 大叶性肺炎　　D. 小叶性肺炎
    E. 支原体肺炎

18. 下列哪项最符合炎症定义(　　)
    A. 是机体血管系统对致炎因子的反应
    B. 是致炎因子诱发的机体血管反应
    C. 是具有血管系统的活体组织发生的防御反应
    D. 是具有血管系统的活体组织的损伤反应
    E. 是具有血管系统的活体组织对损伤因子的防御反应

19. 浅Ⅱ°烧伤的水泡属于(　　)
    A. 浆液性炎　　　B. 纤维素性炎
    C. 化脓性炎　　　D. 出血性炎
    E. 卡他性炎

20. 患者1天前出现头痛、发热、流鼻涕,诊断为上呼吸道感染,血象检查:白细胞总数 $12×10^9/L$,中性粒细胞0.85,引起发病的病原体(　　)
    A. 病毒　　　　　B. 细菌
    C. 流感病毒　　　D. 支原体
    E. 衣原体

(邓良超)

第五章 肿 瘤

第一节 肿瘤的概述

肿瘤目前是世界上一种严重危害人类健康的常见疾病,它不仅威胁患者的生命,而且还给患者带来巨大的精神压力、躯体痛苦和经济负担。因此,肿瘤的预防、诊断和治疗,是生命科学十分重要的组成部分,肿瘤发生发展机制和肿瘤的病理诊断是病理学和肿瘤学的重要内容。本章主要从病理学的角度介绍关于肿瘤的基本知识,包括肿瘤的形态和分类、生物学特点、病因和发病机制。掌握这些知识,对于正确地诊断肿瘤,给肿瘤患者提供最有效的治疗是十分重要的。

链　接

肿瘤的发展趋势

近年统计资料显示,在我国城市居民疾病死因居第一位的便是恶性肿瘤,其中胃癌、肝癌、肺癌、食管癌、大肠癌、乳腺癌、白血病、子宫颈癌、膀胱癌和鼻咽癌等为主要的恶性肿瘤。恶性肿瘤可以发生在各个年龄段,上皮组织恶性肿瘤(癌)的发病率,一般随着年龄的增加而增加,尤其是在 40 岁以上的人群中。有一些肿瘤(比如肉瘤)则好发于儿童或青年人。

案例 5-1

患者,男性,51 岁,上腹隐痛伴明显消瘦 2 年余,疼痛与进食无关,黑粪 3 周入院。体格检查:消瘦,上腹软,明显触痛,未触及包块。左锁骨上可触及 3 个黄豆大小淋巴结,活动度差,质硬,无压痛。粪潜血试验阳性。胃镜检查见胃小弯近幽门处有一 4cm×5.5cm 的肿块,呈溃疡状,不规则形,边缘隆起,底部凹凸不平,伴有出血、坏死,周围黏膜皱襞中断。

如何初步判断病变是良性溃疡还是恶性溃疡?

考点:肿瘤的概念　　肿瘤是机体在各种致瘤因素作用下,局部组织细胞在基因水平上失去对其生长的正常调控,导致其异常增生而形成的新生物,常表现为局部肿块。

肿瘤细胞与正常组织细胞相比,表现出了两大基本特征:①不同程度地丧失了分化成熟的能力(分化障碍),不能分化为正常成熟的细胞,瘤细胞停留在幼稚细胞的某一个阶段;②相对无止境生长(失控性增生)。其生长方式和生长速度均失去了正常控制,具有相对自主性,即使在引起肿瘤的原因去除的情况下,肿瘤细胞仍可持续生长。

表 5-1　肿瘤性增生与非肿瘤性增生的区别

项目	肿瘤性增生	非肿瘤性增生
原因	致瘤因素	生理学更新、炎症或组织损伤
分化程度	分化障碍	分化成熟
增生方式	失控性增生	控制性增生
对机体的影响	破坏组织,不利	修复、更新组织,有利

机体在生理及病理状态下也常常会有组织细胞的增生,但这种增生始终处于机体的调控之下,与机体的需要相适应、相协调,增生的组织基本上具有和原组织相同的结构与功能,一旦原因消除,增生即可停止,这种增生称为非肿瘤性增生。这就是肿瘤性增生与非肿瘤性增生在本质上的区别(表 5-1)。

第二节　肿瘤的特征

一、肿瘤的一般形态与组织结构

（一）大体形态

肿瘤的大体形态变化多端,在一定程度上可以反映出肿瘤的良恶性。

1. 形状　肿瘤的形状可以说是千姿百态,与其发生部位、生长方式、组织来源、肿瘤良恶性等有密切关系(图 5-1)。生长于皮肤、黏膜的肿瘤常向表面突出,可呈息肉状、乳头状、菜花状等。生长于皮下或实质器官的良性肿瘤,常呈结节状、囊状或分叶状等。恶性肿瘤常呈不规则状,与周围分界不清,切面呈蟹足状。

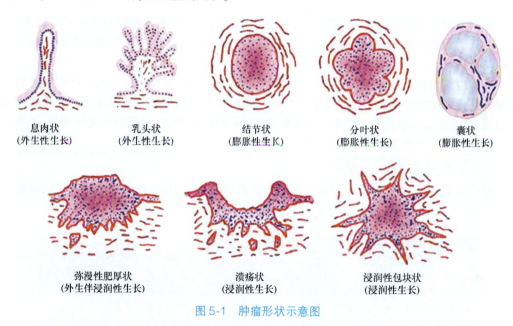

息肉状
(外生性生长)

乳头状
(外生性生长)

结节状
(膨胀性生长)

分叶状
(膨胀性生长)

囊状
(膨胀性生长)

弥漫性肥厚状
(外生伴浸润性生长)

溃疡状
(浸润性生长)

浸润性包块状
(浸润性生长)

图 5-1　肿瘤形状示意图

2. 大小　肿瘤的大小差别很大。极小的肿瘤肉眼很难看到,仅在显微镜下才能发现,如原位癌;大的肿瘤重量可达数千克或数十千克,如卵巢浆液性囊腺瘤。肿瘤的大小与肿瘤的良恶性、生长时间、发生部位有一定关系。发生于体表或腹腔内的良性肿瘤如生长时间较长可长得很大。生长在深部组织或狭小腔隙内的肿瘤,生长受一定限制,体积常较小。

3. 数目　肿瘤的数目不一,大多为机体某部位长一个肿瘤,称为单发。也可同时或先后发生多个原发肿瘤(多发肿瘤),如多发性子宫平滑肌瘤,数目可达数十个甚至数百个。

4. 颜色　肿瘤的颜色与其性质、组织来源、血液供应状况、有无出血、坏死等因素有关。良性肿瘤的颜色一般与其来源的正常组织相似,如脂肪瘤呈黄色,血管瘤呈暗红色,黑色素瘤呈黑色或灰褐色。恶性肿瘤的切面多呈灰白色或灰红色,如果继发变性、坏死、出血或感染时,可见多种颜色混杂,呈现斑驳色彩。

5. 硬度　不同肿瘤可有不同的硬度。肿瘤的硬度取决于肿瘤的组织来源、肿瘤细胞与间质成分的比例。如骨瘤质地坚硬,脂肪瘤一般较软。一般来说,肿瘤细胞丰富而间质较少的肿瘤比较软,反之则质地较硬。

（二）组织结构

任何肿瘤在显微镜下观察，除了肿瘤细胞，还有一些非肿瘤性的间质成分，所以肿瘤都是由实质和间质两部分构成。

1. 实质　肿瘤细胞的总称，是肿瘤的主要成分。它反映了肿瘤的组织来源、性质和分化程度，决定了肿瘤的生物学特性及其对机体的影响，也是病理学诊断的主要依据。大多数肿瘤通常只含有一种实质成分，但少数肿瘤可含有两种或多种实质。如乳腺纤维腺瘤，含有纤维组织及腺上皮两种实质，畸胎瘤则含有多种不同的实质。

2. 间质　主要由结缔组织和血管构成，肿瘤的边缘还可有淋巴管，肿瘤间质成分不具特异性，是肿瘤的非特异成分，它们对肿瘤细胞起支持和营养作用。

二、肿瘤的异型性

考点：肿瘤的异型性

肿瘤组织在细胞形态和组织结构上，都与其起源的正常细胞和组织有不同程度的差异，这种差异称为异型性。肿瘤的异型性是诊断肿瘤，判断肿瘤的良、恶性，以及恶性程度的主要组织学依据。

机体组织细胞从原始或幼稚阶段生长发育到成熟阶段的过程称为分化。肿瘤学中的分化程度是指肿瘤组织和细胞在形态学上与起源的正常组织和细胞的相似程度。肿瘤的分化程度高，说明它与其起源的正常组织和细胞相似，异型性小；反之，肿瘤的分化程度低，说明它与起源的正常组织和细胞有很大的差异，异型性大。

（一）肿瘤细胞的异型性

良性肿瘤细胞的异型性小，与其起源的正常组织细胞相似；恶性肿瘤细胞具有明显的异型性（图5-2）。表现为以下三个方面。

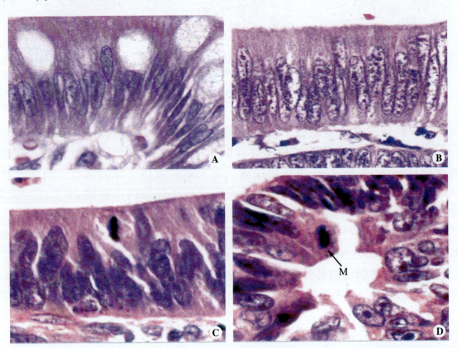

图 5-2　肿瘤细胞的异型性

A. 正常黏膜；B. 黏膜良性增生；C. 高分化恶性增生；D. 低分化恶性增生（M 示病理性核分裂）

1. 肿瘤细胞的多形性 恶性肿瘤细胞通常比相应正常细胞大,各个瘤细胞的大小和形态很不一致(多形性),甚至出现瘤巨细胞,即体积巨大的肿瘤细胞。但是,有些分化很差的肿瘤,如肺的小细胞癌,其瘤细胞很原始,体积不大,大小和形态也比较一致。

2. 肿瘤细胞核的多形性 恶性肿瘤细胞核的体积增大,细胞核与细胞质的比例(核浆比)比正常增高。正常细胞的核质比多为1:4~1:6,而恶性肿瘤细胞则可为1:1。核的大小、形状和染色不一,可出现双核、多核、巨核或奇异形核。核内DNA常增多,核染色质深,染色质呈粗颗粒状,分布不均匀,常堆积在核膜下。核仁肥大,数目也可增多。核分裂象增多,出现异常的核分裂象(病理性核分裂象),如不对称核分裂、多极性核分裂等,对于恶性肿瘤有诊断意义(图5-3)。

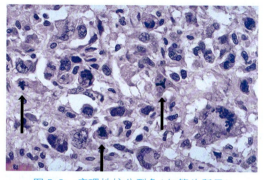

图5-3 病理性核分裂象(如箭头所示)

3. 肿瘤细胞胞质的改变 恶性肿瘤细胞的胞质多呈嗜碱性,由胞质核单倍体增多所致,有的瘤细胞内可产生黏液、脂质、糖原和色素等。

(二)肿瘤组织结构的异型性

肿瘤组织在空间排列方式上与其起源正常组织的差异,称为肿瘤组织结构的异型性。无论是良性肿瘤还是恶性肿瘤,在组织结构上均有不同程度的异型性。

良性肿瘤的细胞异型性一般较小,主要表现出不同程度的组织结构异型性;而恶性肿瘤的细胞异型性和组织结构异型性都比较明显,这在区别肿瘤的良、恶性上具有重要意义。

三、肿瘤的生长

(一)肿瘤的生长方式

肿瘤的生长方式(图5-4)主要有三种,即呈膨胀性生长、外生性生长和浸润性生长。

考点:肿瘤的生长方式

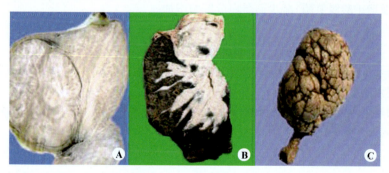

图5-4 肿瘤的生长方式

A. 膨胀性生长(子宫平滑肌瘤);B. 浸润性生长(肺癌);C. 外生性生长(皮肤乳头状瘤)

1. 膨胀性生长 为大多数良性肿瘤表现的生长方式。其生长速度较慢,随着体积不断增大,肿瘤推开或挤压周围正常组织,常在周围形成完整的包膜,与周围组织分界清楚。临床医生触诊时常常可以推动,手术容易摘除,不易复发。这种生长方式的肿瘤对局部器官、组织的影响主要是挤压或阻塞。

2. 浸润性生长 为大多数恶性肿瘤表现的生长方式。浸润性肿瘤组织像树根长入泥土一样侵入并破坏周围正常组织，与周围组织无明显界限，没有包膜。临床医生触诊时，肿瘤比较固定，活动度小，手术时，切除范围要远远大于肉眼所见肿瘤范围，并且术后容易复发。

3. 外生性生长　发生在体表和体腔（如胸腔、腹腔）内的肿瘤，或管道器官（如消化道）腔面的肿瘤，常突向于表面，呈乳头状、息肉状、蕈状或菜花状，这种生长方式称为外生性生长。良性肿瘤和恶性肿瘤都可表现出外生性生长，但恶性肿瘤在外生性生长的同时，其基底部也往往呈浸润性生长。外生性生长的恶性肿瘤由于生长迅速，血液供应相对不足，极易发生坏死，坏死组织脱落后形成底部高低不平、边缘隆起的溃疡（火山口溃疡）。

（二）肿瘤的生长速度

不同肿瘤的生长速度差别很大。恶性肿瘤生长较快，特别是分化差的恶性肿瘤，可在短期内形成明显的肿块。良性肿瘤一般生长较缓慢，生长的时间可达数年甚至数十年，如果其生长速度突然加快，则要考虑其恶变的可能。

 链　接

肿瘤的生长与化疗

肿瘤的细胞动力学概念在化学治疗上有重要意义。目前，几乎所有的化学治疗药物均针对复制期的细胞。因此，高生长分数的肿瘤对化疗十分敏感，效果很好（如恶性淋巴瘤），反之对治疗出现相对的耐药性，效果差。故临床治疗一般先用放疗或手术将肿瘤缩小，使残留的癌细胞从 G_0 期进入复制期后再进行化疗。

四、肿瘤细胞的代谢

肿瘤组织合成核酸的能力较正常组织强，导致肿瘤细胞迅速增生。肿瘤组织细胞的蛋白质合成与分解代谢均增强，但合成代谢超过分解代谢，因此能夺取正常细胞的营养，从而合成肿瘤生长所需蛋白质，并可以合成肿瘤蛋白，作为肿瘤相关抗原，引起机体的免疫反应。有的肿瘤蛋白与胚胎组织有共同的抗原性，称为肿瘤胚胎性抗原（如 CEA、AFP 等）。肿瘤组织酶的改变与正常组织比较并无质的差异，仅表现为量的差别，如恶性肿瘤组织内氧化酶（如细胞色素氧化酶及琥珀酸脱氢酶）减少而蛋白分解酶增加。

 链　接

常用的胚胎性抗原

1. 癌胚抗原（CEA）　为胎儿胃肠道产生的一组糖蛋白，在结肠癌、胃癌、肺癌、乳腺癌均可增高。CEA 可用于大肠癌术后监测。

2. a-癌胚抗原（AFP）　为动物胎儿期，由卵黄囊、肝、胃肠道产生的一种球蛋白。肝癌及恶性畸胎瘤均可增高，常用于肝癌普查。

五、肿瘤的扩散

考点：肿瘤的扩散

良性肿瘤仅在原发部位生长扩大，但恶性肿瘤不仅可以在原发部位继续呈浸润性生长、蔓延到邻近器官和组织，而且还可以通过多种途径扩散到身体其他部位继续生长。恶性肿瘤扩散方式有以下两种。

（一）直接蔓延

恶性肿瘤组织可沿着组织间隙、淋巴管、血管或神经束衣侵入破坏至邻近正常组织或器官，并继续生长，称为直接蔓延。这是恶性肿瘤的主要特征之一。例如，晚期乳腺癌可向后蔓延侵犯至胸肌和肋骨,甚至到肺组织。

（二）转移

转移是恶性肿瘤独有的生物学特点。恶性肿瘤细胞从原发部位侵入血管、淋巴管或体腔,被带到其他部位继续生长,形成与原发瘤相同类型肿瘤的过程称为转移。转移所形成的肿瘤称为转移瘤。良性肿瘤不转移,只有恶性肿瘤才发生转移。一旦转移,患者治愈的可能性将大大降低,存活的时间也明显缩短。

恶性肿瘤的转移途径包括以下三种。

1. 淋巴道转移　　是癌的常见转移途径。癌细胞侵入淋巴管后,被淋巴液带到局部淋巴结,致使淋巴结肿大、变硬(图 5-5),切面呈灰白色。局部淋巴结发生转移后,还可继续向其他淋巴结转移或经进入血流再继发血道转移。如鼻咽癌,患者最早的临床表现为颈部无痛性肿块,实际上就是胸锁乳突肌上端内侧淋巴结肿大;乳腺癌可出现同侧腋窝淋巴结的肿大;肺癌可出现锁骨上淋巴结肿大。需注意,局部淋巴结肿大并非均为转移,也可能是局部淋巴结反应性增生而肿大。所以,确诊有无淋巴道转移需做活体组织检查。

2. 血道转移　　是肉瘤的常见转移途径。肿瘤细胞侵入血管后随着血流运行,被血液带到远处器官继续生长并形成转移瘤。肿瘤细胞在血液中运行的途径与栓子的运行途径相似。即侵入体循环静脉的恶性肿瘤细胞经右心转移到肺,如乳腺癌、骨肉瘤的肺转移等。侵入门静脉系统的恶性肿瘤细胞转移至肝,如直肠癌的肝转移。肺内的原发性肿瘤和转移瘤的瘤细胞侵入肺静脉经左心可转移至全身各器官,如脑、肾、骨等处。恶性肿瘤细胞在血道转移中可以累及很多器官,但最常见的是肺,其次是肝(图 5-6)。

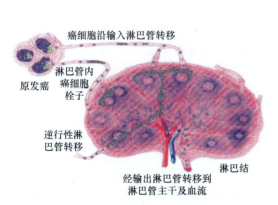

图 5-5　癌的淋巴道转移

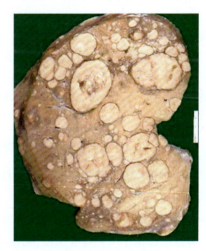

图 5-6　肝血道转移癌

3. 种植性转移　　发生于体腔内器官的恶性肿瘤蔓延到浆膜面时,部分肿瘤细胞可脱落,并像播种一样种植到体腔或体腔内其他器官的表面,形成多个转移瘤,称为种植性转移。种植性转移常见于腹腔器官的恶性肿瘤。如胃癌细胞穿透浆膜层,可种植到腹膜、大网膜或卵巢等处,常伴血性积液和癌性粘连。在卵巢形成的转移瘤称为 Krukenberg 瘤。临床上某些涉及肿瘤的手术、检查等操作不当也可引起医源性种植性转移,我们应当避免这种情况的发生。

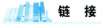　链　接

医源性种植性转移

种植性转移常由于外来因素而发生,如由于手术操作不轻柔,造成肿块破损引起癌细胞脱落,就可能造成种植性转移,这类转移称为医源性种植转移。医源性种植转移是肿瘤外科手术治疗中值得关注

的问题。1954 年，Cole 等提出了无瘤操作技术的概念，它是指在恶性肿瘤的手术操作中为减少或防止癌细胞的脱落、种植和播散而采取的一系列措施。

六、肿瘤的复发

肿瘤经过治疗后，残余瘤细胞又生长繁殖，在原发部位重新生长出与原发瘤性质相同的肿瘤，称为肿瘤的复发。绝大多数恶性肿瘤容易复发，但少数良性肿瘤也可复发，如血管瘤、神经纤维瘤。

七、肿瘤的分级与分期

肿瘤的分级与分期只针对恶性肿瘤。

（一）分级

对恶性肿瘤进行分级，主要是为了判断其恶性程度。通常根据分化程度的高低、异型性的大小来分，现在一般采用三级分法：① Ⅰ级，肿瘤细胞的分化较好（高分化），为低度恶性；② Ⅱ级，肿瘤细胞的分化中等（中分化），异型性较明显，为中度恶性；③ Ⅲ级，肿瘤细胞的分化差（低分化），异型性显著，为高度恶性。肿瘤的分级，是判断肿瘤恶性程度的重要指标，对肿瘤治疗及预后具有重要的意义。

（二）分期

肿瘤分期是个临床概念，主要代表恶性肿瘤的生长范围和扩散程度。通常是根据原发肿瘤的大小、浸润的范围、是否有淋巴结转移、是否有血道转移而定。目前国际上广泛使用 TNM 分期法。

T 是指肿瘤原发灶，随着肿瘤体积的增大和邻近组织受累范围的增加依次用 $T_1 \sim T_4$ 来表示。N 是指局部淋巴结受累及，淋巴结未受累时用 N_0 表示，随着淋巴结受累的程度及范围增大，依次用 $N_1 \sim N_3$ 表示。M 是指有无血道转移，无血道转移者用 M_0 表示，有血道转移者用 M_1 表示。

八、肿瘤对机体的影响

肿瘤对机体的影响与肿瘤的良恶性程度、发生组织、所在部位及发展程度有一定关系。一般早期多无明显影响。

（一）良性肿瘤对机体的影响

良性肿瘤由于生长速度缓慢，无浸润和转移，因而对机体影响较小，只有局部压迫、阻塞的作用。如子宫平滑肌瘤，挤压胎儿可引起流产、早产；压迫膀胱可出现尿频、排尿障碍等；压迫直肠可致便秘、排便不畅等。食管纤维瘤，向食管腔内生长，由于阻塞可有进食梗阻感。但若生长在重要部位，可引起严重后果，如生长于颅内或脊椎管内的良性肿瘤，压迫脑与脊髓，可引起颅内压升高及相应的神经系统症状，甚至危及生命。某些内分泌系统的良性肿瘤，可产生相应的激素，引起内分泌紊乱。如垂体生长素腺瘤，若在青春期前患病可引起巨人症，发育期后患病则引起肢端肥大症。

（二）恶性肿瘤对机体的影响

恶性肿瘤由于生长速度快，浸润周围组织，并可发生转移，因而对机体的影响较大，除对周围组织器官有压迫和阻塞作用外，还破坏周围组织器官，引起坏死、出血、感染、发热、顽固性疼痛、恶病质及副肿瘤综合征。恶病质见于晚期恶性肿瘤患者，常出现疲乏无力、极度消瘦、严重贫血甚至全身器官功能衰竭。

第三节　良性肿瘤与恶性肿瘤的区别

良性肿瘤和恶性肿瘤的生物学特点明显不同，对机体的影响差别很大，预后也不一样，良性肿瘤一般易于治疗，治疗效果较好；恶性肿瘤危害大，治疗措施复杂，效果不理想。因此正确区别良恶性肿瘤，对于肿瘤的正确诊断、合理治疗及预后具有非常重要的意义。良性与恶性肿瘤的区别详见表 5-2。

考点：良恶性肿瘤的区别

表 5-2　良性肿瘤与恶性肿瘤的区别

项目	良性肿瘤	恶性肿瘤
分化程度	分化好，异型性小，与来源组织形态相似	分化差，异型性大，与来源组织形态差别大
生长速度	缓慢	较快
生长速度	膨胀性和外生性生长，常有包膜形成，与周围组织分界清楚，活动性大	浸润性和外生性生长，无包膜，一般与周围组织分界不清，活动性小
核分裂象	无或少，不见病理性核分裂象	多见，可见病理性核分裂象
继发性改变	少见	常发生出血、坏死、溃疡及感染等
转移	不转移	可有转移
复发	很少复发	易复发
对机体影响	较小，主要是局部压迫或阻塞作用	较大，除压迫、阻塞外，还可破坏原发处及转移处的组织，引起坏死、出血，合并感染，恶病质

判断良恶性肿瘤的依据是多方面的，但并不绝对。如血管瘤为良性肿瘤，但呈浸润性生长，无包膜、术后易复发；基底细胞癌在局部生长缓慢，很少转移和复发。某些组织类型的肿瘤，除了有典型的良性肿瘤和恶性肿瘤之分，还存在一些组织形态和生物学特性介于两者之间的肿瘤，称为交界性肿瘤，如卵巢交界性浆液性乳头状囊腺瘤。有些交界性肿瘤有发展为恶性的可能，有些恶变潜能目前还不清楚，有待通过长时间随访进一步了解其生物学特性。此外肿瘤的良恶性也不是一成不变的，有些良性肿瘤不及时治疗就有可能转变为恶性，但恶性肿瘤一般不会转变为良性。

第四节　肿瘤的命名与分类

一、肿瘤的命名原则

人体肿瘤种类繁多，命名十分复杂。一般根据其组织来源和生物学特性来命名。

考点：肿瘤的命名原则

（一）良性肿瘤的命名

良性肿瘤命名一般是发生部位或起源组织名称后加一“瘤”字。如子宫平滑肌瘤、肠腺瘤；有时可结合一些生物学特点来命名，如皮肤乳头状瘤。但有的命名为“瘤”的未必是肿瘤，如动脉瘤是所在动脉血管管壁的局限性扩张而形成的肿块。

（二）恶性肿瘤的命名

一般人所说的“癌症”，习惯上泛指所有的恶性肿瘤。恶性肿瘤的命名较复杂，主要包括以下几种。

1. 癌　来源于上皮组织的恶性肿瘤统称为癌。命名时在其起源组织名称后加一"癌"字。如来源于子宫颈鳞状上皮的恶性肿瘤称为子宫颈鳞状细胞癌,来源于乳腺导管上皮的恶性肿瘤称为乳腺癌。

2. 肉瘤　来源于间叶组织的恶性肿瘤统称为肉瘤。间叶组织包括纤维结缔组织、脂肪、肌肉、脉管、骨、软骨及滑膜组织等。命名时在其起源组织名称后加"肉瘤"二字。如来源于纤维组织的恶性肿瘤称为纤维肉瘤,来源于骨的恶性肿瘤称为骨肉瘤。

有些肿瘤既有癌的成分也有肉瘤的成分,那么我们称之为癌肉瘤。

(三) 肿瘤的特殊命名

1. 母细胞瘤　母细胞瘤组织的形态类似于某种幼稚组织,大多数为恶性,如神经母细胞瘤、视网膜母细胞瘤、肾母细胞瘤;也有良性如骨母细胞瘤和脂肪母细胞瘤等。

2. 以"瘤"命名的恶性肿瘤　如精原细胞瘤、黑色素瘤等。

3. 在肿瘤名称前冠以"恶性"二字　如恶性黑色素瘤、恶性畸胎瘤等。

4. 以"人名"来命名的恶性肿瘤　如尤文肉瘤、霍奇金病等。

5. 以习惯命名的肿瘤　如白血病、葡萄胎等。

6. 畸胎瘤　来源于性腺或胚胎剩件中的全能细胞发生的肿瘤,一般含有两个或两个以上胚层的多种成分,结构较混乱。

二、肿瘤的分类

肿瘤的分类常以肿瘤的组织来源和生物学特性为依据,每一类又按照肿瘤分化程度、异型性和对机体的影响而分为两组,即良性与恶性(表5-3)。

表5-3　常见肿瘤的分类

组织来源	良性肿瘤	恶性肿瘤	好发部位
1. 上皮组织			
鳞状上皮	乳头状瘤	鳞状细胞癌	乳头状瘤见于皮肤、鼻、喉等处;鳞癌见于宫颈、皮肤、食管、鼻咽、肺、喉和阴茎等处
基底细胞		基底细胞癌	头面部皮肤
腺上皮	腺瘤	腺癌(各种类型)	腺瘤多于皮肤、甲状腺、胃、肠;腺癌见于胃、肠、乳腺、甲状腺等
	囊腺瘤	囊腺癌	卵巢
	多形性腺瘤	恶性多形性腺瘤	涎腺
移行上皮	乳头状瘤	移行上皮癌	膀胱、肾盂
2. 间叶组织			
纤维结缔组织	纤维瘤	纤维肉瘤	四肢
纤维组织细胞	纤维组织细胞瘤	恶性纤维组织细胞瘤	四肢
脂肪组织	脂肪瘤	脂肪肉瘤	前者多于皮下组织,后者多见于下肢和腹膜后
平滑肌组织	平滑肌瘤	平滑肌肉瘤	子宫和胃肠
横纹肌组织	横纹肌瘤	横纹肌肉瘤	肉瘤多于头颈、生殖泌尿道及四肢
血管和淋巴管组织	血管瘤、淋巴管瘤	血管肉瘤、淋巴管肉瘤	皮肤和皮下组织、舌、唇等

续表

组织来源	良性肿瘤	恶性肿瘤	好发部位
骨组织	骨瘤	骨肉瘤	骨瘤多见于颅骨、长骨；骨肉瘤多见于长骨两端，以膝关节上下尤为多见
	巨细胞瘤	恶性巨细胞瘤	股骨上下端、胫骨上端、肱骨上端
软骨组织	软骨瘤	软骨肉瘤	软骨瘤多见于手足短骨；软骨肉瘤多见于盆骨、肋骨、股骨、肱骨及肩胛骨等
滑膜组织	滑膜瘤	滑膜肉瘤	膝、踝、肩和肘等关节附近
间皮	间皮瘤	恶性间皮瘤	胸膜、腹膜
3. 淋巴造血组织			
淋巴组织		恶性淋巴瘤	颈部、纵隔、肠系膜和腹膜后淋巴结
造血组织		各种白血病	淋巴造血组织
		多发性骨髓瘤	椎骨、胸骨、肋骨、颅骨和长骨
4. 神经组织			
神经束衣组织	神经纤维瘤	神经纤维肉瘤	单发性：全身皮神经；多发性：深部神经及内脏也受累
神经鞘细胞	神经鞘瘤	恶性神经鞘瘤	头、颈、四肢等处神经
胶质细胞	胶质细胞瘤	恶性胶质细胞瘤	大脑
原始神经细胞		髓母细胞瘤	小脑
交感神经节	节细胞神经瘤	神经母细胞瘤	前者多见于纵隔和腹膜后，后者多见于肾上腺髓质
5. 其他肿瘤			
黑色素细胞	黑痣	恶性黑色素瘤	皮肤、黏膜
胎盘组织	葡萄胎	绒毛膜上皮癌、恶性葡萄胎	子宫
性索	支持细胞、间质细胞瘤	恶性支持细胞瘤、恶性间质细胞瘤	卵巢、睾丸
生殖细胞		精原细胞瘤	睾丸
		无性细胞瘤	卵巢
		胚胎性癌	睾丸、卵巢
三个胚叶组织	畸胎瘤	恶性畸胎瘤	卵巢、睾丸、纵隔和骶尾部

三、癌与肉瘤的区别

癌和肉瘤都是属于恶性肿瘤，区分癌与肉瘤对肿瘤的病理诊断和治疗均有实际意义（表5-4）。

考点：癌与肉瘤的区别

表5-4　癌与肉瘤的区别

项目	癌	肉瘤
组织来源	上皮组织	间叶组织
发病率	较常见，约为肉瘤的 9 倍，多见于 40 岁以上成人	较少见，大多见于青少年

续表

项目	癌	肉瘤
大体特点	质较硬、色灰白、较干燥	质软、色灰红、湿润、鱼肉状
组织学特点	多形成癌巢,实质与间质分界清楚,纤维组织常有增生	肉瘤细胞多弥散分布,实质与间质分界不清,间质内血管丰富,纤维组织少
网状纤维	癌细胞间多无网状纤维	肉瘤细胞间多有网状纤维
转移	多经淋巴道转移	多经血道转移

第五节　癌前病变、上皮内瘤变与原位癌

正确认识癌前病变、上皮内瘤变和原位癌,对于肿瘤的早期发现、早期诊断、早期治疗均具有重要意义。

一、癌前病变

考点:癌前病变的概念及常见类型

癌前病变是指某些良性病变本身不是癌,但具有癌变潜在可能性,若长期不治愈可能发展为癌。因此,早期发现与及时治疗癌前病变,对于预防肿瘤具有重要的意义。但癌的形成往往经历一个漫长的过程,并非所有的癌前病变都会发展为癌,而且并非所有的癌都有明确的癌前病变。常见的癌前病变有以下几种。

1. 黏膜白斑　常发生在口腔、外阴等处。鳞状上皮过度增生、过度角化,可出现异型性。大体观呈白色斑块。长期不愈有可能转变为鳞状细胞癌。

2. 子宫颈糜烂　是妇女常见的疾病。在慢性炎症的刺激下,子宫颈阴道部的鳞状上皮被子宫颈管内膜的柱状上皮所取代,呈粉红色或鲜红色,呈糜烂样,称为"子宫颈糜烂",随后局部又被再生的鳞状上皮替代。这些过程反复交替进行,最后少数患者可发展成子宫颈癌。

3. 纤维囊性乳腺病　又称乳腺囊性增生症。好发于40岁左右的妇女,主要表现为乳腺导管呈囊性扩张、小叶和导管上皮细胞增生。其中伴有导管上皮增生者发生癌变率较高。

4. 家族性多发性结肠息肉病　常见,可单发或多发,有绒毛状腺瘤、管状腺瘤等类型。家族性腺瘤息肉病几乎均会发生癌变。

5. 慢性萎缩性胃炎及胃溃疡　慢性萎缩性胃炎患者胃黏膜发生肠上皮化生,这与胃癌的发生有一定关系。胃溃疡时溃疡边缘的黏膜因受刺激而不断增生,也可发生癌变。此外,慢性幽门螺杆菌性胃炎与胃的黏膜相关淋巴组织发生的B细胞淋巴瘤及胃腺癌有关。

6. 皮肤慢性溃疡　经久不愈的皮肤溃疡由于长期慢性刺激,鳞状上皮发生非典型增生,可进一步发展为癌。

7. 慢性溃疡性结肠炎　是一种肠道的炎症性疾病。在反复发生溃疡和黏膜增生的基础上可发生结肠腺癌。

8. 肝硬化　由乙肝病毒和丙肝病毒所致的肝硬化患者,有一部分可转变成原发性肝癌。

二、上皮内瘤变

考点:上皮内瘤变的概念

上皮内瘤变是指上皮从非典型增生到原位癌这一连续的过程。非典型增生是指上皮细胞过度增生并呈现出一定形态的异型性,又称异型增生。表现为增生的细胞大小不一,形态多样,核大深染,核浆比例增大,核分裂象增多,细胞排列紊乱,极向消失。

非典型增生根据其异型性程度与累及范围,可分为轻、中、重三度(图5-7)。将轻度非典

型增生称为上皮内瘤变Ⅰ级,中度非典型增生称为上皮内瘤变Ⅱ级,重度非典型增生和原位癌称为上皮内瘤变Ⅲ级。轻度非典型增生只累及上皮层下部的1/3,中度非典型增生累及上皮层下部的1/3～2/3,重度非典型增生则累及上皮全层,常转变为癌。

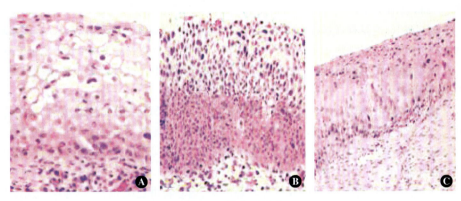

图 5-7　非典型增生
A. 轻度;B. 中度;C. 重度

三、原 位 癌

原位癌是指癌细胞已累及上皮全层,但尚未突破基底膜向下浸润发展。如子宫颈原位癌(图 5-8)、食管原位癌等。原位癌是一种最早期的癌,临床或肉眼检查往往见不到明显异常,主要依赖于病理组织学检查才能发现。原位癌若能及时发现并治疗,可以完全治愈。但若继续发展,可转变为早期浸润癌。

考点: 原位癌的概念

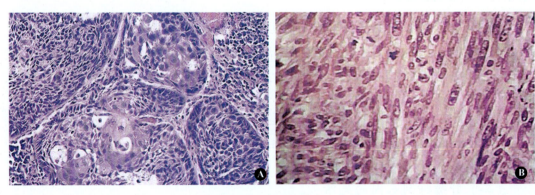

图 5-8　宫颈原位癌
A. 癌细胞形成癌巢;B. 肉瘤细胞弥散分布

第六节　肿瘤的病因及发病机制

一、肿瘤的病因

肿瘤是在各种内外因素共同作用下,在基因水平上发生改变的结果,其原因复杂,至今也未完全阐明。

（一）环境致瘤因素

1. 化学因素

（1）多环芳烃类化合物:包括3,4-苯并芘、苯蒽和甲基胆蒽等。3,4-苯并芘广泛存在于煤焦油、沥青、烟草燃烧的烟雾及烟熏和烧烤的食物中。小剂量即可引起局部细胞癌变,涂擦皮肤可引起皮肤癌,注射于皮下可引起肉瘤。

（2）芳香胺类及氨基偶氮染料:因有颜色,可被用于纺织品、饮料、食品的着色剂。如用人造黄色染料奶油黄长期饲养大鼠可诱发肝癌。

（3）亚硝胺类:是具有强烈致癌作用的物质,与食管癌、胃癌和肝癌发生有关。合成亚硝胺的前体物质在自然界中（如肉类、蔬菜、谷物及烟草）广泛存在,在变质的蔬菜和食物中含量更高。

（4）黄曲霉毒素:主要存在于霉变的花生、玉米及谷类中。这种毒素主要诱发肝癌。

2. 物理因素

（1）电离辐射:长期接触 X 线及镭、铀等放射性同位素可以引起皮肤癌、白血病及肺癌等。所以,对于长期接触 X 线及放射性同位素的工作人员,不能忽视职业性肿瘤的发生。

（2）紫外线:在阳光下紫外线长期过量照射可以引起皮肤癌,尤对易感性个体（着色性干皮病）作用明显。

3. 生物因素 主要为病毒,如 EB 病毒与鼻咽癌、伯基特淋巴瘤相关,单纯疱疹病毒与宫颈癌有关,乙型肝炎病毒与肝癌有关。

（二）内因

1. 遗传因素 与人类肿瘤的关系虽无直接证据,但研究证明,5%～10% 的人体肿瘤有遗传倾向性,如家族性多发性结肠息肉病、乳腺癌、胃癌等。

2. 免疫因素 机体的免疫功能状态与肿瘤的发生、发展密切相关。如艾滋病患者易患恶性肿瘤。肾移植长期使用免疫抑制剂的患者,肿瘤发生率较高。

3. 内分泌因素 内分泌功能紊乱与某些肿瘤的发生、发展有关。如乳腺癌与雌激素和催乳素有关,子宫内膜癌也与雌激素有关。

二、肿瘤发病机制

肿瘤从本质上来说是一种基因疾病。最近几十年的研究表明,肿瘤形成是一个十分复杂的过程,其发病机制非常复杂,目前比较公认的有以下几种观点。

（一）原癌基因的激活

原癌基因是指存在于正常细胞基因组中一组控制细胞生长、繁殖、分化的基因。当原癌基因发生某些异常时,能使细胞发生恶性转化。而原癌基因转变为细胞癌基因的过程,称为原癌基因的激活。

（二）肿瘤抑制基因的失活

肿瘤抑制基因本身也是在细胞生长与增殖的调控中起重要作用的基因,如 RB 和 p53 基因。这些基因的产物能限制细胞生长。当肿瘤抑制基因的两个等位基因都发生突变或丢失的时候,其功能丧失,可导致细胞发生转化,细胞分化不成熟和过度增生。

（三）凋亡调节基因和 DNA 修复基因

肿瘤的生长,取决于细胞增殖与细胞死亡的比例。除了原癌基因和肿瘤抑制基因的作用,调节细胞凋亡的基因在某些肿瘤的发生上也起着重要的作用。

正常细胞内 DNA 的轻微损害,可通过 DNA 修复机制予以修复,这对维持基因组稳定性很重要。DNA 修复机制有异常时,DNA 的损伤被保留下来,并可能在肿瘤发生中起作用。遗传性 DNA 修复基因异常者,如着色性干皮病患者,不能修复紫外线导致的 DNA 损伤,其皮肤癌的发生率极高。

（四）肿瘤发生的基本模式

各种环境和内在致瘤因素引起基因损伤、原癌基因激活、抑癌基因灭活，加上凋亡调节基因、DNA 修复基因，以及其他重要调控基因功能紊乱，使细胞发生转化。转化的细胞出现多克隆性增殖，经过漫长的多阶段的演变，其中一个克隆相对无限制地增生，通过不断演进，形成具有不同生物学特性的亚克隆，从而获得浸润和转移的能力，形成恶性肿瘤。

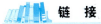 **链　接**

基因芯片检测肿瘤

基因芯片是什么？如果把 DNA 比作记载生命奥妙的密电码。那么，基因芯片就是破解这个奥秘的钥匙——密码本。基因芯片也称 DNA 芯片，是分子生物学的最新成果。它将大量探针分子固定在物体表面，与标记的样品分子进行杂交，通过检测每个探针分子的杂交信号强度，进而获取样品信息。他以其可同时、快速、准确的分析数以千计的基因组信息而显示巨大威力。可同时检测 12 种肿瘤标志物的蛋白芯片检测系统——多肿瘤蛋白芯片检测系统，近日在我国研制成功。多肿瘤标志物蛋白芯片检测系统可同时检测多种肿瘤标志物，包括肝癌、肺癌、前列腺癌、胰腺癌、胃癌、食管癌、卵巢癌、子宫内膜癌、结(直)肠和乳腺癌等。

第七节　常见肿瘤举例

 案例 5-2

患者，男性，28 岁，因腹部发现肿块 2 年行剖腹探查，术中发现腹膜后有一 25cm×18cm×12cm 的肿块，并将其切除，切开后肿块呈囊状，有毛发，镜检尚发现有皮肤、脑组织及部分腺体。

请你用所学病理知识作出诊断。

一、上皮组织肿瘤

上皮组织包括被覆上皮和腺上皮，上皮组织发生的肿瘤比较常见，对人体危害大。

（一）上皮组织良性肿瘤

1. 乳头状瘤　由被覆上皮发生，常见于皮肤、膀胱、喉、外耳道、阴茎等处。乳头状瘤呈外生性突起于体表或体腔，常形成多个乳头状突起，根部有蒂与正常组织相连，较柔软。镜下每一个乳头的轴心为血管和结缔组织，表面则被覆增生的瘤细胞(图 5-9)。发生于外耳道、阴茎、膀胱的乳头状瘤极易发生恶变。

2. 腺瘤　由腺上皮发生，常见于甲状腺、乳腺、胃肠道、卵巢等。发生在黏膜的腺瘤多呈息肉状，生长方式为外生性生长；发生在腺器官的腺瘤多呈结节状、包膜完整，生长方式则为膨胀性生长。腺瘤组织中的腺体与其起源的正常组织腺体结构非常相似，并且具有一定的分泌功能。根据腺瘤的组成成分与形态特点，可将其分为以下几种类型(图 5-10)。

（1）息肉状腺瘤：又称腺瘤性息肉，多发生于胃肠道黏膜，呈息肉状，有蒂与黏膜相连，可单发也可多发。其中结肠的多发性腺瘤性息肉常有家族遗传性，容易早期发生癌变，应引起高度重视。

（2）囊腺瘤：常发生于成年女性卵巢，也可见于胰腺及甲状腺等。多为单侧，肿瘤呈结节状(图 5-11)，由于腺瘤组织中的腺体分泌物蓄积，腺腔逐渐扩大并互相融合，切面可见大小不等的囊腔，故称囊腺瘤。发生在卵巢的囊腺瘤有两种类型：一种是卵巢黏液性囊腺瘤，常常是多房,囊壁光滑,里面充满黏液;另一种是卵巢浆液性乳头状囊腺瘤,瘤细胞可向囊腔内呈乳头状生长,分泌大量黏液,此类肿瘤较易发生恶变,故应高度注意。

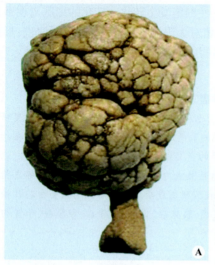
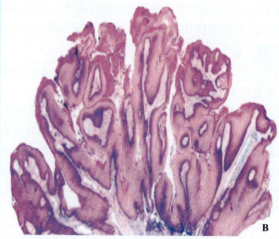

图 5-9　皮肤乳头状瘤
A. 肉眼观;B. 镜下观

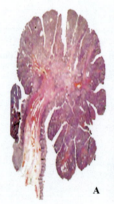
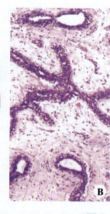
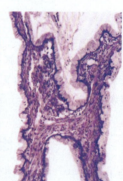
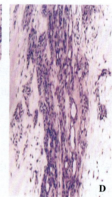

图 5-10　腺瘤
A. 息肉状腺瘤;B. 纤维腺瘤;C. 囊腺瘤;D. 多形性腺瘤

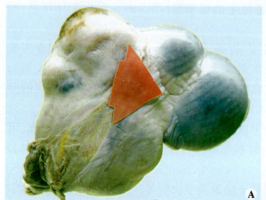
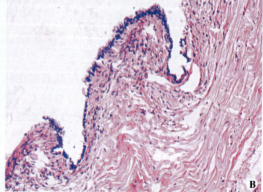

图 5-11　卵巢浆液性囊腺瘤
A. 实物图;B. 镜下观

（3）纤维腺瘤：好发于女性乳腺，多为单发，肿瘤为结节状，有包膜，境界清楚，切面呈灰白色。镜下观，肿瘤的实质是由增生的腺体及纤维结缔组织共同组成。

（4）多形性腺瘤：多见于中年人，常发生于腮腺、下颌下腺和舌下腺等，肿瘤呈结节状，有包膜。镜下可见腺管、鳞状上皮、黏液样基质和软骨样组织等多种成分。

（二）上皮组织恶性肿瘤

上皮组织起源的恶性肿瘤称为癌，是最常见的恶性肿瘤，好发于中老年人。癌生长速度快，呈浸润性生长，与周围组织分界不清，发生在器官内的癌，常为不规则结节状，呈树根状或蟹足状向周围组织浸润，质地较硬，切面灰白色，较干燥。如发生于皮肤、黏膜的癌多呈菜花状、蕈伞状或息肉状，表面常常有坏死及溃疡形成。镜下癌细胞呈巢状排列（癌巢），实质与间质分界清楚。癌细胞在早期多经淋巴道转移，晚期可发生血道转移。

1. 鳞状细胞癌　简称鳞癌，常发生原有鳞状上皮覆盖的部位，如皮肤、口腔、鼻咽、食管、阴道、外阴、阴茎、子宫颈等处，也可发生于正常无鳞状上皮被覆，但出现鳞状上皮化生的部位，如支气管、胆囊、肾盂等处。肉眼见癌组织多呈菜花状，也可因表面组织发生坏死脱落而形成溃疡。镜下见癌组织形成片块状、条索状癌巢。高分化鳞癌可在癌巢中出现层状或呈同心圆状的红染角化物，称为角化珠，细胞间可见细胞间桥（图5-12）。低分化鳞癌，癌细胞有明显异型性并可见病理性核分裂，不见角化珠与细胞间桥。

2. 基底细胞癌　起源于皮肤的基底细胞，常见于老年人面部，如眼睑、颊及鼻翼等处。肿瘤生长缓慢，表面常形成边缘不规则的溃疡，并且浸润破坏深层组织（图5-13）。镜下见癌巢主要由基底细胞样的癌细胞构成。此癌很少发生转移，对放疗敏感，预后较好，属低度恶性。

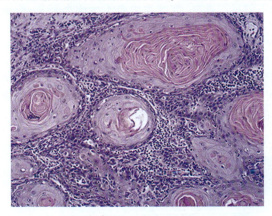

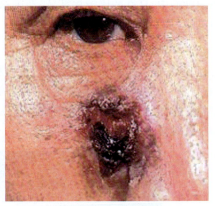

图 5-12　鳞状细胞癌　　　　　　　　图 5-13　基底细胞癌

3. 腺癌　起源于腺上皮，常发生于乳腺、胃肠道、肝、胆囊、子宫体、甲状腺等处。肉眼观呈息肉状、溃疡状、结节状等。镜下结构较复杂。根据癌细胞分化程度及组织形态结构，可分为两类。

（1）管状腺癌：癌细胞形成大小不等、形态不易、排列不规则的腺管样结构，为分化较好的腺癌（图5-14），多见于胃、肠、甲状腺、子宫体等处。

（2）实性癌：癌细胞异型性大，形成实性癌巢，为分化较差的腺癌。若癌巢小而少，间质纤维结缔组织占优势，质地较硬，称为硬癌；若癌巢明显，间质少，质地软如脑髓，称为髓样癌或软癌，多见于乳腺。

（3）黏液癌：腺癌分泌大量黏液，堆积在腺腔内，又称为胶样癌。肉眼见癌组织呈灰白色，湿润，半透明如胶冻状。镜下见大量黏液聚集于癌细胞内，将核挤向一侧，癌细胞形似印戒，称印戒细胞癌。此类肿瘤多见于胃和大肠。

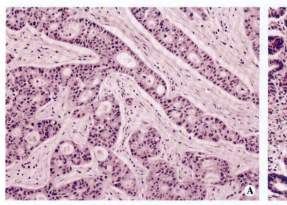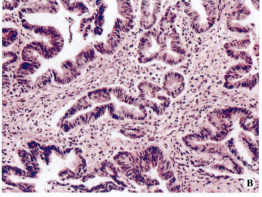

图 5-14　管状腺癌
A. 胃腺癌;B. 肠腺癌

4. 移行细胞癌　又称尿路上皮癌,好发于膀胱、输尿管或肾盂等部位的移行上皮,肉眼观可呈乳头状。根据癌组织分化程度可分为移行细胞癌Ⅰ级、Ⅱ级、Ⅲ级。级别越高,说明恶性程度越高,越易扩散和复发。

二、间叶组织肿瘤

间叶组织肿瘤种类繁多,包括脂肪组织、平滑肌、横纹肌、纤维组织、脉管和骨组织等。间叶组织肿瘤中,良性的比较常见,恶性肿瘤不常见。此外,间叶组织有不少瘤样病变,形成临床可见的"肿块",但并非真性肿瘤。

(一) 间叶组织良性肿瘤

1. 纤维瘤　起源于纤维组织的良性肿瘤,好发于躯干及四肢皮下。肉眼见肿瘤呈结节状,有包膜,与周围组织分界清楚,切面呈灰白色,可见编织状条纹,质地柔韧。镜下见胶原纤维呈束状排列,交织成网状,纤维瘤细胞分化良好,与正常的纤维细胞非常相似(图 5-15)。纤维瘤生长缓慢,手术切除后不易复发。

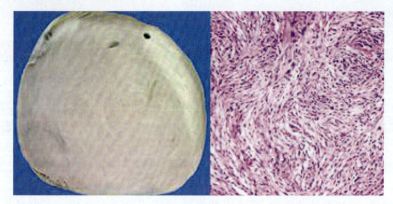

图 5-15　纤维瘤

2. 脂肪瘤　是良性肿瘤中较常见的一种。多发生于四肢和躯干的皮下组织。肉眼见肿瘤多呈分叶状,有包膜,切面淡黄色,质地柔软,类似正常脂肪组织。镜下见肿瘤组织由分化成熟的脂肪细胞构成,间质为少量纤维组织和血管(图 5-16)。手术容易切除,术后很少复发。

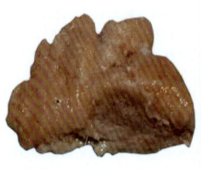
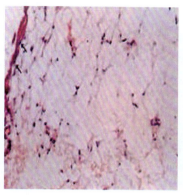

图 5-16 脂肪瘤

3. 脉管瘤 包括血管瘤和淋巴管瘤两种类型,其中以血管瘤最为常见。

(1)血管瘤:多为先天性,故以婴幼儿常见,肿瘤常随身体的发育而长大,成年后一般停止发展,甚至可以自然消退。好发于面部、颈部、唇、舌、肝等部位。发生在皮肤或黏膜时可呈突起的鲜红肿块,或呈暗红、紫红色,平坦或隆起,边界不清,无包膜(图 5-17);发生在内脏的血管瘤多呈结节状。临床上有毛细血管瘤、海绵状血管瘤和混合型血管瘤三种类型。

(2)淋巴管瘤:多见于小儿,好发于唇、舌、颈部及腋下等处,肿瘤呈灰白色、半透明、无包膜,与周围组织境界不清。镜下见淋巴管增生并可呈囊性扩张,有的互相融合,内含大量淋巴液。

4. 平滑肌瘤 多见于子宫等部位。肿瘤呈结节状,有包膜,与周围组织分界清楚(图 5-18)。镜下见瘤组织由梭形细胞构成,形态比较一致,核呈长杆状,两端钝圆,与正常平滑肌细胞相似,瘤细胞排列成束状、编织状。

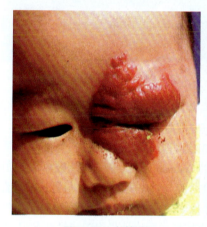
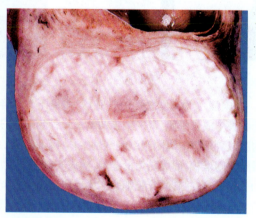

图 5-17 血管瘤　　　　图 5-18 子宫平滑肌瘤

（二）间叶组织恶性肿瘤

来源于间叶组织的恶性肿瘤统称为肉瘤。发生率比癌低,多见于青少年。肿瘤呈结节状或分叶状,可挤压周围组织形成假包膜,或有清楚的边界。体积较大,质软,灰红色,湿润,如鱼肉状。镜下见肉瘤细胞常呈弥漫分布,实质和间质分界不清,间质内纤维结缔组织少,但血管丰富,故肉瘤多由血道转移。网状纤维染色可见肉瘤细胞间存在网状纤维。

1. 纤维肉瘤 较少见,好发于四肢皮下的纤维组织。肿瘤呈结节状或不规则形,浸润性

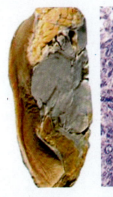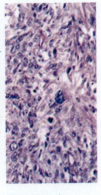

生长。切面粉红,均匀细腻如鱼肉状,常伴有出血、坏死。镜下见肉瘤细胞大小不一,呈梭形或圆形,异型性明显,可见病理性核分裂(图5-19)。纤维肉瘤易早期发生血道转移,预后差。发生在婴幼儿的纤维肉瘤较成人纤维肉瘤的预后好。

2. 脂肪肉瘤　是肉瘤中较多见的一种,多见于成人,极少见于青少年。好发于中老年人的大腿、腹膜后或其他深部软组织,极少发生于皮下脂肪层,这与脂肪瘤发生部位相反。脂肪肉瘤多呈结节状或分叶状,表面常有一层薄包膜,分化好者呈黄色,似脂肪组织(图5-20)。镜下见肉瘤细胞形态多种多样,可见脂

图 5-19　乳腺纤维肉瘤

肪母细胞,胞质内可见多少不等、大小不一的脂质空泡,可挤压细胞核,形成压迹。

3. 平滑肌肉瘤　由平滑肌组织发生的恶性肿瘤,好发于子宫与胃肠道,常见于中老年人。肉眼观,肿瘤呈不规则结节状,边界不清,呈浸润性生长。切面灰白色或灰红色,呈鱼肉状。镜下观,肉瘤细胞可似平滑肌瘤,但瘤细胞有轻重不等的异型性,核分裂象多见(图5-21)。平滑肌肉瘤恶性度较高,手术后易复发,可发生血道转移至肺、肝及其他器官。

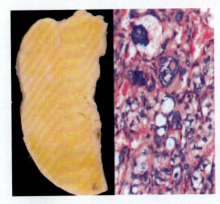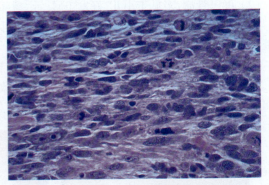

图 5-20　脂肪肉瘤　　　　　　　　图 5-21　平滑肌肉瘤

4. 骨肉瘤　为高度恶性的骨肿瘤,多见于青少年,年龄为11~20岁,年龄越大发生率越低。起源于骨膜中成骨细胞,常发生于四肢长骨骨骺端,尤其是股骨下端、胫骨、腓骨和肱骨上端。肿瘤自骨内膜或骨外膜向周围组织浸润性生长,侵入周围的软组织形成梭形肿块,在下端的骨皮质和掀起的骨膜之间堆积,形成三角形隆起,构成X线上所见的Codman三角。肿瘤组织破坏骨皮质后,将表面的骨膜掀起,并刺激骨膜细胞产生反应性新生骨,在骨膜与骨皮质之间可见与骨长轴垂直呈放射状新生骨小梁,X线上显示日光放射状阴影。这些影像学表现是骨肉瘤的特征。镜下见肉瘤细胞异型性明显,呈梭形或多角形,大小不一。肉瘤细胞直接形成肿瘤性骨组织或骨样组织,骨样组织形态不规则,均质红染,将肉瘤细胞分隔,呈小梁状或片块状(图5-22),这是诊断骨肉瘤的重要组织学依据。骨肉瘤恶性程度高,发展迅速,早期即可发生血道转移,危及生命。

5. 横纹肌肉瘤　在儿童比较常见,主要发生于10岁以下儿童和婴幼儿。好发于鼻腔、眼眶、泌尿生殖道等部位,偶见于四肢。肿瘤由不同分化阶段的横纹肌母细胞组成。根据肉瘤细胞的分化程度不同可分为胚胎性横纹肌肉瘤、腺泡状横纹肌肉瘤和多形性横纹肌肉瘤等组织类型。此类肿瘤恶性程度高,生长迅速,易早期发生血道转移,预后极差,绝大部分患者在5年内死亡。

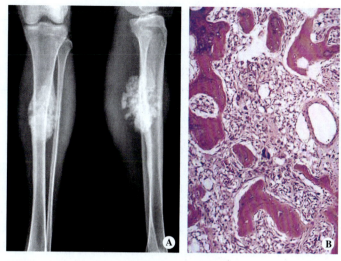

图 5-22　骨肉瘤
A. 肉眼观；B. 镜下观

三、其他组织肿瘤

（一）淋巴组织肿瘤

淋巴组织肿瘤是指来源于淋巴结与结外淋巴组织的恶性肿瘤。以沿海地区，长江中下游为高发区，多见于青壮年。根据瘤细胞与瘤组织的结构成分不同，可分为霍奇金淋巴瘤与非霍奇金淋巴瘤两大类。

1. 霍奇金淋巴瘤　　又称霍奇金病，多发生于颈部和锁骨上淋巴结，首发症状是无痛性、进行性局部淋巴结肿大。肉眼观，受累淋巴结肿大，呈结节状，质地由软变硬，切面呈灰白色鱼肉状，可有灶性坏死。镜下观，在以淋巴细胞为主的多种炎细胞混合浸润的背景上，有形态多样的肿瘤细胞，即 R-S 细胞。其中典型的 R-S 细胞的双核呈对称性排列，形如"镜影"，又称为镜影细胞（图 5-23），是诊断霍奇金淋巴瘤的重要形态学依据。

2. 非霍奇金淋巴瘤　　是淋巴组织肿瘤中最常见的类型，其中 2/3 原发于淋巴结，1/3 原发于淋巴结外器官或组织。表现为局限性肿瘤性包块。镜下见淋巴样瘤细胞增生，弥漫分布，细胞成分相对单一，有一定异型性和病理性核分裂象（图 5-23）。

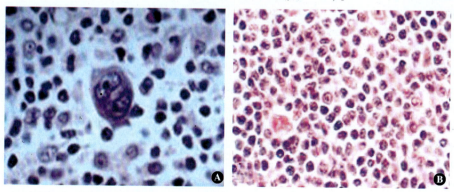

图 5-23　淋巴组织肿瘤
A. 霍奇金淋巴瘤（示镜影细胞）；B. 非霍奇金淋巴瘤

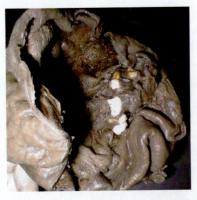

图 5-24　良性畸胎瘤

（二）畸胎瘤

畸胎瘤是由多向分化潜能的生殖细胞发生的肿瘤，大多数含有两个或三个胚层组织成分。因其如同一个畸形的胎儿，故称为畸胎瘤。好发于卵巢和睾丸，可分为良性（成熟型）与恶性（未成熟型）畸胎瘤。

1. 良性畸胎瘤　是最常见的生殖细胞肿瘤，好发于 20～30 岁女性卵巢。肉眼观，肿瘤呈囊状，内充满皮脂样物质，囊壁附有牙齿，可见毛发（图 5-24）。镜下见肿瘤由三个胚层的成熟组织构成。以表皮和附件组成的单胚层畸胎瘤又称为皮样囊肿。畸胎瘤预后较好，手术可切除，术后很少复发，但约有 1% 可恶变。

2. 恶性畸胎瘤　好发于 20 岁以下的女性，随着年龄的增大，发病率逐渐降低。肉眼见肿瘤呈实体分叶状，含有许多小的囊腔，可查见未成熟的骨或软骨组织。镜下与良性畸胎瘤的主要区别是在肿瘤组织中见未成熟组织。此类肿瘤的预后与肿瘤的分化程度有关，高分化者预后较好，未分化者预后较差。

（三）黑色素瘤

黑色素瘤又称恶性黑色素瘤，是一种能产生黑色素的高度恶性肿瘤。发生于皮肤者以足底、外阴及肛门周围多见。可以一开始即为恶性，但通常由交界痣恶变而来。此瘤也可发生于黏膜和内脏器官。肿瘤突出或稍突出于皮肤表面，多呈黑色，与周围组织界限不清。黑色素瘤的组织结构呈多样性，瘤细胞可呈巢状、条索状或腺泡样排列。瘤细胞多边形或梭形，核大，常有粗大的嗜酸性核仁。胞质内可有黑色素颗粒。黑色素瘤的预后多数较差，晚期可有淋巴道及血道转移。

 目 标 检 测

1. 不符合肿瘤性增生的是（　　）

　　A. 生长旺盛

　　B. 相对无止境生长

　　C. 与整个机体不协调

　　D. 不同程度地丧失分化成熟能力

　　E. 增生细胞基本上保持原来的形态、功能和代谢特点

2. 肿瘤的基本组织结构是（　　）

　　A. 肿瘤细胞　　　　　B. 结缔组织

　　C. 血管及淋巴管　　　D. 神经

　　E. 营养状况

3. 瘤的实质是指（　　）

　　A. 肿瘤内肿瘤细胞　　B. 肿瘤内淋巴管

　　C. 肿瘤内血管　　　　D. 肿瘤内神经组织

　　E. 肿瘤内纤维结缔组织

4. 不属于良性肿瘤的特征是（　　）

　　A. 生长速度慢　　　　B. 膨胀性生长

　　C. 不转移　　　　　　D. 细胞分化低

　　E. 有包膜

5. 良、恶性肿瘤最主要区别是（　　）

　　A. 肿瘤体积的大小　　B. 生长速度快慢

　　C. 浸润或膨胀性生长　D. 是否有转移

　　E. 细胞异型性

6. 癌和肉瘤的主要区别依据是（　　）

　　A. 发病年龄不同

　　B. 转移方式不同

　　C. 瘤细胞异型性的大小不同

　　D. 发病率高低不同

　　E. 组织来源不同

7. 目前诊断肿瘤准确性较高的方法是（　　）

　　A. X 线检查　　　　　B. 超声波检查

　　C. 放射性核素检查　　D. 活体组织检查

　　E. 脱落细胞检查

8. 确认淋巴结有无癌转移应依据（　　）

　　A. 淋巴结是否肿大及于周围组织粘连

　　B. 淋巴结是否肿大及变硬

C. 淋巴结是否肿大及压痛

D. 肿瘤有无感染及坏死

E. 淋巴结活体组织检查

9. 恶性肿瘤组织分化程度越低,说明(　　)

A. 肿瘤的恶性程度越低

B. 肿瘤的恶性程度越高

C. 预后越好

D. 生长越慢

E. 转移越早

10. 下列病变中哪些不是真性肿瘤(　　)

A. 脂肪肉瘤　　　　B. 白血病

C. 尤文肉瘤　　　　D. 霍奇金淋巴瘤

E. 动脉瘤

11. 胃癌血道转移,最易转移到(　　)

A. 心　　　　　　　B. 肺

C. 肝　　　　　　　D. 脑

E. 骨

12. 下列哪一项不属于肿瘤(　　)

A. 白血病　　　　　B. 霍奇金淋巴瘤

C. 败血症　　　　　D. 肾母细胞瘤

E. 甲状腺瘤

13. 以下哪种属癌前病变(　　)

A. 十二指肠溃疡　　B. 慢性萎缩性胃炎

C. 乳腺纤维腺瘤　　D. 肠结核

E. 肝血管瘤

14. 下列哪种肿瘤的恶性型归入癌(　　)

A. 腺瘤　　　　　　B. 纤维瘤

C. 脂肪瘤　　　　　D. 滑膜瘤

E. 血管瘤

15. 有关骨肉瘤的描述,哪项是错误的(　　)

A. 好发于老年人

B. 发生于长骨干骺端

C. 肿瘤细胞异型性显著

D. 出现肿瘤性成骨

E. 易发生血道转移

16. 下列哪一项不符合肿瘤性生长(　　)

A. 生长旺盛

B. 常形成肿块

C. 细胞分化成熟能力降低

D. 增生过程中需致癌因素持续存在

E. 相对无止境生长

17. 肺转移性肝癌是指(　　)

A. 肺癌转移到肝　　B. 肝癌转移到肺

C. 肝和肺同时发生转移性癌

D. 肝癌和肺癌互相转移

E. 肝癌和肺癌同期转移到其他地方

18. 如下病变中哪种是恶性肿瘤(　　)

A. 神经纤维瘤　　　B. 软骨肉瘤

C. 骨瘤　　　　　　D. 尖锐湿疣

E. 肺炎性假瘤

19. 诊断恶性肿瘤的组织学依据是(　　)

A. 细胞质宽广　　　B. 细胞质增多

C. 细胞异型性显著　D. 核仁明显

E. 黏液分泌增多

20. 下列哪种肿瘤是上皮组织发生的良性肿瘤(　　)

A. 皮样囊肿　　　　B. 乳头状瘤

C. 血管瘤　　　　　D. 胶质母细胞瘤

E. 脂肪瘤

21. 下列哪一种形态的肿块,癌的可能性最大(　　)

A. 乳头状　　　　　B. 火山口状溃疡

C. 质软　　　　　　D. 灰白色

E. 肿块大

22. 下列哪一项最符合鳞状细胞癌的特征(　　)

A. 发生于鳞状上皮的覆盖部位

B. 呈外生性生长

C. 癌细胞的排列及形态仍保留鳞状上皮的某些特征

D. 角化物形成

E. 主要经淋巴道转移

23. 下列哪一项不符合良性肿瘤的特点(　　)

A. 生长缓慢

B. 不发生转移

C. 异型性小,核分裂少见

D. 多呈浸润性生长

E. 术后不复发

24. 癌的转移方式主要是(　　)

A. 血道转移　　　　B. 淋巴道转移

C. 直接蔓延　　　　D. 种植性转移

E. 以上都是

25. 良性肿瘤与恶性肿瘤的主要区别在于肿瘤的(　　)

A. 大小　　　　　　B. 生长速度

C. 组织来源　　　　D. 形状

E. 分化程度

（刘碧英）

第六章 水、电解质代谢紊乱

生命离不开水,人体的新陈代谢是在体液环境中进行的。体液包括水和溶解于其中的溶质,广泛分布于组织细胞内外。分布于细胞内的液体称为细胞内液,它的容量和成分与细胞的代谢和生理功能密切相关。浸润在细胞周围的是组织间液,它与血浆共同构成细胞外液。细胞外液构成了人体的内环境,是沟通组织细胞之间与外界环境之间的媒介。体液中的主要溶质有钠、钾、钙、镁、磷等各种无机物和葡萄糖、尿素、蛋白质等有机物,它们是体液的重要组成部分,其中的无机盐、酸和碱等成分是以离子形式存在的,统称电解质。血清钠浓度的正常值是 130～150mmol/L,血浆渗透压的正常值是 280～310mmol/L。

水、电解质代谢紊乱与疾病有着密切而广泛的联系,它既可作为病因引起疾病的发生,又可作为基本病理过程存在于许多疾病过程中,临床上它常进一步诱发酸碱平衡紊乱、缺氧、休克和弥散性血管内凝血等许多病理过程,从而使原发病的病情加重,甚至会危及患者生命。因此,临床上正确掌握水电解质代谢紊乱的发生机制、演变规律和纠正水电解质代谢紊乱的正确措施,对疾病的防治是至关重要的。

第一节 水、钠代谢紊乱

水、钠代谢障碍常同时或相继发生,并相互影响,关系密切。所以临床上常将两者同时考虑。临床上通常根据体液容量将水、钠代谢障碍分为脱水(包括失钠),水中毒和水肿。

一、脱 水

 案例 6-1

患者,男性,40 岁,呕吐、腹泻伴发热、口渴、尿少 4 天入院。体格检查:体温 38.2℃,血压 110/80mmHg,汗少、皮肤黏膜干燥。实验室检查:血 Na^+ 155mmol/L,血浆渗透压 320mmol/L,尿比重>1.020。入院后给予静脉推注 5% 葡萄糖溶液 2500ml/d 和抗生素等治疗。2 天后患者体温、尿量恢复正常,口不渴;但出现眼窝凹陷、皮肤弹性差、头晕、厌食、肌肉软弱无力,肠鸣音减弱,腹壁反射消失。浅静脉萎陷,脉搏 110 次/分,血压 72/50mmHg,血清 Na^+ 120mmol/L,血浆渗透压 255mmol/L,血 K^+ 3.0mmol/L,尿比重<1.010,尿钠 8mmol/L。

整个过程中本例患者发生了哪型脱水?为什么?试用病理生理学知识解释临床症状。

考点:高渗性脱水和低渗性脱水的区别

脱水(dehydration)系指体液容量的明显减少。脱水按细胞外液的渗透压不同可分为三种类型:高渗性脱水、低渗性脱水和等渗性脱水。

(一) 高渗性脱水

高渗性脱水(hypertonic dehydration)的主要特征是失水多于失钠,血清钠浓度>150mmol/L,血浆渗透压>310mmol/L。

1. 原因和机制

（1）单纯失水：任何原因引起的过度通气都可使呼吸道黏膜的不感蒸发加强以致大量失水（通过呼吸蒸发的水为纯水）。

（2）失水大于失钠：即低渗液的丧失，①胃肠道失液：呕吐和腹泻时可能丧失含钠量低的消化液。②经皮肤失水：如在发热或甲状腺功能亢进时，通过皮肤的不感蒸发每日可失水数升。汗为低渗液，大汗时每小时可丢失水分 800ml 左右。③经肾丧失低渗尿：中枢性尿崩症时因 ADH 产生和释放不足，肾性尿崩症时因肾远曲小管和集合管对 ADH 的反应缺乏，故肾可排出大量水分，其中只含很少量的钠；反复静脉内输注甘露醇、尿素、高渗葡萄糖等时，可因肾小管液渗透压增高而引起渗透性利尿，排水多于排钠。

（3）饮水不足：①水源断绝，如沙漠迷路；②不能或不会饮水，如频繁呕吐、昏迷、极度衰弱的患者等；③渴感障碍，如中枢神经系统损害、严重疾病或年老体弱的患者可因渴感丧失而造成摄水减少。

临床上，高渗性脱水的原因常是综合性的，如婴幼儿腹泻引起的高渗性脱水，其原因除了丢失肠液、入水不足外，还与发热、出汗和呼吸增快等因素有关。

2. 对机体的影响

（1）口渴：因失水多于失钠，细胞外液渗透压增高，刺激口渴中枢（渴感障碍者除外），患者有口渴的感觉。

（2）细胞脱水：由于细胞外液渗透压增高，可使水分从渗透压相对较低的细胞内向细胞外转移而引起细胞脱水，从而导致高渗性脱水时细胞内、外液都有所减少（图 6-1），但因细胞外液可能从细胞内液、肾小管重吸收水、钠等几方面得到补充，故细胞外液和血容量的减少不如低渗性脱水明显，故发生休克者较少。

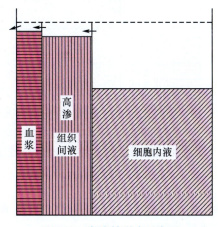

图 6-1　高渗性脱水示意图

（3）尿的变化：①尿量，除尿崩症患者外，细胞外液渗透压增高刺激下丘脑渗透压感受器而使 ADH 释放增多，从而使肾重吸收水增多，尿量减少而比重增高；②尿钠含量的变化，早期或轻症患者，由于血容量减少不明显，醛固酮分泌不增多，故尿中仍有钠排出，其浓度还可因水重吸收增多而增高；晚期和重症患者，可因血容量减少、醛固酮分泌增多而致尿钠含量减少。

（4）中枢神经系统功能障碍：由于细胞外液渗透压增高使脑细胞脱水引起嗜睡、肌肉抽搐、昏迷，甚至导致死亡。脑体积因脱水而显著缩小时，颅骨与脑皮质之间的血管张力增大，因而可导致静脉破裂出现局部脑内出血和蛛网膜下腔出血。

（5）脱水热：脱水严重的病例，尤其是小儿，由于从皮肤蒸发的水分减少，散热受到影响，因而可以发生脱水热。

3. 防治原则　①积极防治原发病；②补充水分，不能口服者静脉给予 5%～10% 葡萄糖溶液。应当注意，高渗性脱水患者也可丢失钠，故还应补充一定量的含钠溶液，以免发生细胞外液低渗。护理方面应注意输入葡萄糖的速度，避免加重心脏负担。特别是老年人、儿童和心脏病患者，要注意补液速度不宜过多过快。

（二）低渗性脱水

低渗性脱水（hypotonic dehydration）的主要特征是失钠多于失水，血清钠浓度<130mmol/

L,血浆渗透压<280mmol/L。

1. 原因

（1）丧失大量消化液而只补充水分：这是最常见的原因。大多是因呕吐、腹泻,部分是因胃、肠吸引术丢失体液而只补充水分或输注葡萄糖溶液。

（2）经皮肤失水：①大汗后只补充水分,汗虽为低渗液,但大量出汗也可伴有明显的钠丢失（每小时可丢失 30~40mmol 左右的钠）,若只补充水分则可造成细胞外液低渗;②大面积烧伤,烧伤面积大、大量体液丢失而只补水时可发生低渗性脱水。

（3）肾性失钠可见于以下情况：①水肿患者长期连续使用排钠性利尿剂（如氯噻嗪类、呋塞米及依他尼尿酸等）;②急性肾衰竭多尿时期;③Addison 病,主要因为醛固酮分泌减少,故肾小管对钠重吸收减少。对上述经肾失钠的患者,如果只补充水分而忽略了补钠,就可能引起低渗性脱水。

2. 对机体的影响

（1）无口渴：低渗性脱水发生后,通常无明显的口渴,这与体液低渗状态而使口渴中枢的兴奋性降低有关。

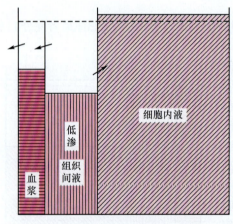

图 6-2　低渗性脱水示意图

（2）血容量减少：低渗性脱水患者,细胞外液容量和血容量明显减少（图 6-2）,导致心排血量降低、血压下降,易发生低血容量性休克。

（3）尿的变化：①尿量的变化：低渗性脱水的早期无明显尿量减少,严重的低渗性脱水患者,尿量可明显减少;②尿钠含量的变化：由于细胞外液（尤其血容量）减少,以及血钠浓度降低,可导致醛固酮分泌增多,使肾小管对 Na^+ 重吸收增加,尿钠减少。

（4）脱水征：因为血容量减少、血液浓缩和血浆胶体渗透压增大,毛细血管有效滤过压降低,组织液生成减少,同时促使一部分组织间液向血管内转移,所以组织间液的减少比血浆的减少更明显。患者可出现皮肤弹性减退、眼窝凹陷、婴儿囟门内陷和体重下降等,临床上常称为脱水征。

（5）中枢神经系统功能紊乱：由于细胞外液低渗,水分进入细胞内液增多导致脑细胞肿胀,严重者可出现中枢神经系统功能紊乱。

3. 防治原则　①积极防治原发病。②根据病情及时补充 NaCl 溶液,以恢复细胞外液的容量和渗透压。对轻度患者,一般给予生理盐水即可。对重症低渗性脱水可给予高渗盐水。③如患者出现休克,要按休克的处理方法积极抢救。

（三）等渗性脱水

等渗性脱水（isotonic dehydration）的主要特征是水与钠按其在正常血浆中的浓度成比例丢失,血清钠浓度维持在 130~150 mmol/L,血浆渗透压保持在 280~310 mmol/L。

1. 原因及机制　①大面积烧伤：烧伤时创面血浆大量渗出引起等渗性体液丢失。②小肠液丢失：从十二指肠到回盲部的所有小肠分泌液,以及胆汁和胰液的钠浓度都在 120~140mmol/L。因此,小肠炎所致的腹泻、小肠瘘、小肠梗阻等可引起等渗体液的丢失。③大量胸腔积液、腹腔积液的形成。

考点：等渗性脱水的原因

2. 对机体的影响 细胞外液容量减少而渗透压在正常范围,故细胞内外液之间维持了水的平衡,细胞内液容量无明显变化。血容量减少可通过醛固酮和 ADH 的增多而使肾对钠、水的重吸收增加,因而细胞外液得到一定的补充,同时尿钠含量减少,尿比重增高。如血容量减少迅速而严重时,患者也可发生休克。如不予及时处理,则可通过不感蒸发继续丧失水分而转变为高渗性脱水;如只补充水分而不补钠盐,又可转变为低渗性脱水。

3. 防治原则 防治原发病,输注渗透压偏低的氯化钠溶液。

临床上,区别三种类型的脱水对治疗效果具有决定性意义(表6-1)。

表 6-1 三型脱水的比较

项目	高渗性脱水	低渗性脱水	等渗性脱水
发病原理	水摄入不足或丢失过多	体液丢失而单纯补水	水和钠等比例丢失而未予补充
特点	细胞外液高渗,细胞内外液均丢失	细胞外液低渗,细胞外液丢失为主,细胞内液增多	细胞外液等渗,细胞外液丢失为主,细胞内液变化不大
机体影响	口渴、尿少、脱水热、脑细胞脱水	脱水体征、休克、脑细胞水肿	口渴、尿少、脱水体征、休克等症状均不明显
血清钠(mmol/L)	>150	<130	130~150
血浆渗透压(mmol/L)	>310	<280	280~310

二、水 中 毒

水中毒(water intoxication)是指水摄入量超出人体排水量的能力,以致水在体内潴留,引起血浆渗透压下降和循环血量增多的病理现象,又称稀释性低钠血症。其特点是血清钠浓度<130mmol/L,血浆渗透压<280mmol/L,细胞内外液量均增多。

考点:水中毒的特点、原因和对机体的影响

正常人摄入较多的水时,通过神经-内分泌系统和肾脏的调节作用可将体内多余的水很快经肾脏排出,故不致发生水潴留,更不会发生水中毒。但给处在 ADH 分泌过多或肾脏排水功能低下的患者输入过多的水分时,则可引起水在体内潴留,并出现包括低钠血症在内的一系列症状和体征,即出现水中毒。

(一) 原因

1. 水摄入过多 如用无盐水灌肠使肠道吸收水分过多、精神性饮水过量、低渗性脱水晚期的患者补水过多等。婴幼儿对水、电解质的调节能力差,更易发生水中毒。

2. 水排出减少 ①急慢性肾功能不全少尿期;②ADH 分泌过多:如恶性肿瘤、中枢神经系统疾病、肺疾病、药物、各种原因所致的应激,以及有效循环血量减少时因交感神经兴奋解除了副交感神经对 ADH 分泌的抑制作用。

(二) 对机体的影响

1. 细胞内、外液容量均增多 细胞外液因水过多而被稀释,故血钠浓度降低,渗透压下降。加之肾脏不能将过多的水分及时排出,水分向渗透压相对高的细胞内转移而引起细胞水肿,结果细胞内、外液容量均增多而渗透压都降低。

2. 中枢神经系统症状 急性水中毒时,可出现脑神经细胞水肿和颅内压增高,故脑症状出现最早而且突出,如凝视、失语、精神错乱、定向失常、嗜睡、烦躁等并可有视神经盘水肿,严重者可因发生脑疝而导致呼吸心跳停止。

（三）防治原则

防治原发病。轻症患者在暂停给水后即可自行恢复，重症急性水中毒患者，除严格限制水分摄入外应立即静脉输注3%～5%高渗氯化钠溶液，或给予甘露醇、山梨醇等渗透性利尿剂或呋塞米等强利尿剂以减轻脑细胞水肿和促进体内水分的排出。

三、水　肿

 案例6-2

患者，男性，53岁。因高血压15年、心慌气急3个月、两下肢水肿2周入院。体格检查：血压200/120mmHg，气急、端坐呼吸，颈外静脉怒张，两下肢水肿，心浊音界明显向左右扩大，肺部有散在湿啰音，肝大在肋缘下4cm，尿量900～1200ml/天，比重固定在1.010～1.020，蛋白尿(++)，管型(++)。

1. 该患者发生水肿的原因和机制？
2. 下肢为什么出现水肿？肺部为什么出现湿啰音？

水肿(edema)是指过多液体在组织间隙或体腔中积聚。如果过多的液体积聚在体腔则称为积水或积液，如胸腔积液、心包积液、腹腔积液(腹水)和脑积水等。按水肿波及的范围可分为全身性水肿和局部性水肿。按原因可分为肾性水肿、肝性水肿、心性水肿、营养不良性水肿、淋巴性水肿和炎性水肿等。

（一）水肿的发生机制

考点：水肿的发生机制

正常人体的血浆与组织间液通过微血管壁不断地进行交换，维持着动态平衡，同时体内外的液体也在进行交换并维持动态平衡。正是由于这两大平衡的存在，维持了机体体液总量和组织间液总量的相对恒定。如果这两个平衡失调，使组织间液生成增多和(或)钠水潴留，即可能会导致水肿的发生。

1. **血管内外液体交换平衡失调——组织液生成多于回流**　正常情况下组织间液和血浆之间的动态平衡主要受有效流体静压、有效胶体渗透压、淋巴回流三个因素的影响(图6-3)。上述任何因素失调，使组织液积聚过多，都可导致水肿发生。

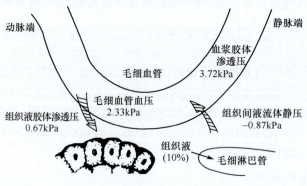

图6-3　血管内外液体交换示意图

（1）毛细血管流体静压增高：毛细血管流体静压增高导致有效流体静压增大，引起组织液生成增多，超过淋巴回流的代偿能力时便可引起水肿。毛细血管流体静压增高的原因主要是静脉回流受阻，使静脉压增高。常见的病因有：①右心衰竭引起全身体循环静脉压升高，导致全身性水肿；②左心衰竭引起肺静脉压增高，导致肺水肿；③肝硬化致门静脉高压，导致腹腔器官血液回流受阻,引起腹腔积液;④静脉血管内血栓形成、肿瘤或外力压迫血管等都可阻碍静脉回流,引起局部水肿。

(2) 血浆胶体渗透压降低:血浆胶体渗透压的大小主要取决于血浆白蛋白的含量,其含量减少时,血浆胶体渗透压下降,组织液生成增加,可引起水肿。血浆白蛋白含量下降的常见病因:①蛋白质摄入不足,见于禁食、胃肠消化吸收功能严重障碍的患者;②白蛋白合成减少,见于长期慢性肝病的患者,如肝硬化;③蛋白质丢失过多,如肾病综合征患者大量的蛋白质随尿排除;④蛋白质消耗增加:如恶性肿瘤、慢性消耗性疾病等。

(3) 微血管壁通透性增高:微血管壁由血管内皮细胞、细胞间连接及基底膜构成。正常情况下水分、晶体分子及极少量小分子蛋白可自由通过,所以血浆胶体渗透压远远大于组织液胶体渗透压。当微血管壁通透性增高时,血浆白蛋白滤出增多,会使血浆胶体渗透压降低而组织液胶体渗透压增高,从而使有效胶体渗透压减小,平均实际滤过压增大,引起组织液生成增多,可引起水肿。

常见的病因:①炎症性疾病产生的炎性介质,如组胺、5-羟色胺等可扩张毛细血管,使微血管壁通透性增高;②创伤、外界毒性物质进入体内可直接损伤毛细血管壁;③组织缺血、缺氧及再灌注时,产生的大量酸性物质、氧自由基等均可损伤微血管壁。

(4) 淋巴回流受阻:含有蛋白质的组织液积聚在组织间隙中,这种水肿称为"淋巴性水肿"。如果水肿液长期不能吸收,积聚的蛋白质可刺激周围纤维组织增生,导致组织肥厚。例如,丝虫病时阻塞淋巴管,引起阴囊、下肢等部位的水肿,称为"象皮肿";恶性肿瘤细胞转移到淋巴结并阻塞淋巴管引起局部组织水肿;手术摘除淋巴结可致局部组织水肿等。

2. 体内外液体交换失衡——钠、水潴留　体内外液体的交换平衡保持着体液容量的相对恒定。这主要依赖肾对钠、水排泄的调节。肾对钠、水的排泄取决于肾小球滤过率(glomerular filtration rate, GFR)和肾小管、集合管的重吸收功能,如果肾小球滤过率减少和(或)肾小管、集合管重吸收增多,导致球-管平衡失调,就会引起钠、水潴留和全身性水肿。

(1) 肾小球滤过率降低:①各类型肾小球肾炎时,大量肾小球病变,滤过面积减少;②心力衰竭、肝腹腔积液等,有效循环血量明显减少。以上均可导致肾小球滤过率降低,导致钠水潴留。

(2) 肾小管重吸收钠、水增多:①醛固酮增多:各种原因导致有效循环血量减少,肾小动脉灌注压和肾小球滤过率下降,结果入球小动脉牵张感受器的牵张度减弱,致密斑也因到达的钠量减少而受刺激,从而激活了肾素-血管紧张素系统,使血管紧张素Ⅱ和Ⅲ增多,后两者刺激肾上腺皮质球状带,使之分泌较多的醛固酮,故血中醛固酮浓度增高。此外,肝功能严重损害可致醛固酮灭活减少,也是引起血浆醛固酮增多的因素。②抗利尿激素分泌增加:有效循环血量或心排血量下降,使左心房壁和胸腔大血管壁的容量感受器所受的刺激减弱;加上有效循环血量下降激活了肾素-血管紧张素系统,以致血管紧张素Ⅱ生成增多,均可导致下丘脑-神经垂体分泌和释放 ADH 增多。醛固酮和抗利尿激素分泌增多,远曲小管和集合管对钠、水的重吸收增加,导致钠、水潴留。③心房利钠激素分泌减少:当有效循环血量减少时,心房利钠激素分泌减少,对近曲小管重吸收钠的抑制作用减弱,导致钠、水潴留。

(二) 水肿的特点

1. 水肿液的性状　组织间液是从血浆滤出的,含有血浆全部晶体成分。根据水肿液中所含蛋白含量的多少可将水肿液分为漏出液和渗出液,后者蛋白含量高,见于炎性水肿和淋巴性水肿。

2. 水肿的皮肤特点　皮下水肿是水肿的重要体征。水肿的皮肤特点主要有皮肤肿胀、光亮、弹性差、皱纹变浅,用手指按压会出现凹陷,称凹陷性水肿或显性水肿。全身水肿患者在

考点:水肿液的性状和水肿的皮肤特点

出现凹陷性水肿之前已有组织间液增多,甚至可达原体重的10%,这种情况称隐性水肿。隐性水肿阶段之所以没有出现皮肤凹陷是因为在组织间隙分布着凝胶网状物。其化学成分为透明质酸、胶原及黏多糖等,对液体有强大的吸附能力和膨胀性,只有当液体积聚超过凝胶网状物吸附能力时,才游离出来形成游离的液体,游离液体在组织间隙有移动性,用手按压皮肤,游离液体从按压点向周围散开,形成凹陷。

3. 全身性水肿的分布特点　最常见的三种全身性水肿是心性水肿、肾性水肿和肝性水肿。水肿出现的首发部位各不相同:①心性水肿首先出现在低垂部位,如下肢,这是因为毛细血管的流体静压与重力有关,与心脏水平面垂直距离越远的部位毛细血管的流体静压越高;②肾性水肿最先出现在眼睑、面部,这是因为水肿液的积聚与组织结构的特点有关,组织结构疏松、伸展度大的组织容易积聚水肿液,因肾性水肿与重力无关,所以首先出现在组织结构疏松、伸展度大的眼睑和面部;③肝性水肿多见腹腔积液,如肝硬化患者的腹腔积液。由于肝硬化时肝内增生的结缔组织压迫肝静脉,导致肝静脉回流受阻,肝窦内压升高形成腹腔积液。

(三) 水肿对机体的影响

考点:水肿液对机体的影响

1. 细胞营养障碍　组织间液积聚增多加大了细胞与毛细血管之间的距离,使细胞获得营养障碍。

2. 水肿对器官组织功能活动的影响　水肿对器官组织功能活动的影响取决于水肿发生的部位、程度、速度。急性水肿引起的功能障碍比慢性水肿严重。若为生命活动的重要器官发生水肿,则可造成更为严重的后果。如脑水肿可引起颅内压增高,脑疝形成,或压迫脑干血管供应,造成患者的快速死亡;喉头水肿引起气管阻塞,患者亦可窒息死亡。

第二节　钾代谢紊乱

案例6-3

男性,患儿,2岁,腹泻2天,每天6～7次,水样便;呕吐4次,不能进食。伴有口渴、尿少、腹胀。查体:精神委靡,皮肤弹性减退,两眼凹陷,前囟下陷,心跳快弱,腹胀,肠鸣音减弱,膝反射迟钝,四肢发凉。实验室检查结果显示:血钾3.2mmol/L,血钠125 mmol/L。

请分析其水、电解质平衡紊乱的类型并说明诊断的依据。

钾是体内重要的阳离子之一,它参与细胞的新陈代谢、维持细胞静息膜电位、调节体液的渗透压和酸碱平衡。正常人体钾含量为50～55mmol/L,其中90%存在于细胞内液,1.4%存在于细胞外液,血清钾浓度为3.5～5.5mmol/L。正常膳食中含有较丰富的钾,可满足人体需要。进入体内的K^+,90%经肾从尿中排出。肾排钾特点是"多吃多排、少吃少排、不吃也排"。在疾病过程中,多种原因可引起钾平衡失调导致钾代谢紊乱,分为低钾血症和高钾血症。

一、低钾血症

考点:低钾血症对机体的影响

血清钾浓度低于3.5mmol/L称为低钾血症(hypokalemia)。

(一) 原因和机制

1. 钾摄入减少　在正常饮食情况下,一般不会发生低钾血症。消化道梗阻、昏迷、手术后较长时间禁食的患者,因不能进食而引起钾摄入减少。如果给这些患者静脉内输入营养时没有同时补钾或补钾不足,就可导致缺钾和低钾血症。

2. 钾排出过多 ①经胃肠道失钾:是小儿失钾最重要的原因,常见于严重腹泻、呕吐等伴有大量消化液丧失的患者。腹泻时粪便中 K^+ 的浓度可达 30~50mmol/L;②经肾失钾:是成人失钾最重要的原因。如呋塞米、噻嗪类等髓袢利尿剂的长期连续使用、远端肾小管性酸中毒、原发性和继发性醛固酮增多症;另外,碱中毒时肾小管上皮细胞排 H^+ 减少,故 Na^+- K^+ 交换加强,尿排钾增多;③经皮肤失钾:汗液含钾只有 9mmol/L。在一般情况下,出汗不会引起低钾血症。但在高温环境中进行重体力劳动时,大量出汗亦可导致钾的丧失。

3. 细胞外钾向细胞内转移 ①低钾性周期性麻痹:发作时细胞外钾向细胞内转移,是一种家族性疾病;②碱中毒:细胞内 H^+ 移至细胞外起代偿作用,同时细胞外 K^+ 进入细胞;③过量胰岛素:用大剂量胰岛素治疗糖尿病酮症酸中毒时,胰岛素促进细胞糖原合成,血钾随葡萄糖进入细胞以合成糖原。

（二）对机体的影响

1. 对骨骼肌的影响 主要是超极化阻滞。低钾血症时细胞内钾/细胞外钾的比值增大,因而肌细胞静息电位负值增大。静息电位（Em）与阈电位（Et）的距离增大,细胞兴奋性降低,严重时不能兴奋,细胞处于超极化阻滞状态。临床上可出现肌肉无力,以下肢肌肉最为明显。继而可发生弛缓性麻痹,严重者可发生呼吸肌麻痹,这是低钾血症患者的主要死亡原因之一。

2. 对心脏的影响 ①对心肌电生理特性的影响:兴奋性增高、自律性增高、传导性降低、收缩性增强;②心电图的变化:代表复极化 2 期的 ST 段压低;相当于复极化 3 期的 T 波低平和 U 波增高;相当于心室动作电位的 Q—T 间期延长;严重低钾时还可以见到 P 波增高、P—Q 间期延长、QRS 波群增宽。

3. 对肾的影响 主要表现为尿浓缩功能障碍而出现多尿和低比重尿,其发生机制在于:①远曲小管和集合管对 ADH 的反应性不足;②低钾血症时髓袢升支 NaCl 的重吸收不足,导致髓质渗透压梯度的形成发生障碍。

4. 对胃肠的影响 低钾可引起胃肠运动减弱,出现腹胀、肠鸣音减弱或消失,严重者可发生麻痹性肠梗阻。

5. 对酸碱平衡的影响 低钾血症可引起代谢性碱中毒,同时发生反常性酸性尿。

（三）防治原则

1. 防治原发疾病 去除失钾的原因如停用某些利尿药等。

2. 补钾 如果低钾血症较重者（血清钾低于 2.5~3.0mmol/L）或临床表现显著者应及时补钾。补钾最好口服,只有当情况危急或不能口服时才给予静脉内补钾。补钾应掌握"见尿补钾"的原则,只有当每日尿量在 500ml 以上才考虑静脉内补钾。输入液的钾浓度不得超过 40mmol/L,每小时滴入的量为 10~20mmol。静脉内补钾时要定时测定血钾浓度,密切观察心率和心律的变化。

3. 纠正水和其他电解质代谢紊乱。

二、高钾血症

血清钾浓度高于 5.5mmol/L 称为高钾血症（hyperkalemia）。

考点:高钾血症对机体的影响

（一）原因和机制

1. 钾潴留 ①钾摄入过多:见于静脉内过多过快地输入钾盐或输入大量库存血;②肾排钾减少:是引起高钾血症的最主要原因。常见于急性和慢性肾衰竭引起的肾排钾减少。另外,间质性肾炎患者、盐皮质激素缺乏、留钾利尿药（如螺内酯、氨苯蝶啶）的大量使用也可导致肾排钾减少而引起高钾血症。

2. 细胞内钾释出过多　①酸中毒:酸中毒时细胞外液的 H^+ 进入细胞而细胞内的 K^+ 释出至细胞外;②缺氧:缺氧时细胞内 ATP 生成不足,细胞膜上 Na^+-K^+ 泵运转发生障碍,所以钠离子潴留于细胞内,细胞外液中的 K^+ 不易进入细胞;③细胞和组织的损伤和破坏:重度溶血如血型不合输血时,红细胞的破坏使大量 K^+ 进入血浆;严重创伤特别是发生挤压综合征时伴有肌肉组织的大量损伤,损伤的组织可释出大量的 K^+。

(二) 对机体的影响

1. 对骨骼肌的影响　轻度高钾血症(血清钾 $5.5 \sim 7mmol/L$)时,细胞外液钾浓度的增高使细胞内钾/细胞外钾的比值减小,静息期细胞内钾外流减少,因而静息电位负值减小,与阈电位的距离减小,引起兴奋所需的阈刺激也较小,即肌肉的兴奋性增高。临床上可出现肢体感觉异常、刺痛、肌肉震颤等症状。在严重高钾血症(血清钾 $7 \sim 9mmol/L$)时骨骼肌细胞的静息电位过小,因而快钠通道失活,细胞处于去极化阻滞状态而不能被兴奋。临床上可出现肌肉无力甚至麻痹。肌肉症状常先出现于四肢,然后向躯干发展,重者波及呼吸肌。

2. 对心脏的影响　①对心肌电生理特性的影响:轻度高钾血症时,心肌兴奋性增高;急性重度高钾血症时,心肌兴奋性降低、心肌自律性降低、心肌传导性降低、心肌收缩性减弱;②心电图的变化:由于传导性降低,心房去极化的 P 波压低、增宽或消失;代表房室传导的 P—R 间期延长;相当于心室去极化的 R 波降低;相当于心室内传导的 QRS 综合波群增宽;由于复极化 3 期钾外流加速,相当于复极化 3 期的 T 波狭窄高耸;相当于心室动作电位的 Q—T 间期轻度缩短。

3. 对酸碱平衡的影响　高钾血症可引起代谢性酸中毒,同时发生反常性碱性尿。

(三) 防治原则

1. 防治原发疾病　去除引起高钾血症的原因。

2. 降低血钾　①使钾向细胞内转移:葡萄糖和胰岛素同时静脉内注射,可使细胞外钾向细胞内转移。应用碳酸氢钠(不能与钙剂一起注射)不仅能通过提高血浆 pH,并且还能通过对 K^+ 的直接作用而促使 K^+ 进入细胞内;②使钾排出体外:阳离子交换树脂聚磺苯乙烯经口服或灌肠应用后,能在胃肠道内进行 Na^+-K^+ 交换而促进体钾排出。对于严重高钾血症患者,可用腹膜透析或血液透析来移除体内过多的钾。

3. 注射钙剂和钠盐拮抗高钾血症的心肌毒性作用。

4. 纠正其他电解质代谢紊乱。

 目 标 检 测

1. 高热患者易发生(　　)
 A. 高渗性脱水　　　B. 低渗性脱水
 C. 等渗性脱水　　　D. 水中毒
 E. 细胞外液显著丢失

2. 下列哪一类水电解质失衡最容易发生休克
 (　　)
 A. 低渗性脱水　　　B. 高渗性脱水
 C. 等渗性脱水　　　D. 水中毒
 E. 低钾血症

3. 水中毒的特征是(　　)
 A. 组织间液增多
 B. 血容量急剧增加

　C. 细胞外液增多
　D. 过多的低渗性液体潴留,造成细胞内液和细胞外液均增多
　E. 过多的液体积聚于体腔

4. 水肿首先出现于身体低垂部,可能是(　　)
 A. 肾炎性水肿　　　B. 肾病性水肿
 C. 心性水肿　　　　D. 肝性水肿
 E. 肺水肿

5. 盛暑行军时大量出汗可发生(　　)
 A. 等渗性脱水　　　B. 低渗性脱水
 C. 高渗性脱水　　　D. 水中毒
 E. 水肿

6. 微血管壁受损引起水肿的主要机制是(　　)
    A. 毛细血管流体静压升高
    B. 淋巴回流障碍
    C. 静脉端的流体静压下降
    D. 组织间液的胶体渗透压增高
    E. 血液浓缩

7. 下述哪项不是低钾血症对骨骼肌的影响(　　)
    A. 肌无力　　　　　　B. 肌麻痹
    C. 超极化阻滞　　　　D. 静息电位负值减小
    E. 兴奋性降低

8. 重度高钾血症时,心肌的(　　)
    A. 兴奋性↑传导性↑自律性↑
    B. 兴奋性↑传导性↑自律性↓
    C. 兴奋性↑传导性↑自律性↑
    D. 兴奋性↓传导性↓自律性↓
    E. 兴奋性↓传导性↑自律性↑

9. "去极化阻滞"是指(　　)
    A. 低钾血症时的神经-肌肉兴奋性↓
    B. 高钾血症时的神经-肌肉兴奋性↓
    C. 低钾血症时的神经-肌肉兴奋性↑
    D. 高钾血症时的神经-肌肉兴奋性↑
    E. 低钙血症时的神经-肌肉兴奋性↑

10. 影响体内外钾平衡调节的主要激素是(　　)
    A. 胰岛素　　　　　　B. 胰高血糖素
    C. 肾上腺糖皮质激素　D. 醛固酮
    E. 甲状腺素

11. "超极化阻滞"是指(　　)
    A. 低钾血症时的神经-肌肉兴奋性↓
    B. 高钾血症时的神经-肌肉兴奋性↓
    C. 低钾血症时的神经-肌肉兴奋性↑
    D. 高钾血症时的神经-肌肉兴奋性↑
    E. 低钙血症时的神经-肌肉兴奋性↓

(牛春红)

第七章 酸碱平衡失调

机体内的各种组织、细胞必须处于适宜酸碱度的体液环境中,才能进行正常的生命活动。细胞内外液的酸碱度取决于其 H^+ 的浓度。由于 H^+ 浓度很低,因此酸碱度一般以 H^+ 浓度的负对数值即 pH 来表示。正常人体细胞外液的 pH 为 $7.35 \sim 7.45$,平均值为 7.40 ± 0.05,是一个变动范围很窄的弱碱环境。在生命活动过程中,机体通过代谢不断产生酸性或碱性物质,同时,也经常摄入一些酸性或碱性食物,但是依靠体液的缓冲系统及肺、肾脏的调节功能,使血浆的 pH 仍然稳定在正常范围内。这种在生理情况下,机体通过处理酸碱物质含量和比例,以维持体液 pH 相对稳定性的过程称为酸碱平衡(acid-bace balance)。

机体对酸碱负荷具有强大的缓冲能力和有效的调节功能,但在某些病因的作用下,可出现酸碱超负荷或调节机制障碍而导致体液酸碱度稳定性破坏,形成酸碱失衡(acid-bace disturbance)。在很多情况下,酸碱平衡失调是某些疾病或病理过程的继发性变化,一旦发生酸碱平衡失调,就会使病情更加严重和复杂,对患者的生命造成严重威胁。因此,学习和掌握酸碱平衡的基本理论对临床工作具有非常重要的意义。

第一节 酸碱平衡及其调节

一、酸和碱的概念

酸是能够释放 H^+ 物质,如 H_2CO_3、HCl、NH_4^+。碱是能够结合 H^+ 的物质,如 HCO_3^-、NH_3、OH^-。酸和碱可以互相转化。

二、体液酸、碱物质的来源

体液中的酸性或碱性物质主要是细胞在物质代谢的过程中产生的,少量来自食物和药物。在普通膳食条件下,正常人体内酸性物质的生成量远远超过碱性物质的生成量。

(一)体液中酸性物质的来源

1. 代谢产生

(1)挥发酸:指碳酸(H_2CO_3)。H_2CO_3 可转变成 CO_2,经肺排出体外,称为挥发酸。糖、脂肪和蛋白质氧化分解的终产物 CO_2 与 H_2O 在碳酸酐酶(carbonic anhydrase,CA)作用下结合生成 H_2CO_3。正常成人在安静状态下,每天生成 $CO_2300 \sim 400L$,如全部生成 H_2CO_3 可释放出 $15molH^+$,成为体内酸性物质的最主要来源。

(2)固定酸:指不能变成气体由肺呼出,只能经肾脏排出的酸性物质,又称非挥发酸。固定酸主要来自蛋白质的分解代谢(磷酸、硫酸、尿酸),也可来自糖酵解(丙酮酸、乳酸)、脂肪代谢(β-羟丁酸、乙酰乙酸)。正常成人每日由固定酸释放出的 H^+ 为 $50 \sim 100mmol$。

2. 摄入 机体有时还会摄入一些酸性食物,包括服用酸性药物,如氯化铵、水杨酸等,成为体内酸性物质的另一来源。

(二)碱性物质的来源

体液中碱性物质的主要来自食物,特别是蔬菜、瓜果中所含的有机酸盐(枸橼钠、苹果酸钠等）。体内代谢可产生一些碱,如 HCO_3^-、氨基酸脱氨基所产生的氨等。

三、机体对酸碱平衡的调节

机体不断生成或摄取酸碱物质,但体液的 pH 却不发生明显变化,这是因为机体通过血液的缓冲系统、肺和肾对酸碱平衡的调节来维持血液酸碱度的稳定。细胞外液的 pH 主要取决于 $[HCO_3^-]/[H_2CO_3]$ 的比值。当 $[HCO_3^-]/[H_2CO_3]$ 的比值为 20/1 时 pH=7.4。

（一）血液缓冲系统

1. 血液缓冲系统的组成(表 7-1)

表 7-1　血液中各缓冲对含量与分布

缓冲对	占全血缓冲对比例	缓冲对	占全血缓冲对比例
血浆 HCO_3^- 缓冲对	35%	血浆蛋白缓冲对	7%
Hb 和 HbO_2 缓冲对	35%	磷酸盐缓冲对	5%
细胞内 HCO_3^- 缓冲对	18%	总和	100%

2. 血液缓冲系统的作用　通过接受 H^+ 或释放 H^+,将强酸或强碱转变成弱酸或弱碱,减轻 pH 变动的程度。

（二）呼吸的调节作用

肺通过改变 CO_2 的排出量来调节血浆碳酸浓度,从而维持 $[HCO_3^-]/[H_2CO_3]$ 的浓度比 20/1,进而维持血浆 pH 相对恒定。①呼吸运动的中枢调节:延髓呼吸中枢化学感受器对动脉血二氧化碳分压($PaCO_2$)的变化非常敏感, $PaCO_2$ 升高可以增加脑脊液 H^+ 的含量,兴奋呼吸中枢使肺泡通气量增加,从而使 $PaCO_2$ 下降;②呼吸运动的外周调节:主动脉体和颈动脉体的外周化学感受器可感受动脉血氧分压(PaO_2)、血 pH 和 $PaCO_2$ 的刺激。当 PaO_2 降低、pH 降低或 $PaCO_2$ 升高时,通过外周化学感受器反射性兴奋呼吸中枢,增加 CO_2 排出量。

（三）组织细胞对酸碱平衡的调节作用

机体大量的组织细胞主要通过细胞内外离子交换对酸碱平衡进行调节,如 H^+-K^+、H^+-Na^+、Na^+-K^+ 交换。红细胞、肌细胞和骨组织均能发挥这种作用。如酸中毒时,由于细胞外液 H^+ 浓度增加,故 H^+ 弥散进入细胞内,同时细胞内的 K^+ 和 Na^+ 则移出细胞外,从而维持电中性;碱中毒时恰好相反。这种离子交换的结果能缓冲细胞外液 H^+ 浓度的变化,但同时会导致血清 K^+ 浓度的变化。如酸中毒时,血清钾升高;而碱中毒时,血清钾降低。

（四）肾对酸碱平衡的调节

肾通过排泄固定酸和维持血浆 $NaHCO_3$ 的浓度对酸碱平衡进行调节。其主要的作用机制是肾小管上皮细胞在不断分泌 H^+ 的同时,将肾小球滤过的 $NaHCO_3$ 重吸收入血,防止细胞外液 $NaHCO_3$ 的丢失。如仍不足以维持细胞外液 $NaHCO_3$ 浓度,则通过磷酸盐的酸化和分泌 NH_4^+ 生成新的 $NaHCO_3$,以补充机体的消耗,从而维持血液 HCO_3^- 浓度的相对恒定。如果体内 HCO_3^- 含量过高,肾脏可减少 $NaHCO_3$ 的生成和重吸收,使血浆 $NaHCO_3$ 浓度降低。当血液 pH 降低、血 K^+ 降低、血 Cl^- 降低、有效循环血量降低、醛固酮升高及碳酸酐酶活性增强时,肾小管泌 H^+ 和重吸收 HCO_3^- 增多。如代谢性酸中毒时血浆 $[HCO_3^-]$ 下降,$[H^+]$ 增高,肾小管上皮细胞 CA 活性增强,肾小管重吸收 HCO_3^- 增多,从而使血浆 $[HCO_3^-]$ 增高。酸碱平衡失调时肾的调节特点是作用强大,但发挥作用慢,因此只对慢性酸碱平衡失调有调节作用。肾脏通过调

节血浆中 HCO_3^- 的量,对代谢性和呼吸性酸碱平衡失调均可发挥作用。

第二节 酸碱平衡失调的分类及常用检测指标

一、酸碱平衡失调的分类

考点:常用
检测指标的
正常值及
意义

1. 根据血液 pH 的高低分类 pH 降低称为酸中毒,pH 升高称为碱中毒。
2. 根据血浆 HCO_3^- 含量和 H_2CO_3 含量的变化特点分类 血浆 HCO_3^- 含量主要受代谢性因素的影响,HCO_3^- 浓度原发性降低或增高引起的酸碱平衡失调称为代谢性酸中毒或代谢性碱中毒;而 H_2CO_3 含量主要受呼吸性因素的影响,由于 H_2CO_3 浓度原发性增高或降低引起的酸碱平衡失调称为呼吸性酸中毒或呼吸性碱中毒。
3. 根据机体发生酸碱平衡失调时 pH 是否正常分类 血液 pH 正常,称为代偿性酸或碱中毒;如果血液 pH 高于或低于正常,则称为失代偿性酸或碱中毒。
4. 临床分类 分为单纯型酸碱平衡失调和混合型酸碱平衡失调。

二、常用检测指标

1. pH 为 H^+ 浓度的负对数值。正常人动脉血 pH 的正常范围为 7.35~7.45,平均值为 7.4。pH 的变化反映了酸碱平衡失调的性质及严重程度,pH 降低为失代偿性酸中毒;pH 升高为失代偿性碱中毒。但 pH 变化不能区分引起酸碱平衡失调的原因是呼吸性还是代谢性。pH 在正常范围内,可能见于三种情况:①表示机体未发生任何酸碱平衡失调;②代偿性酸碱平衡失调;③混合型酸碱平衡失调。

2. 动脉血二氧化碳分压 动脉血二氧化碳分压(partial pressure of carbon dioxide in arterial blood,$PaCO_2$)是指物理溶解于动脉血浆中的 CO_2 分子所产生的张力。正常范围为 33~47mmHg,平均值为 40mmHg。$PaCO_2$ 乘以 CO_2 的溶解系数($40×0.03=1.2$mmol/L)等于血浆 H_2CO_3 浓度,故血浆 H_2CO_3 浓度与 $PaCO_2$ 成正比。原发性 $PaCO_2$ 增多表示有 CO_2 潴留,见于呼吸性酸中毒;原发性 $PaCO_2$ 降低表示肺通气过度,见于呼吸性碱中毒。在代谢性酸碱中毒时,由于机体的代偿调节,$PaCO_2$ 可发生继发性降低(代谢性酸中毒)或升高(代谢性碱中毒)。

3. 标准碳酸氢盐和实际碳酸氢盐 标准碳酸氢盐(standard bicarbonate,SB)是指全血在标准状态下,即温度为 38℃,$PaCO_2$ 为 40mmHg,血氧饱和度为 100% 的条件下测得的血浆 HCO_3^- 含量。实际碳酸氢盐(actual bicarboonate,AB)是指隔绝空气的条件下,在实际体温、血氧饱和度、$PaCO_2$ 条件下测得的血浆 HCO_3^- 浓度。SB 正常范围为 22~27mmol/L,平均值为 24mmol/L。正常人 SB 与 AB 相等。AB 与 SB 都高表明有代谢性碱中毒,AB 与 SB 都低表明有代谢性酸中毒。AB 与 SB 的差值反映了呼吸因素对酸碱平衡的影响。如果 SB 正常而 AB>SB,说明有 CO_2 潴留,见于呼吸性酸中毒。如果 SB 正常而 AB<SB,说明 CO_2 排出过多,见于呼吸性碱中毒。

4. 缓冲碱 缓冲碱(buffer base,BB)是指血液中一切具有缓冲作用的阴离子的总和。全血缓冲碱包括 HCO_3^-、Hb^-、Pr^-、HPO_4^{2-} 等,正常范围为 45~55mmol/L,平均值为 48mmol/L。代谢性酸中毒时,BB 减少;代谢性碱中毒时,BB 增加。当慢性呼吸性酸碱平衡失调时,由于肾的代偿调节,BB 可出现继发性升高或降低。

5. 碱剩余 碱剩余(base excess,BE)是指在 38℃,血红蛋白完全氧合,$PaCO_2$ 为 40mmHg 的条件下,将 1L 全血或血浆滴定到 pH=7.4 所需要的酸或碱的量(mmol/L)。BE 正常值为

−3 ～ +3mmol/L。若用酸滴定使血液 pH 达到 7.4,则表示被测血液碱过多,BE 用正值;若用碱滴定使血液 pH 达到 7.4,则表示被测血液酸过多,BE 用负值。代谢性酸中毒时,缓冲碱减少,BE 负值增大。代谢性碱中毒时,缓冲碱增多,BE 正值增大。在慢性呼吸性酸或碱中毒时,BE 亦可出现代偿性升高或降低。

6. 阴离子间隙　阴离子间隙(anion gap,AG)是指血浆中未测定阴离子量(undetermined anion,UA)与未测定阳离子量(undetermined cation,UC)的差值,即 AG = UA−UC。Na$^+$占血浆阳离子总量的 90%,称为可测定阳离子。HCO$_3^-$和 Cl$^-$占血浆阴离子总量的 85%,称为可测定阴离子。正常时血浆中阴离子与阳离子总量相当,均为 151mmol/L,从而维持电荷平衡。

即 Na$^+$+UC = HCO$_3^-$+Cl$^-$+UA,UA−UC = Na$^+$−(HCO$_3^-$+Cl$^-$),而 UA−UC 即 AG。故 AG = Na$^+$−(HCO$_3^-$+Cl$^-$) = 140−(24+104) = 12mmol/L,波动范围是 12±2mmol/L。

AG 实质上是反映血浆中固定酸含量的指标,当 HPO$_4^{2-}$、SO$_4^{2-}$ 和有机酸阴离子增加时,AG 增大。因而 AG 可帮助区分代谢性酸中毒的类型和诊断混合型酸碱平衡失调。

第三节　单纯性酸碱平衡失调

一、代谢性酸中毒

案例 7-1

某糖尿病患者,实验室检查结果显示:血 pH 7.30,PaCO$_2$ 31mmHg,SB16mmol/L,血[Na$^+$]140mmol/L,血[Cl$^-$]104mmol/L。

请分析其酸碱平衡失调的类型并说明诊断的依据。

考点:代谢性酸中毒的分类、血气参数的变化和对机体的影响

代谢性酸中毒(metabolic acidosis)是指细胞外液 H$^+$增加和(或)HCO$_3^-$丢失而引起的以血浆 HCO$_3^-$浓度原发性减少、pH 呈降低趋势为特征的酸碱平衡失调。根据 AG 的变化又可将其分为 AG 增大型(血氯正常型)代谢性酸中毒与 AG 正常型(高血氯型)代谢性酸中毒。

(一) 原因和机制

1. AG 增大型代谢性酸中毒　其特点是血中固定酸增加,AG 增大,血浆 HCO$_3^-$浓度减少,血氯含量正常。原因①固定酸摄入过多:过量服用阿司匹林等水杨酸类药物,使血浆中有机酸阴离子增加。②固定酸产生过多:各种原因引起的组织低灌注或缺氧时,如休克、心力衰竭、缺氧、严重贫血和肺水肿等,糖酵解增强导致乳酸大量增加引起的代谢性酸中毒称为乳酸酸中毒。糖尿病、严重饥饿及乙醇中毒时因血液中酮体含量增加引起的代谢性酸中毒称为酮症酸中毒。③肾排泄固定酸减少:急性和慢性肾衰竭晚期,肾小球滤过率降低到正常值的 20%～25% 以下,机体在代谢过程中生成的 HPO$_4^{2-}$、SO$_4^{2-}$ 等不能充分由尿排出,使血中固定酸增加。

2. AG 正常型代谢性酸中毒(normal anion gap)　其特点是 AG 正常,血浆 HCO$_3^-$浓度减少,血氯含量增加。①消化道丢失 HCO$_3^-$:胰液、肠液和胆汁中碳酸氢盐的含量均高于血浆,严重腹泻、小肠及胆道瘘、肠吸引术等均可引起 NaHCO$_3$ 大量丢失。②含氯酸性药物摄入过多:长期或大量服用氯化铵、盐酸精氨酸等含氯酸性药物,可引起 AG 正常、血氯增加型代谢性酸中毒。③肾丢失 HCO$_3^-$:肾小管性酸中毒时由于遗传性缺陷或重金属(汞、铅等)及药物(磺胺类等)的影响,使肾小管排酸障碍,而肾小球功能一般正常。应用碳酸酐酶抑制剂,如乙酰唑胺可抑制肾小管上皮细胞内碳酸酐酶活性,使 H$_2$CO$_3$ 生成减少,泌 H$^+$和重吸收 HCO$_3^-$减少。④高血钾、稀释性酸中毒等。

（二）机体的代偿调节

1. 血浆的缓冲作用　代谢性酸中毒时,血浆中增多的 H^+ 可立即被血浆缓冲系统所缓冲,血浆 HCO_3^- 及缓冲碱被消耗,生成的 H_2CO_3 可由肺排出。

2. 肺的调节　血液中 H^+ 浓度增加或 pH 降低可通过刺激化学感受器兴奋呼吸中枢,增加呼吸的深度和频率。肺的代偿反应迅速,在数分钟内可使肺通气量明显增加,CO_2 排出增多,$PaCO_2$ 代偿性降低,H_2CO_3 浓度继发性降低,从而使 $[HCO_3^-]/[H_2CO_3]$ 比值接近 20/1,血液 pH 变化不明显。

3. 细胞调节　细胞内缓冲多在酸中毒 2~4 小时后发生,通过细胞内外离子交换降低血液的 H^+ 浓度。细胞外液中增多的 H^+ 向细胞内转移,为细胞内缓冲碱所缓冲,而细胞内钾向细胞外转移,以维持细胞内外电平衡,故酸中毒易引起高血钾。

4. 肾脏的代偿　除肾功能异常引起的代谢性酸中毒外,其他原因引起的代谢性酸中毒,肾通过排酸保碱来发挥代偿功能。肾代偿一般在酸中毒持续数小时后开始,3~5 天内发挥最大效应。酸中毒时肾小管上皮细胞中碳酸酐酶活性增高,促进肾小管泌 H^+ 和重吸收 HCO_3^- 增加;磷酸盐酸化增加,但肾小管泌 NH_4^+ 增加是最主要的代偿机制。管腔内 H^+ 浓度愈高,NH_4^+ 的生成与排出愈快,产生 HCO_3^- 愈多。通过以上反应,肾加速酸性物质的排泄和碱性物质的补充,因而从尿中排出的 H^+ 增多,尿液呈酸性。

（三）常用指标的变化趋势

血浆 pH 正常(代偿性代谢性酸中毒)或下降(失代偿性代谢性酸中毒)。其他指标的原发性变化:SB 降低,AB 降低,BB 降低,BE 负值增大;继发性变化:$PaCO_2$ 降低,AB<SB,血钾升高。

（四）对机体的影响

1. 心血管系统　①心肌收缩力降低:H^+ 浓度升高除使心肌代谢障碍外,还可通过减少心肌 Ca^{2+} 内流、减少肌浆网 Ca^{2+} 释放和竞争性抑制 Ca^{2+} 与肌钙蛋白结合,使心肌收缩力减弱;②心律失常:酸中毒使细胞内钾外移,加之肾小管细胞泌 H^+ 增加,而排 K^+ 减少,故血钾升高。高血钾可引起心律失常,严重时可发生心脏传导阻滞或心室纤颤;③血管对儿茶酚胺的敏感性降低:H^+ 增高可使毛细血管前括约肌及微动脉平滑肌对儿茶酚胺的反应性降低,导致外周血管扩张,血压可轻度降低。

2. 中枢神经系统　代谢性酸中毒时中枢神经系统功能障碍的主要表现是抑制,如反应迟钝、嗜睡等,严重者可出现昏迷。其发生与下列因素有关:①H^+ 增多抑制生物氧化酶类的活性,使氧化磷酸化过程减弱,ATP 生成减少,脑组织能量供应不足;②酸中毒使脑内谷氨酸脱羧酶活性增高,抑制性神经递质 γ-氨基丁酸生成增多。

（五）防治原则

1. 预防和治疗原发病　如纠正水和电解质紊乱,恢复有效循环血量和改善肾功能。

2. 碱性药物的应用　轻症代谢性酸中毒患者可口服碳酸氢钠片,严重的代谢性酸中毒患者可给予一定量的碱性药物对症治疗。碳酸氢钠因直接补充血浆缓冲碱,作用迅速,为临床治疗所常用。

二、呼吸性酸中毒

案例 7-2

某一肺源性心脏病患者入院时呈昏睡状,血气分析及电解质测定结果如下:pH 7.26,$PaCO_2$ 65.5mmHg,HCO_3^- 37.8mmol/L,Cl^- 92mmol/L,Na^+ 142mmol/L,请分析其酸碱平衡失调的类型并说明诊断的依据,分析患者昏睡的机制。

呼吸性酸中毒(respiratory acidosis)是指 CO_2 排出障碍或吸入过多引起的以血浆 H_2CO_3 浓度原发性升高、pH 呈降低趋势为特征的酸碱平衡紊乱。

考点：呼吸性酸中毒的分类、血气参数的变化和对机体的影响

(一) 原因和机制

1. CO_2 排出减少　各种原因导致肺泡通气量减少,使 CO_2 排出受阻是引起呼吸性酸中毒的常见原因。可见于以下情况①呼吸中枢抑制:见于颅脑损伤、脑炎、脑血管意外、麻醉药或镇静药过量等,因呼吸中枢抑制使肺泡通气量减少,常引起急性 CO_2 潴留。②呼吸肌麻痹:见于急性脊髓灰质炎、重症肌无力、重度低钾血症或家族性周期性麻痹等。因呼吸动力不足而导致肺泡扩张受限,CO_2 排出减少。③呼吸道阻塞:见于喉头痉挛或水肿、异物阻塞气管等,因呼吸道严重阻塞常引起急性 CO_2 潴留。④胸部疾病:见于胸部创伤、气胸、大量的胸腔积液和胸廓畸形等。因胸廓活动受限而影响肺通气功能。⑤肺部疾患:见于肺炎、肺气肿、肺水肿、支气管哮喘和急性呼吸窘迫综合征等广泛肺组织病变,由于肺泡通气量减少,使 CO_2 排出障碍。

2. CO_2 吸入过多　较为少见,在通气不良的环境中,例如矿井塌陷等意外事故,因空气中 CO_2 增多,使机体吸入过多 CO_2。也可见于人工呼吸机管理不当,通气量过小而使 CO_2 排出减少。

(二) 机体的代偿调节

当体内 H_2CO_3 增多时,由于血浆碳酸氢盐缓冲系统不能缓冲挥发酸,血浆其他缓冲碱含量较低,缓冲 H_2CO_3 的能力极为有限。而且呼吸性酸中毒发生的最主要环节是肺通气功能障碍,故呼吸系统难以发挥代偿作用。呼吸性酸中毒时,机体的主要代偿调节方式是:

1. 细胞内外离子交换和细胞内缓冲　细胞内外离子交换和细胞内缓冲是急性呼吸性酸中毒时的主要代偿方式。血红蛋白系统是呼吸性酸中毒时较重要的缓冲系统。潴留的 CO_2 可迅速弥散入红细胞,在碳酸酐酶作用下 CO_2 和 H_2O 生成 H_2CO_3,再进一步解离成 H^+ 和 HCO_3^-,H^+ 被 Hb 所缓冲,HCO_3^- 与血浆中 Cl^- 交换释放入血,使血浆 HCO_3^- 升高,血 Cl^- 降低;血浆中 CO_2 和 H_2O 生成 H_2CO_3,解离出 H^+ 和 HCO_3^-,HCO_3^- 留在血浆中,使血浆 HCO_3^- 浓度升高,具有一定的代偿作用,而 H^+ 与细胞内 K^+ 交换,进入细胞内的 H^+ 可被蛋白质阴离子缓冲,K^+ 外移使血 K^+ 浓度升高。

2. 肾脏的代偿　由于肾对酸碱平衡的调节较为缓慢,在急性呼吸性酸中毒时往往来不及发挥代偿作用,故肾的代偿是慢性呼吸性酸中毒(一般是指持续 24 小时以上的 CO_2 潴留)的主要代偿方式。$PaCO_2$ 升高和 H^+ 浓度增加可刺激肾小管上皮细胞的碳酸酐酶和谷氨酰胺酶活性,表现为泌 H^+、泌 NH_4^+ 和重吸收 HCO_3^- 增加,H^+ 随尿排出,血浆 HCO_3^- 浓度代偿性增加。

(三) 常用指标的变化趋势

急性呼吸性酸中毒时,因肾来不及发挥代偿作用,故 $[HCO_3^-]/[H_2CO_3]$ 比值减少,血 pH 降低,为失代偿性呼吸性酸中毒。原发性改变是 $PaCO_2$ 升高,AB>SB;继发性变化是 SB 和 AB 略升高($PaCO_2$ 每升高 10mmHg,HCO_3^- 可代偿性升高 1mmol/L),BB 和 BE 变化不大。

慢性呼吸性酸中毒时,因肾脏发挥了强大的代偿作用,使血浆 $[HCO_3^-]$ 与 $[H_2CO_3]$ 均增高,两者比值可维持或接近 20/1,血 pH 正常或略降低,为代偿性或失代偿性呼吸性酸中毒。原发性改变为 $PaCO_2$ 升高,AB>SB;继发性改变是 $PaCO_2$ 每升高 10mmHg,HCO_3^- 可代偿性升

高 3.5mmol/L,表现为 SB 升高,AB 升高,BB 升高,BE 正值加大,血钾升高。

(四) 对机体的影响

呼吸性酸中毒对心血管系统的影响与代谢性酸中毒相似,对中枢神经系统的影响取决于 CO_2 潴留的程度、速度、碳酸血症的严重性,以及伴发的低氧血症的程度。呼吸性酸中毒尤其是急性 CO_2 潴留引起的中枢神经系统功能紊乱往往比代谢性酸中毒更为明显。早期表现为头痛、视觉模糊、疲乏无力,进一步发展可出现精神错乱、震颤、谵妄或嗜睡等,即易发生"CO_2 麻醉"。这是因为:①由于 CO_2 为脂溶性,故急性呼吸性酸中毒时,血液中积聚的大量 CO_2 可迅速通过血脑屏障,而 H_2CO_3 则为水溶性,通过血脑屏障极为缓慢,结果是脑脊液 pH 降低更为明显;②CO_2 潴留可使脑血管明显扩张,脑血流量增加,引起颅内压和脑脊液压增加;③CO_2 潴留往往伴有明显的缺氧。

(五) 防治原则

1. 治疗引起呼吸性酸中毒的原发病　如排除呼吸道异物、控制感染、解除支气管平滑肌痉挛、使用呼吸中枢兴奋药及正确使用人工呼吸机等。

2. 使用碱性药物　对 pH 降低较为明显的呼吸性酸中毒患者可适当给予碱性药物。但呼吸性酸中毒患者使用碱性药物应比代谢性酸中毒患者更为慎重。因为 HCO_3^- 与 H^+ 结合后生成的 H_2CO_3 必须经肺排出体外,在通气功能障碍时,CO_2 不能及时排出,甚至可能引起 $PaCO_2$ 进一步升高。

三、代谢性碱中毒

 案例 7-3

某幽门梗阻患者发生反复呕吐,血气分析结果为:pH7.5,$PaCO_2$50mmHg,HCO_3^-36mmol/L,请分析其酸碱平衡失调的类型并说明诊断的依据。

考点: 代谢性碱中毒的分类、血气参数的变化和对机体的影响

代谢性碱中毒(metabolic alkalosis)是指细胞外液碱增多或 H^+ 丢失而引起的以血浆 HCO_3^- 原发性增多,pH 呈上升趋势为特征的酸碱平衡失调。

(一) 原因和机制

1. 消化道失 H^+　见于频繁呕吐或胃液引流时,含丰富 HCl 的胃液大量丢失。

2. 低氯性碱中毒　某些利尿剂(如噻嗪类、呋塞米等)可以抑制肾髓袢升支对 Cl^-、Na^+ 的重吸收,到达远曲小管的 NaCl 含量升高,H^+-Na^+ 交换增强使 HCO_3^- 重吸收增加,促进远曲小管和集合管细胞泌 H^+、泌 K^+ 增加,以加强对 Na^+ 的重吸收,Cl^- 以氯化铵形式随尿排出,引起低氯性碱中毒。

3. 肾上腺皮质激素增多　见于原发或继发醛固酮增多症。醛固酮过多促使肾远曲小管和集合管对 Na^+ 和水重吸收,促进 H^+ 和 K^+ 分泌,使 $NaHCO_3$ 重吸收增加,导致代谢性碱中毒及低钾血症。

4. 低钾性碱中毒　低钾血症是肾小管泌 H^+ 和重吸收 HCO_3^-,也是引起代谢性碱中毒的重要原因和维持因素。机体缺钾时,细胞内钾外移以代偿血钾降低,细胞外液 H^+ 移入细胞,造成细胞外碱中毒和细胞内酸中毒。同时,因肾小管上皮细胞缺钾,使 K^+-Na^+ 交换减少,代之以 H^+-Na^+ 交换增强,H^+ 排出增多,HCO_3^- 重吸收增多,造成低钾性碱中毒。

5. 碱性物质摄入过多　常为医源性。口服或输入过量 $NaHCO_3$ 可引起代谢性碱中毒。摄入乳酸钠、乙酸钠、枸橼酸钠等有机酸盐,其在体内氧化可产生碳酸氢钠,1L 库存血中所含的枸橼酸钠约可产生 30mmol HCO_3^-,故大量输入库存血,尤其是在肾的排泄能力减退时,可引

起代谢性碱中毒。

（二）机体的代偿调节

1. 血浆缓冲系统　细胞外液 H^+ 浓度降低时,OH^- 浓度升高,OH^- 可被血浆缓冲系统的弱酸中和。但在大多数缓冲对的组成成分中,碱性成分远多于酸性成分,故缓冲酸性物质的能力远强于碱性物质,所以血液对碱中毒的缓冲能力较弱。

2. 肺的代偿　血浆 H^+ 浓度降低可抑制呼吸中枢,肺泡通气量降低,$PaCO_2$ 代偿性升高,使 $[HCO_3^-]/[H_2CO_3]$ 的浓度比接近 20/1。

3. 细胞内外离子交换　细胞外液 H^+ 浓度降低,细胞内 H^+ 外移,而细胞外钾内移,使血钾浓度降低,故碱中毒常伴有低血钾。

4. 肾脏的代偿　血浆 H^+ 降低和 pH 升高抑制肾小管上皮细胞内碳酸酐酶与谷氨酰胺酶活性,肾泌 H^+、泌 NH_4^+ 减少,重吸收 HCO_3^- 减少,从而使血浆 HCO_3^- 浓度降低。由于随尿排出的 H^+ 减少而 HCO_3^- 增加,尿液呈碱性。但在低钾性碱中毒时,因肾小管上皮细胞缺钾使 K^+-Na^+ 交换减少,H^+-Na^+ 交换增强,尿液中 H^+ 增多,尿呈酸性,称为反常性酸性尿,这是低钾性碱中毒的一个特征。

（三）常用指标的变化趋势

血 pH 正常或升高,出现代偿性或失代偿性代谢性碱中毒。原发性改变是 SB、AB、BB 均升高,AB>SB,BE 正值加大;$PaCO_2$ 继发性上升,血 K^+ 降低。

（四）对机体的影响

代谢性碱中毒时的临床表现往往被原发疾病所掩盖,缺乏特有的症状或体征。在急性或严重代谢性碱中毒时,主要的功能与代谢障碍如下。

1. 中枢神经系统兴奋　血浆 pH 升高时,脑内 γ-氨基丁酸转氨酶活性增高而谷氨酸脱羧酶活性降低,使 γ-氨基丁酸分解增强而生成减少,γ-氨基丁酸含量降低,其对中枢神经系统的抑制作用减弱,故患者出现烦躁不安、精神错乱、谵妄等兴奋的表现。

2. 神经肌肉应激性增高　正常情况下,血清钙是以游离钙与结合钙两种形式存在的,pH 可影响两者之间的相互转变。Ca^{2+} 能稳定细胞膜电位,对神经肌肉细胞的应激性有抑制作用。急性代谢性碱中毒时,血清总钙量可无变化,但游离钙减少,神经肌肉应激性增高,表现为面部和肢体肌肉抽动、腱反射亢进及手足搐搦等。

3. 血红蛋白氧解离曲线左移　碱中毒使氧解离曲线左移,血红蛋白和 O_2 的亲和力增加,在组织内 HbO_2 不易解离而释放 O_2,可发生组织缺氧。

4. 低钾血症　碱中毒时,细胞外液 H^+ 浓度降低,细胞内 H^+ 外逸而细胞外钾内移,血钾降低;同时肾小管上皮细胞泌 H^+ 减少,H^+-Na^+ 交换减少,而 K^+-Na^+ 交换增强,故肾排钾增加导致低钾血症。

（五）防治原则

1. 治疗原发病　积极去除引起代谢性碱中毒的原因及维持因素。

2. 输生理盐水　生理盐水含 Cl^- 量高于血浆,通过扩充血容量和补充 Cl^- 使过多的 HCO_3^- 从肾排泄,达到治疗代谢性碱中毒的目的。按照给予盐水后代谢性碱中毒能否纠正可将其分为:盐水反应性碱中毒(saline-responsive alkalosis)和盐水抵抗性碱中毒(saline-resistant alkalosis)。前者主要见于胃液丢失及应用利尿剂,有效循环血量减少低钾和低氯等;后者主要见于醛固酮增多症、全身性水肿和严重低钾血症等。给予生理盐水对前者有效,对后者无效。后者可给予醛固酮拮抗剂和碳酸酐酶抑制剂乙酰唑胺。乙酰唑胺抑制肾小管泌 H^+ 和重吸收

HCO_3^-,并增加 Na^+ 和 HCO_3^- 的排出,达到治疗碱中毒和减轻水肿的目的。

3. 给予含氯药物　对于严重的代谢性碱中毒患者,可给予少量含氯酸性药物,如 NH_4Cl 或 $0.1mmol/L$ HCl,以消除碱血症对人体的危害。

四、呼吸性碱中毒

 案例7-4

患者,男性,12岁,因发热、咳嗽、呼吸急促留发热门诊观察。体格检查:呼吸28次/分,肺部闻及湿性啰音。实验室检查:血气分析:pH7.51,$PaCO_2$30mmHg,$PaO_2$68mmHg,HCO_3^-23.3mmol/L,BE $-1.2mmol/L$。血 K^+4.5mmol/L,血 Na^+134mmol/L,血 Cl^-106mmol/L。请分析其酸碱平衡失调的类型并说明诊断的依据。

考点:呼吸性碱中毒的分类、血气参数的变化和对机体的影响

呼吸性碱中毒(respiratory alkalosis)是指肺通气过度引起的以血浆 H_2CO_3 浓度原发性减少、pH 呈升高趋势为特征的酸碱平衡失调。

(一) 原因和机制

各种原因引起肺通气过度都可导致排出过多 CO_2 引起呼吸性碱中毒。

1. 低氧血症　初入高原时,由于吸入气中 PO_2 降低或肺炎、肺水肿等外呼吸障碍,使 PaO_2 降低,缺氧刺激呼吸运动增强,CO_2 排出增多。肺炎等疾病引起的通气过度还与刺激肺牵张感受器及肺毛细血管旁感受器有关。

2. 刺激中枢神经系统　见于中枢神经系统疾病或精神障碍,如脑血管意外、脑炎、颅脑损伤及脑肿瘤等可通过直接刺激呼吸中枢引起通气过度。癔症发作时可引起精神性通气过度。

3. 机体代谢旺盛　见于高热、甲亢及革兰阴性菌败血症患者,由于血温高和机体分解代谢亢进引起呼吸中枢兴奋,通气过度,使 $PaCO_2$ 降低。

4. 药物及化学物质刺激呼吸中枢　水杨酸可通过血脑屏障,直接兴奋呼吸中枢增强肺通气量。

5. 呼吸机使用不当　使用呼吸机治疗通气障碍性疾病时,由于通气量过大而使 CO_2 排出过多。

(二) 机体的代偿机制

呼吸性碱中毒时,虽然 $PaCO_2$ 降低对呼吸中枢有抑制作用,但只要刺激肺通气过度的原因持续存在,肺的代偿调节作用就不明显。

1. 细胞内外离子交换和细胞内缓冲　细胞内外离子交换和细胞内缓冲是急性呼吸性碱中毒的主要代偿方式。血浆 H_2CO_3 迅速降低,HCO_3^- 浓度相对升高。此时机体的代偿调节表现为:①H^+逸出细胞,细胞内血红蛋白、磷酸和蛋白等非碳酸氢盐缓冲物释放 H^+,H^+逸出细胞外,与细胞外液中 HCO_3^- 结合形成 H_2CO_3,使血浆 HCO_3^- 浓度有所下降,H_2CO_3 浓度有所回升。细胞外钾进入细胞内以维持电平衡,故血钾浓度降低。②血浆 HCO_3^- 进入红细胞,部分血浆 HCO_3^- 可进入红细胞,与红细胞内 H^+生成 H_2CO_3,再分解成 CO_2 和 H_2O,CO_2 逸出红细胞以提高 $PaCO_2$,在 HCO_3^- 进入红细胞时,有等量 Cl^- 从红细胞进入血浆,故血 Cl^- 浓度可增高。但上述代偿作用极为有限。

2. 肾脏的代偿　急性呼吸性碱中毒时,肾来不及发挥代偿调节作用。慢性呼吸性碱中毒时,肾充分发挥其调节能力,表现为肾小管上皮细胞泌 H^+、NH_4^+ 减少,重吸收 HCO_3^- 减少,尿液呈碱性。

（三）常用指标的变化趋势

急性呼吸性碱中毒常为失代偿性，血 pH 升高，$PaCO_2$ 原发性降低，AB<SB；继发改变是 SB、AB 略降低（$PaCO_2$ 每降低 10mmHg，血浆 HCO_3^- 只代偿降低 2mmol/L），BB 与 BE 基本不变。慢性呼吸性碱中毒时，根据肾脏的代偿程度，血 pH 可正常或升高，表现为代偿性或失代偿性呼吸性碱中毒。$PaCO_2$ 原发性降低，AB<SB；SB、AB、BB 继发性减少，BE 负值加大。

（四）对机体的影响

呼吸性碱中毒对机体的损伤作用与代谢性碱中毒相似，亦可引起感觉异常、意识障碍、抽搐、低钾血症及组织缺氧。但急性呼吸性碱中毒引起的中枢神经系统功能障碍往往比代谢性碱中毒更明显，这与碱中毒对脑细胞的损伤外，还与脑血流量减少有关。$PaCO_2$ 降低可使脑血管收缩痉挛，脑血流量减少。据报道，$PaCO_2$ 下降 20mmHg，脑血流量可减少 30%～40%。

（五）防治原则

首先应积极治疗原发病和去除引起通气过度的原因，大多数呼吸性碱中毒可自行缓解。对发病原因不易很快去除或者呼吸性碱中毒比较严重者，可用纸袋罩于患者口鼻，令其再吸入呼出的气体（含 CO_2 较多），或让患者吸入含 5% CO_2 的混合气体，以提高血浆 H_2CO_3 浓度。对精神性通气过度患者可应用镇静剂。

各种单纯性酸碱平衡失调常用酸碱指标的变化及离子变化见表 7-2。

表 7-2 各种单纯性酸碱平衡失调的血浆酸碱指标和离子变化

		pH	$PaCO_2$	AB	SB	BB	BE	Cl^-	K^+
代谢性酸中毒		↓(-)	↓	↓	↓	↓	↓	↑(-)	↑
呼吸性酸中毒	急性	↓	↑	↑(-)	↑(-)	(-)	(-)	↓	↑
	慢性	↓(-)	↑	↑	↑	↑	↑	↓	↓
代谢性碱中毒		↑(-)	↑	↑	↑	↑	↑	↓	↓
呼吸性碱中毒	急性	↑	↓	↓(-)	↓(-)	(-)	(-)	↑	↓
	慢性	↑(-)	↓	↓	↓	↓	↓	↑	↓

↑:升高；↓:降低；(-):无变化

第四节 混合性酸碱平衡失调

同一患者有两种或两种以上单纯性酸碱平衡失调同时并存，称为混合性酸碱平衡失调。可以分为双重性酸碱平衡失调和三重性酸碱平衡失调。

双重性酸碱平衡失调可以有不同的组合形式，通常把两种酸中毒或两种碱中毒合并存在，其 pH 向同一方向移动的情况称为酸碱一致性或相加性酸碱平衡失调，如代谢性酸中毒合并呼吸性酸中毒。如果是一个酸中毒与一种碱中毒合并存在，其 pH 向相反的方向移动时，称为酸碱混合性或相消性酸碱平衡失调，如代谢性酸中毒合并呼吸性碱中毒。但是，在同一患者体内不可能同时发生 CO_2 过多又过少，故呼吸性酸中毒和呼吸性碱中毒不会同时发生。

三重性酸碱平衡失调有两种类型：呼吸性酸中毒合并 AG 增高型代谢性酸中毒和代谢性碱中毒；呼吸性碱中毒合并 AG 增高型代谢性酸中毒和代谢性碱中毒。

需要指出的是，无论是单纯性或是混合性酸碱平衡失调，都不是一成不变的，随着疾病的发展、治疗措施的影响，原有的酸碱平衡失调可能被纠正，也可能转变或合并其他类型的酸碱平衡失调。因此,在诊断和治疗酸碱平衡失调时,一定要密切结合患者的病史,观测血 pH、$PaCO_2$ 及 HCO_3^- 的动态变化,综合分析病情,及时做出正确诊断和适当治疗。

目标检测

1. 能直接反映血液中一切具有缓冲作用的负离子碱的总和的指标是(　　)
   A. $PaCO_2$
   B. 实际碳酸氢盐(AB)
   C. 标准碳酸氢盐(SB)
   D. 缓冲碱(BB)
   E. 碱剩余(BE)

2. 阴离子间隙增高时反映体内发生了(　　)
   A. 正常血氯性代谢性酸中毒
   B. 高血氯性代谢性酸中毒
   C. 低血氯性呼吸性酸中毒
   D. 正常血氯性呼吸性酸中毒
   E. 高血氯性呼吸性酸中毒

3. 慢性呼吸性酸中毒的代偿调节主要靠(　　)
   A. 呼吸代偿
   B. 细胞代偿
   C. 血液系统代偿
   D. 肾脏代偿
   E. 骨骼代偿

4. 某肺心病患者,因感冒肺部感染而住院,血气分析为:pH 7.32,$PaCO_2$ 71mmHg,HCO_3^- 37mmol/L,最可能的酸碱平衡失调类型是(　　)
   A. 代谢性酸中毒
   B. 急性呼吸性酸中毒
   C. 慢性呼吸性酸中毒
   D. 混合性酸中毒
   E. 代谢性碱中毒

5. 呼吸衰竭时合并哪一种酸碱平衡失调时易发生肺性脑病(　　)
   A. 代谢性酸中毒
   B. 代谢性碱中毒
   C. 呼吸性酸中毒
   D. 呼吸性碱中毒
   E. 混合性碱中毒

6. 严重失代偿性呼吸性酸中毒时,下列哪项治疗措施是错误的(　　)
   A. 去除呼吸道梗阻
   B. 使用呼吸中枢兴奋剂
   C. 使用呼吸中枢抑制剂
   D. 控制感染
   E. 使用碱性药物

7. 下列哪一项不是代谢性碱中毒的原因(　　)
   A. 严重腹泻
   B. 剧烈呕吐
   C. 应用利尿剂(呋塞米,噻嗪类)
   D. 盐皮质激素过多
   E. 低钾血症

8. 如血气分析结果为 $PaCO_2$ 升高,同时 HCO_3^- 降低,最可能的诊断是(　　)
   A. 呼吸性酸中毒
   B. 代谢性酸中毒
   C. 呼吸性碱中毒
   D. 代谢性碱中毒
   E. 以上都不是

9. 碱中毒时出现手足搐搦的重要原因是(　　)
   A. 血清 K^+ 降低
   B. 血清 Cl^- 降低
   C. 血清 Ca^{2+} 降低
   D. 血清 Na^+ 降低
   E. 血清 Mg^{2+} 降低

10. 酮症酸中毒时下列哪项不存在(　　)
    A. 血 K^+ 升高
    B. AG 升高
    C. $PaCO_2$ 下降
    D. BE 负值增大
    E. 血 Cl^- 增高

11. 休克引起代谢性酸中毒时,机体可出现(　　)
    A. 细胞内 K^+ 释出,肾内 H^+-Na^+ 交换降低
    B. 细胞内 K^+ 释出,肾内 H^+-Na^+ 交换升高
    C. 细胞外 K^+ 内移,肾内 H^+-Na^+ 交换升高
    D. 细胞外 K^+ 内移,肾内 H^+-Na^+ 交换降低
    E. 细胞外 K^+ 内移,肾内 K^+-Na^+ 交换升高

(牛春红)

第八章 发 热

某4岁男孩,发热咳嗽多日,近日因气急、发绀入院。面色潮红,口唇干燥,呼吸急促,体温38.9℃,血常规检查:白细胞19.6×10⁹/L中性粒细胞0.85,X射线检查:两肺下叶散在灶状阴影,左下叶有片状浓淡不均匀阴影。

该患者处于发热的哪一期?该患者为什么面色潮红,口唇干燥?

哺乳动物和人类的体温相对恒定,体温的恒定是维持正常生命活动的一个基本条件。

在体温调节中枢的调节控制下,产热和散热保持动态平衡,因此,机体能够维持稳定的体温。体温调节中枢的高级部位在视前区-下丘脑前部(POAH),次级部位是脑干和脊髓。在体温调节中枢内有调定点(SP),调定点的作用类似于恒温器的刻度。体温调节中枢设定温度值(如37℃),即调定点。体温整合中枢就按照调定点的温度控制效应装置,使产热和散热保持着动态平衡,从而使体温维持在37℃左右。

第一节 概 述

根据体温调节调定点的理论,发热是在致热原的作用下使体温调节中枢的调定点上移而引起的调节性体温升高。

考点:发热的概念

体温升高是指体温超过正常值的0.5℃以上,即腋窝温度超过37℃,或口腔温度超过37.3℃,或直肠温度超过37.6℃。

体温升高不一定就是发热。在进食后、剧烈运动时、妇女月经前期、妊娠期等体温也可升高超过正常0.5℃以上,它们属于生理性体温升高。少数病理性体温升高是因体温调节失控或调节障碍而产生,其本质不同于发热,应称为过热。如皮肤有广泛鱼鳞癣或先天性汗腺缺陷,因散热障碍,夏季可出现体温升高;甲状腺功能亢进造成产热增多而致体温升高;环境高温(中暑)引起的体温升高,均属过热(图8-1)。一般以体温不超过38℃为低热,38~39℃为中等热,39~40℃为高热,超过40℃为过高热。

体温升高 ⎰ 生理性体温升高 ⎰ 进食、剧烈运动 / 月经前期、妊娠期 / 应激
          ⎱ 病理性体温升高 ⎰ 发热:调节性体温升高,与调定点相适应 / 过热:被动性体温升高,超过调定点水平

图8-1 体温升高的分类

发热不是一个独立的疾病,而是许多疾病的共同病理过程和临床表现。很多疾病常是由于早期出现发热而被察觉的,因而它是疾病的重要信号。此外,在疾病过程中,体温曲线变化往往反映病情变化,对疾病诊断、鉴别诊断、判断病情、评价疗效和预后估计都有重要参考价值。

第二节 病因和发病机制

凡能激活体内产致热原细胞产生和释放内生致热原(EP),进而引起体温升高的物质称

为发热激活物,发热激活物又称 EP 诱导物,包括外致热原和某些体内产物。

一、发热激活物

(一) 外致热原

1. 细菌及其毒素

(1) 革兰阴性细菌:大肠埃希菌、伤寒杆菌、淋球菌等革兰阴性细菌进入体内引起发热,主要是内毒素(ET)的作用。

内毒素是最常见的外致热原,为革兰阴性细菌的细胞壁成分。内毒素的分子量很大(1000 ~ 2000kD),不易透过血-脑屏障。内毒素在自然界分布极广,是外环境中主要的热源性物质。

(2) 革兰阳性细菌:此类细菌感染是引起发热的常见原因,主要包括肺炎双球菌、葡萄球菌、溶血性链球菌等。革兰阳性细菌可经下列方式引起发热:①外毒素,从某些革兰阳性细菌分离出的外毒素为强致热激活物,如葡萄球菌的肠毒素、A 族溶血性链球菌的红疹毒素,微量注射即可引起动物发热;②肽聚糖,为革兰阳性细菌细胞壁的骨架;③全菌体或其颗粒成分被细胞吞噬,也可引起发热。

(3) 结核杆菌:菌体和细胞壁中所含有的肽聚糖、多糖和蛋白质都具有致热作用。

2. 病毒和其他微生物　常见引起发热的病毒有流感病毒、麻疹病毒、SARS 病毒、柯萨奇病毒等。病毒是以其全病毒体和其所含有的血细胞凝集素致热。立克次体、衣原体、钩端螺旋体等胞壁中的脂多糖可能与致热性有关。

(二) 体内产物

1. 类固醇　体内某些类固醇及其中间代谢产物也有明显的致热性,如睾酮的中间代谢产物本胆烷醇酮可激活产 EP 细胞,使之产生和释放 EP,引起明显的发热。

2. 抗原-抗体复合物　抗原抗体复合物可激活产 EP 细胞,产生和释放 EP,引起发热。

3. 淋巴因子　淋巴细胞本身不能产生和释放 EP,但淋巴细胞在抗原的刺激下,可释放淋巴因子,淋巴因子也有致热性。

4. 组织崩解产物　如严重的创伤、大面积烧伤、大手术后、心肌梗死、恶性肿瘤等,由于大量组织细胞坏死崩解,其崩解产物也可激活产 EP 细胞,产生和释放 EP,引起发热。

总之,发热激活物分子量大,不能直接作用于体温调节中枢,只能作用于产 EP 细胞。

二、内生致热原

能作用于体温调节中枢引起发热的物质称为内生致热原(EP),EP 由产 EP 细胞产生。产 EP 细胞主要包括单核细胞、巨噬细胞、血管内皮细胞、淋巴细胞、肿瘤细胞等。

目前已明确的 EP 主要有以下几种。

1. 白细胞介素-1(IL-1)　主要由单核细胞、巨噬细胞产生,血管内皮细胞、成纤维细胞、星形胶质细胞、树突细胞、角质形成细胞等也可产生。

2. 肿瘤坏死因子(TNF)　主要由巨噬细胞、淋巴细胞产生。此外,内皮细胞、中性粒细胞、肥大细胞及某些肿瘤细胞也可产生。在内毒素及肿瘤所致的发热中,TNF 为主要的内生致热原。

3. 干扰素(IFN)　由淋巴细胞、单核细胞和成纤维细胞等产生,具有抗病毒、抗肿瘤作用。

4. 白细胞介素-6(IL-6)　由单核细胞、淋巴细胞、内皮细胞和成纤维细胞等产生,IL-6 具有明显的致热活性,能引起各种动物的发热反应,但作用弱于 IL-1 和 TNF。

三、发热时的体温调节机制

(一) EP 信号进入体温中枢的途径

目前认为 EP 可能通过以下途径发挥作用。

1. 经血脑屏障直接进入下丘脑前部(POAH)　大剂量静脉注射 IL-1 和 TNF 可引起双峰热,第一峰的形成是 EP 直接作用于体温调节中枢的结果。此外,IFN 和巨噬细胞炎症蛋白-1的致热作用也被认为是直接作用的结果。

2. 通过下丘脑终板血管区神经元作用于体温调节中枢　下丘脑终板血管区(OVLT)位于第三脑室壁的视上隐窝处。EP 通过有孔毛细血管作用于血管外间隙中的巨噬细胞,后者释放发热介质(如 PGE_2)作用于 OVLT 区神经元,或穿过室管膜血脑屏障的紧密连接,作用于POAH 神经元。

3. 通过迷走神经　大鼠腹腔注入脂多糖后,迷走神经的传入纤维将外周的致热信号传送到中枢神经系统,导致脑内 IL-1 生成增多;切断迷走神经的传入纤维可阻断脂多糖所致的脑内 IL-1 的 mRNA 转录,抑制发热反应。

(二) 发热的中枢介质

从静脉注入 EP 到体温升高,总是有一段潜伏期,提示 EP 到达下丘脑后可能通过某些中枢介质作用于发热中枢,使体温调节中枢的调定点上移,引起发热。发热中枢介质可分为两大类:正调节介质和负调节介质。

1. 正调节介质　正调节介质是指能使 POAH 释放升温信息,引起效应器产热增多,散热减少,导致体温升高的物质。常见的有前列腺素 E(PGE)、环磷酸腺苷(CAMP)、Na^+/Ca^{2+} 比值、促肾上腺皮质激素释放激素(CRH)、一氧化氮(NO)等。

2. 负调节介质　负调节介质是指在脑组织中的含量增高可对抗体温的上升或降低体温的物质。现已证实,体内的负调节介质主要有腺垂体分泌的精氨酸加压素(AVP)、黑素细胞刺激素(α-MSH)。

(三) 发热的机制

考点:发热的机制

发热的机制包括三个基本环节。第一个环节是信息传递:发热激活物作用于产 EP 细胞,产生 EP;第二个环节是调定点上移:EP 通过不同的途径作用于 POAH,产生中枢发热介质,使调定点上移。第三个环节是效应部分:机体进行产热与散热的重新调节,一方面通过运动神经引起骨骼肌紧张度增高或寒战,使产热增加;另一方面,经交感神经系统引起皮肤血管收缩,使散热减少,最终引起发热体温上升至与调定点相适应的水平(图8-2)。

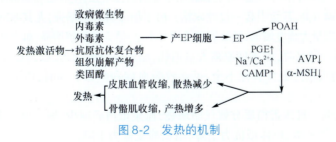

图 8-2　发热的机制

第三节　发热的分期

发热的临床经过可以分为三个时期。

考点:发热的三个时期的临床特点

一、体温上升期

发热的开始阶段,体温不断上升,称为体温上升期。因调定点上移,正常体温转变为"冷刺激",中枢迅速对这种"冷"信息产生反应而发出调节指令,一方面交感神经兴奋,外周血管收缩,

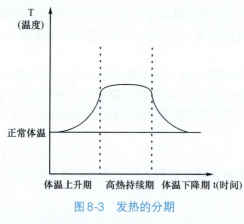

图8-3 发热的分期

散热减少,导致皮肤苍白及皮肤温度下降而出现畏寒;同时竖毛肌收缩,出现"鸡皮疙瘩"。另一方面运动神经元兴奋,骨骼肌发生不随意节律性收缩,出现"寒战",使产热增加(图8-3)。

二、高热持续期

当体温上升到与新的调定点水平相适应的时候,体温不再升高,而在这个新水平上呈波动状态。此时,机体的产热和散热维持高水平的动态平衡,患者寒战、"鸡皮疙瘩"等症状消失,散热反应开始,皮肤血管扩张,皮肤温度增高,皮肤水分蒸发相应增多,可有口唇干燥、自觉发热等症状。

三、体温下降期

随着发热激活物的消失,EP及中枢发热介质被清除,体温调定点逐步降至正常水平,血液温度转变为"热刺激",兴奋体温调节中枢进行散热调节,一方面交感神经抑制,皮肤血管进一步扩张,散热增多,同时汗腺分泌增多,大量出汗,导致机体散热大于产热,体温逐渐下降,直至与正常的调定点水平相适应。

出汗是一种快速的散热反应,但大量出汗可造成脱水,甚至循环衰竭,应注意监护,补充水和电解质,尤其是心肌劳损患者,更应密切注意。

第四节 发热时机体的代谢与功能变化

一、代谢的变化

发热时,机体代谢变化的特点是糖、脂肪、蛋白质三大物质的分解代谢均增强,这是引起体温升高的物质基础。一般情况下,体温每升高1℃,基础代谢率可提高13%。

1. 糖代谢 发热时,由于交感-肾上腺髓质系统的活性增强,使肝脏和肌肉组织中的糖原大量分解,从而引起血糖升高,甚至引起一过性尿糖。由于糖分解代谢增强,尤其寒战时肌肉活动量明显加大,对氧的需求量大幅度增加,导致氧供给相对不足,糖无氧酵解增强,血中乳酸含量增加。

2. 脂肪代谢 发热时,由于糖原被大量消耗,脂肪的分解加速,以满足发热时机体对能量的需求,由于脂肪大量分解且氧化不全,可导致酮血症和酮尿。同时,由于脂肪消耗增加,患者可逐渐消瘦。

3. 蛋白质代谢 机体蛋白质分解代谢增强,血浆蛋白质减少,尿素氮增多,若蛋白质补充不足,将可产生负氮平衡,机体抵抗力下降,组织修复能力下降。

4. 水、电解质及维生素代谢 在体温上升期,血管收缩使肾血量减少,尿量明显减少,少尿和尿色加深,引起水钠潴留。而在高热持续期,高热使皮肤和呼吸道水分蒸发增多。体温下降期大量出汗,可引起脱水。因此,要注意持久高热者的饮食情况,确定合理摄水量,尤其是在退热期,必须补足水分和适量的电解质。由于代谢增强,维生素的消耗增多,尤其维生素B、维生素C,也应注意补充。

5. 酸碱平衡紊乱 发热时,由于糖、脂肪、蛋白质三大物质分解代谢增强且氧化不彻底,导致体内酸性代谢产物堆积,引起代谢性酸中毒。高热时呼吸加深加快,通气过度可导致呼吸性碱中毒。

二、器官功能的变化

1. 中枢神经系统功能变化　高热时对中枢神经系统的影响较大,突出表现是头痛,机制未明。有的患者有谵语和幻觉,小儿在高热中可出现抽搐,常发生于出生后6个月至6岁之间的儿童,称高热惊厥,这可能与小儿的中枢神经系统尚未发育成熟有关。持续高热时,由于大脑皮质受抑制,患者可出现表情淡漠、神志不清、嗜睡甚至昏迷等表现。

考点: 发热时各系统的变化

2. 循环系统功能变化　发热时心率加快,一般体温每上升1℃,心率每分钟平均增加10~20次。这是血液温度升高刺激窦房结及交感-肾上腺髓质系统活动增强所致。心率加快使心排血量增多,心肌耗氧量增加,对心肌劳损或心肌有潜在病灶的患者,则加重了心肌负担,容易诱发心力衰竭。在体温上升期动脉血压可轻度上升,这是外周血管收缩和心率加快的结果;在高热持续期由于外周血管舒张,动脉血压轻度下降。

3. 消化系统功能变化　发热时交感神经兴奋,胃肠道平滑肌蠕动减弱和消化液分泌减少,患者食欲不振,消化不良。

4. 呼吸系统功能变化　发热时由于血液温度升高,刺激呼吸中枢使呼吸加快、加深,有利于增加散热,但是,二氧化碳呼出过多可引起呼吸性碱中毒。

5. 泌尿系统功能变化　在体温上升期,由于交感神经兴奋,肾血管收缩,肾血流量下降,患者尿量减少,尿比重增高。持续发热,肾小管上皮细胞可发生细胞水肿,尿中出现蛋白和管型。体温下降期尿量可逐渐增多,尿比重也可恢复正常。

第五节　发热的生物学意义及防治

一、发热的临床意义

发热是疾病发生的重要信号,对诊断疾病,评价疗效和估计预后均有重要参考价值,同时发热也是机体抵抗疾病的一种防御反应。一定程度的发热能增强肝脏的解毒功能,有利于抗体的形成,增强单核巨噬细胞系统的功能,这些防御反应有利于机体消除各种致病因素。在许多急性传染病时,一定程度的发热,常表示机体反应能力良好。若感染严重而发热不明显者,则表示机体的反应能力不良,预后差。

但体温过高或持续高热,对机体是不利的。因为发热过高或过久,可使能量物质和维生素消耗过多,引起代谢紊乱和组织器官功能障碍,甚至引起严重的后果。因此,在临床工作中,首先要寻找发热的原因,针对发热的病因进行治疗,对病因未明的发热患者,不要急于退热。对于发热温度过高或时间持久的患者,适当退热则是必要的。

二、发热的防治原则

对发热的处理,应当遵循以下原则。

1. 对一般发热不急于解热　由于发热不过高或不太持久对机体有防御意义,并且发热随时间的变化曲线,可反映病情变化,并可作为诊断、评价疗效和估计预后的重要参考,故在疾病未得到诊断和有效治疗时,不强行解热。

2. 下列情况应及时解热

(1) 体温过高:如40℃以上,患者出现明显不适,如头晕、头痛、意识障碍。小儿高热惊厥,应及早处理。

(2) 心脏病患者:发热心跳加速、心脏负担加重,可能诱发心力衰竭,因此对心脏病患者及心肌损害者应及时解热。

（3）妊娠妇女：应及时解热，发热有致畸胎危险，并且增加孕妇心脏负担易诱发心力衰竭。

3. 选用适宜的解热措施

（1）药物降温：目前临床上采用的解热药包括化学解热药（如水杨酸盐类药）和类固醇解热药（如糖皮质激素药）。

（2）物理降温：如用冰帽冷敷头部、乙醇擦浴等。

4. 加强对高热或持久发热患者的护理

（1）注意水盐代谢，补充水分，预防脱水。

（2）由于发热时，消化能力下降，应注意补充高热量、高蛋白的流质或半流质易消化食物，包括维生素。

（3）监护心血管功能：对心肌劳损者，在退热期或用解热药致大量排汗时，要防止休克的发生。

 目 标 检 测

1. 关于发热的概念正确的是（　　）

    A. 体温超过正常值 0.5℃

    B. 产热过程超过散热过程

    C. 是临床上常见病

    D. 由体温调节中枢调定点上移所致

    E. 由体温调节中枢调节功能障碍所致

2. 体温调节中枢的高级部位是（　　）

    A. 视前区下丘脑前部   B. 延髓

    C. 脑桥   D. 中脑

    E. 脊髓

3. 人体最重要的散热途径是（　　）

    A. 肺   B. 皮肤

    C. 尿   D. 粪

    E. 肌肉

4. 下述哪一种情况下妇女体温升高属过热（　　）

    A. 妇女月经前期   B. 妇女妊娠期

    C. 剧烈运动后   D. 先天性汗腺缺乏

    E. 流行性脑脊髓膜炎

5. 关于发热时的变化正确的是（　　）

    A. 交感神经兴奋，消化液分泌减少，胃肠蠕动减弱

    B. 交感神经抑制，消化液分泌增多，胃肠蠕动增强

    C. 交感神经兴奋，消化液分泌减少，胃肠蠕动增强

    D. 交感神经兴奋，消化液分泌增多，胃肠蠕动减弱

    E. 交感神经抑制，消化液分泌增多，胃肠蠕动减弱

6. 体温上升期的热代谢特点是（　　）

    A. 产热和散热平衡   B. 散热多于产热

    C. 产热多于散热   D. 产热障碍

    E. 散热障碍

7. 体温下降期可导致（　　）

    A. Na^+ 潴留   B. Cl^- 潴留

    C. 水潴留   D. 脱水

    E. 出汗减少

8. 在发热的体温上升期动脉血压可（　　）

    A. 无变化   B. 明显下降

    C. 轻度下降   D. 明显上升

    E. 轻度上升

9. 发热时可引起（　　）

    A. 心率加快   B. 消化不良

    C. 分解代谢增加   D. 呼吸加快

    E. 以上均可

10. 对一般发热不急于用解热药降温是因为（　　）

    A. 发热可促进传染病康复

    B. 解热药药效短，应用它意义不大

    C. 发热可减肥

    D. 解热药常有副作用

    E. 一定程度的发热可增强机体免疫力

（邓良超）

第九章　弥散性血管内凝血

弥散性血管内凝血(disseminated intravascular coagulation,DIC)是指在某些致病因素作用下,凝血因子和血小板被激活,大量促凝物质入血,微血管内有广泛的微血栓形成,而引发的以凝血功能异常为主要特征的全身性病理过程。在此过程中,大量凝血因子和血小板被消耗,继发性纤维蛋白溶解功能增强,临床表现为出血、休克、器官功能障碍和溶血性贫血等临床表现。

案例 9-1

某患儿发热、呕吐,皮肤有出血点,出血点涂片检查见脑膜炎双球菌。治疗中出血点逐渐增多呈片状,血压由入院时的 92/74mmHg 降至 60/40mmHg。实验室检查:血小板 28×10^9/L,凝血酶原时间 28 秒(正常对照 15 秒),纤维蛋白原 0.8g/L,3P 试验阳性(++)。

1. 可能的诊断是什么? 依据是什么?
2. 导致此病理过程的原因和机制是什么?
3. 患者发生出血的原因和机制是什么?

第一节　原因及发生机制

一、原　因

引起 DIC 的病因很多。根据资料分析,在我国以感染(细菌、病毒、立克次体等)最常见,恶性肿瘤(包括急性白血病)次之,两者占病因的 2/3。国外报道则以恶性肿瘤,尤其是有转移病变的占首位。广泛组织创伤、大手术、体外循环及产科意外(如胎盘早剥、羊水栓塞)也是 DIC 发病的常见病因。

考点:弥散性血管内凝血的原因

二、发　病　机　制

DIC 的发病过程比较复杂,不同疾病可通过一种或多种途径,激活外源性凝血系统和(或)内源性凝血系统,导致 DIC 的发生、发展。

(一)组织因子释放,激活外源性凝血系统

组织损伤可释放凝血因子Ⅲ即组织因子(tissue factor,TF)入血。在 Ca^{2+} 的协助下与血浆中的Ⅶ/Ⅶa 结合,形成Ⅶa-TF 复合物,激活外源性凝血系统。同时Ⅶa 激活 X 和Ⅸ,产生的凝血酶又可反馈激活Ⅸ、X、Ⅺ、Ⅻ等,扩大凝血反应,引发 DIC 的发生。如严重创伤、大面积烧伤、产科意外(如胎盘早剥等)、外科大手术、恶性肿瘤晚期或肝肾等实质器官坏死等,因释放大量组织因子入血而引发 DIC。另外,内毒素和炎症介质具有诱导作用,使血管内皮细胞、中性粒细胞、巨噬细胞表达和释放组织因子,启动凝血反应,促进 DIC 的发生。

(二)血管内皮细胞广泛损伤,激活内源性凝血系统

严重感染、内毒素、抗原抗体复合物、持续缺血、缺氧、酸中毒及高热等,均可引起血管内皮细胞的广泛损伤,不仅释放组织因子,启动外源性凝血系统;而且可使Ⅻ因子被激活形成Ⅻa

因子,进一步激活Ⅺ、Ⅸ、Ⅹ等因子,启动内源性凝血系统,同时也激活激肽系统、补体系统和纤溶系统。激肽系统对凝血过程有强化作用。补体与凝血、纤溶及血浆激肽系统也有密切关系,也是血栓形成的因素之一。

(三) 血细胞损伤

1. 红细胞大量破坏和血小板的激活　异型输血、疟疾等可引起急性溶血,使红细胞膜磷脂和 ADP 大量释放,膜磷脂可浓缩局限Ⅶ、Ⅸ、Ⅹ及凝血酶原等凝血因子,加速凝血反应,生成大量凝血酶,引起血栓形成。ADP 可促进血小板产生黏附、聚集和释放反应,加速凝血过程,促进 DIC 形成。

2. 白细胞的破坏　内毒素、TNF、IL-1 可诱导中性粒细胞、单核细胞等表达组织因子;在严重感染或急性早幼粒细胞白血病化疗后,可引起这类细胞大量破坏,释放大量组织因子,启动外源性凝血系统。

(四) 促凝物质进入血液

急性坏死性胰腺炎时,大量胰蛋白酶入血,可直接激活凝血酶原使其转变为凝血酶;转移的肿瘤细胞、细菌、羊水中的角化上皮、胎脂、胎粪等大分子颗粒物质入血,通过接触激活Ⅻ因子,启动内源性凝血系统;另外,蛇毒也含有促凝成分,或在 Ca^{2+} 参与下激活 Ⅹ,或可加强 Ⅴ 的活性,甚至可直接使凝血酶原转变为凝血酶,从而引起 DIC 的发生。

综上所述,DIC 的发生机制较为复杂,但凝血酶和纤溶酶形成是两大关键因素,是血管内微血栓形成、凝血因子减少及纤溶亢进的重要机制。

第二节　诱　因

考点:DIC 的诱因

DIC 的发生除上述直接原因以外,还有促进 DIC 发生、发展的诱发因素。

一、单核-吞噬细胞系统功能受损

单核-吞噬细胞系统功能受损可促进 DIC 的发生。在正常情况下,单核-吞噬细胞系统包括肝脏的库普弗细胞能吞噬或清除进入血液中的促凝物质,如凝血酶、纤维蛋白颗粒及内毒素等。当发生感染性休克、败血症时,由于单核-吞噬细胞吞噬了大量病毒、细菌、内毒素、坏死细胞,功能受损和耗竭而处于“封闭状态”,血浆中活化的凝血因子因不能及时被清除而增多,促进 DIC 发生。另外,长期使用大量肾上腺皮质激素容易诱发 DIC,这与单核-吞噬细胞系统受阻有关。

二、肝功能障碍

凝血因子(Ⅰ、Ⅱ、Ⅴ、Ⅶ、Ⅸ、Ⅹ等)、抗凝血物质(AT-Ⅲ、PC 等)及纤溶酶原均在肝内合成。肝功能严重障碍时,这些物质合成减少,对已活化的凝血因子(Ⅸa、Ⅹa、Ⅺa 等)的灭活不足,可使凝血、抗凝及纤溶系统平衡紊乱。肝细胞坏死,释放大量组织因子,启动凝血系统,促进 DIC 形成。另外,急性重型肝炎或肝硬化等导致肝功能损害,其吞噬及清除功能减弱,易发生 DIC。

三、血液的高凝状态

从妊娠第三周开始,孕妇血液中血小板及凝血因子(Ⅰ、Ⅱ、Ⅴ、Ⅶ、Ⅸ、Ⅹ等)逐渐增多;而抗凝血酶Ⅲ、纤溶酶原激活物则减少,胎盘产生的纤溶酶原激活物抑制物增多。随着妊娠时间的增加,血液渐趋高凝状态,妊娠末期最明显。当产科意外(胎盘早期剥离、宫内死胎、羊水栓塞等)时,易发生 DIC。酸中毒时所致的血液高凝状态,是促进 DIC 发生发展的重要原因之一。一方面,酸中毒可损伤血管内皮细胞,启动凝血系统,引起 DIC 的发生;另一方面,由于血液 pH 降低,使凝血因子活性升高,而肝素的抗凝活性减弱,血小板的聚集性加强,这些均可使血液处于高凝状态,促进 DIC 的发生、发展。

四、微循环障碍

休克等因素可导致微循环严重障碍,使血液淤滞,红细胞聚集,血小板发生黏附、聚集。微循环障碍所致的缺血、缺氧,可导致酸中毒及内皮损伤,促进 DIC 的发生。

第三节　分期和分型

一、分　期

根据 DIC 的发生、发展过程,典型的 DIC 可分为三期。

考点:DIC 的分期和分型

(一)高凝期

由于各种原因的作用,导致凝血系统被激活,使凝血酶产生增多,血液凝固性升高,各脏器微循环中可有不同程度的微血栓形成。此时,临床表现不明显,主要表现为血液的高凝状态。实验室检查:血液凝固时间明显缩短,血小板黏附性增加。

(二)消耗性低凝期

大量凝血酶产生和微血栓形成,使凝血因子和血小板大量被消耗,继发性纤溶系统激活,使血液处于低凝状态。此期患者常有出血现象。实验室检查:外周血小板计数减少、凝血酶原时间延长、纤维蛋白原含量减少、出凝血时间延长。

(三)继发性纤溶亢进期

大量凝血酶等可使大量纤溶酶原转化为纤溶酶,纤溶系统被激活,继而纤维蛋白(原)降解为纤维蛋白(原)降解产物(fibrin/fibrinogen degradation products,FDP),使纤溶和抗凝作用增强,此期患者出血表现严重。实验室检查:外周血小板计数减少、凝血酶原时间延长、纤维蛋白原含量减少、出凝血时间延长。

二、分　型

(一)按临床病程的长短分型

1. 急性型　当 DIC 原因作用迅速、强烈时,常表现为急性型。患者可在数小时至 1~2 天内发病。临床以休克和出血症状为主,病情迅速恶化,分期不明显。常见于严重感染(特别是革兰阴性菌引起的败血症休克)、严重创伤、异型输血、急性移植排斥反应等。

2. 慢性型　病程长,由于此时机体有一定的代偿能力,且单核巨噬细胞系统功能较健全,临床表现不明显,常以某器官功能不全的表现为主。一定条件下可转化为急性型。常见于恶性肿瘤、自身免疫性疾病等。

3. 亚急性型　特点是在数天内逐渐形成 DIC,其临床表现介于急性与慢性之间。常见原因有恶性肿瘤转移、宫内死胎等。

(二)按机体代偿情况分型

DIC 的发生、发展过程中,一方面凝血因子和血小板被消耗;另一方面,肝脏合成凝血因子及骨髓生成血小板的能力相应增强,以代偿其消耗。根据凝血物质的消耗与代偿情况可将 DIC 分为以下三型。

1. 失代偿型　常见于急性型 DIC。凝血因子和血小板的消耗超过生成。

2. 代偿型　常见于轻度 DIC。凝血因子和血小板的消耗与代偿之间保持平衡,临床表现不明显。

3. 过度代偿型　常见于慢性 DIC 或恢复期 DIC。机体代偿生成凝血因子和血小板超过其消耗。

第四节　病理临床联系

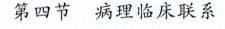

一、出　血

考点:DIC 的病理临床联系

考点:DIC 出血的机制

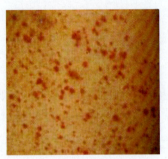

图 9-1　皮肤瘀点、瘀斑

出血是 DIC 最早的临床表现。多部位严重出血倾向是 DIC 的重要诊断依据之一。出血的发生率高达 80% ~ 90%。DIC 出血程度不一,出血部位广泛,根据原发病变而异。其中最常见的是皮肤黏膜出血,表现为瘀点、瘀斑(图 9-1)、牙龈和鼻黏膜出血,甚至大片紫癜;也可出现自发性内脏大出血,如咯血、呕血、黑便、血尿、阴道出血及颅内出血等。轻者出现伤口或注射部位渗血不止;严重者可同时多部位大量出血。

导致出血的机制可能与下列因素有关。

1. 凝血物质被消耗　在 DIC 的发生、发展过程中,大量血小板和凝血因子被消耗,虽然肝脏和骨髓可代偿性产生增多,但消耗大于生成,血液中纤维蛋白原、凝血酶原、凝血因子 V、凝血因子Ⅷ、凝血因子 X 及血小板明显减少,使血液进入低凝状态。

2. 继发性纤溶系统功能亢进　凝血过程中产生的凝血酶可激活纤溶系统,Ⅻa 也可激活激肽释放酶原,通过激肽释放酶激活纤溶系统。富含纤溶酶原激活物的器官(如子宫、前列腺、肺等)受损时,可释放大量纤溶酶原激活物,激活纤溶系统,导致大量纤溶酶生成,使纤维蛋白(原)降解加快,还可水解多种凝血因子,导致凝血过程障碍而引起出血。

3. 纤维蛋白降解产物的形成　纤溶酶产生后,可水解纤维蛋白(原),形成大量纤维蛋白(原)降解产物(FDP/FgDP)。FDP/FgDP 有强大的抗凝作用,是 DIC 患者发生出血的重要因素。

4. 血管壁损伤　广泛的微血栓形成后,因缺血、缺氧和酸中毒导致微血管壁损伤,当纤溶酶将血栓溶解而使血液再灌注时,容易造成出血。

二、休　克

休克和 DIC 常可互为因果关系,形成恶性循环,使患者病情恶化,危及生命。休克的程度不一,与出血量不成比例。常发生于血管内皮损伤所引起的 DIC,以革兰阴性杆菌败血症最常见。休克常突然发生,病情迅速恶化,出现昏迷,肾、呼吸及循环功能衰竭。一般情况下,DIC 导致休克的原因与下列因素有关。

1. 广泛微血栓形成　DIC 时,微血管内广泛微血栓形成,可直接引起组织器官血液灌流不足及回心血量明显减少。

2. 血管床容积扩大　DIC 形成过程中,Ⅻ因子的激活,可相继激活激肽系统、补体系统和纤溶系统,产生一些血管活性物质,如激肽、补体、FDP 等。可使微血管平滑肌舒张,导致血管床容积扩大,有效循环血量减少。

3. 血容量减少　由于 DIC 时广泛或严重出血,使循环血量减少;激肽、组胺、缺氧和酸中毒可使微血管壁通透性增高,血浆外渗,导致血容量进一步减少,心排血量减少。另外,心肌灶状出血,可加重心功能障碍,促进休克发生。

三、器官功能障碍

DIC 时,伴有广泛微血栓形成,引起组织器官缺血、灶性坏死,导致器官功能障碍。如皮肤末端小动脉阻塞时出血性瘀斑,暴发型则表现为手指或足趾坏疽;肺微血管栓塞,可引起肺水肿、出血,发生急性呼吸衰竭;脑微血管栓塞,可导致脑水肿,多发灶性出血、坏死;心内微血栓形成,可导致心肌缺血、梗死,心功能不全;胃黏膜损伤,可导致广泛灶性溃疡;肾内微血栓形成可致肾皮质坏死及急性肾衰竭;急性肾上腺皮质出血性坏死,导致沃-弗综合征(Water-house-Friderichsen syndrome);垂体发生坏死,可致席汉综合征(Sheehan's syndrome)。

由于 DIC 发生的范围、病程及严重程度的不同,轻者可影响个别器官的部分功能;重者可累及一个以上器官的功能衰竭,即多器官功能衰竭,甚至死亡。

四、微血管病性溶血性贫血

慢性 DIC 及亚急性 DIC 患者常可伴发一种特殊类型的贫血,称微血管病性溶血性贫血(microangiopathic hemolytic anemia)。DIC 时血管内形成的广泛微血栓及某些血管活性物质释放使微血管管径变窄,红细胞难以通过,或勉强通过时遭机械性损伤而发生变形、破裂,直至溶血。其特征是外周血涂片中可见一些变形红细胞,称为裂体细胞。外形呈盔形、星形、新月形、不规则形等(图9-2)。该细胞脆性高,易发生溶血。临床表现为贫血、血红蛋白血症及血红蛋白尿。如溶血发生迅速,程度严重,超过骨髓代偿能力,即可产生与出

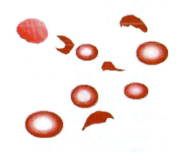

考点:裂休细胞和微血管病性溶血性贫血的概念

图 9-2　裂体细胞

血不成比例的贫血——微血管病性溶血性贫血。溶血时红细胞释放的红细胞素等促凝物质又可加重 DIC。

第五节　弥散性血管内凝血防治原则

1. 治疗原发病　预防和去除引起 DIC 的原发性疾病,终止促凝物质入血为首位的治疗原则。如及时有效地控制感染、去除滞留在子宫腔内的死胎、切除肿瘤等。

2. 改善微循环　及时纠正微循环障碍,改善组织灌流是治疗 DIC 时第二位的治疗原则,其中包括补充血容量、纠正酸中毒、应用血管活性药物、增强心功能。

3. 恢复凝血和纤溶的正常的动态平衡　临床上 DIC 时凝血和纤溶两个病理过程往往交错在一起,但治疗以抗凝为主,即使在后期以纤溶为主的 DIC 患者也不主张单独使用抗纤溶药物。

 目 标 检 测

1. DIC 时血液凝固功能异常表现为(　)　　　　　B. 血液凝固性先降低后增高
　A. 血液凝固性增高　　　　　　　　　　　　　　C. 血液凝固性先增高后降低

D. 血液凝固性降低

E. 血液凝固性增高和降低同时发生

2. 弥散性血管内凝血的基本特征是(　　)

　　A. 凝血因子和血小板的激活

　　B. 纤溶亢进

　　C. 凝血酶原的激活

　　D. 凝血因子和血小板的消耗

　　E. 凝血功能异常

3. 引起弥散性血管内凝血的最常见的疾病是(　　)

　　A. 败血症　　　　　B. 胰腺炎

　　C. 宫内死胎　　　　D. 器官移植

　　E. 大面积烧伤

4. 外源性凝血系统的触发是由于组织细胞损伤释放出的组织因子与下列哪一凝血因子结合而开始的(　　)

　　A. 凝血因子Ⅹ　　　B. 凝血因子Ⅷ

　　C. 凝血因子Ⅸ　　　D. 凝血因子Ⅺ

　　E. 凝血因子Ⅶ

5. 激活的凝血因子Ⅶa与组织因子(TF)复合物可激活(　　)

　　A. 凝血因子Ⅴ和凝血因子Ⅹ

　　B. 凝血因子Ⅹ和凝血因子Ⅸ

　　C. 凝血因子Ⅺ和凝血因子Ⅻ

　　D. 凝血因子Ⅸ和凝血因子Ⅺ

　　E. 凝血因子Ⅲ和凝血因子Ⅷ

6. 内皮细胞受损,启动内源性凝血途径是通过活化(　　)

　　A. 凝血酶原　　　　B. 维蛋白原

　　C. 组织因子　　　　D. Ⅻ因子

　　E. 钙离子

7. 导致DIC发病的关键环节是(　　)

　　A. 组织凝血因子大量入血

　　B. 纤溶酶原激活物生成增加

　　C. 凝血酶生成增加

　　D. 凝血因子Ⅻ的激活

　　E. 凝血因子Ⅴ的激活

8. 单核巨噬细胞系统功能受损诱发DIC的机制是(　　)

　　A. 机体抗血栓形成能力降低

　　B. 继发细菌感染

　　C. 激活凝血酶原

　　D. 增加组织因子的释放

E. 激活纤维蛋白原

9. 肝功能严重障碍诱发DIC与下列哪一过程无关(　　)

　　A. 抗凝血酶-Ⅲ生成减少

　　B. 血小板生成减少

　　C. 清除凝血因子Ⅸa、Ⅹa、Ⅺa的作用减弱

　　D. 组织因子释放增多

　　E. 解毒功能障碍

10. 妊娠末期时,下列哪一项不是引起血液高凝状态的原因(　　)

　　A. 血小板和凝血因子增多

　　B. 纤溶酶原激活物抑制剂增多

　　C. 纤溶酶原激活物活性增加

　　D. 抗凝血酶活性降低

　　E. 高脂血症

11. 患者,女性,27岁。在分娩过程中突然出现呼吸困难、发绀,进而出现皮肤湿冷、脉搏细数、血压下降、无尿,渐见皮肤有出血点,输液针口渗血不止,经抢救无效死亡。尸检见两肺微血管中有大量羊水成分,各组织器官均有明显漏出性出血。该患者皮肤出血、针口渗血的原因是(　　)

　　A. 血小板功能异常　　B. 维生素K缺乏

　　C. 输液过多　　　　　D. 血管壁破裂

　　E. 凝血因子被消耗和继发纤溶

12. 患者,男性,25岁。因急性黄疸性肝炎入院。神志清楚,表情淡漠,巩膜黄染,肝脏肿大,质软。大量便血、呕血,实验检查:血红蛋白100g/L,白细胞3.9×10^9/L,血小板30×10^9/L,凝血酶原时间29秒,纤维蛋白原1g/L,3P试验阳性(++)。该患者发生DIC的直接诱因是(　　)

　　A. 血小板功能异常　　B. 肝功能障碍

　　C. 微循环障碍　　　　D. 血管壁破裂

　　E. 凝血因子被消耗和继发纤溶亢进

13. 患者,因肺癌行肺叶切除手术,术中创面出现高凝现象,继而渗血不止,出血量达3200ml,经输血后生命体征平稳,出现大量浓茶色尿,皮肤黏膜有瘀点和瘀斑,临床考虑手术并发DIC。则患者出现浓茶色尿的原因是(　　)

　　A. 血管壁破裂　　　　B. 溶血

　　C. 血小板功能异常　　D. 肝功能障碍

　　E. 肾功能不全

(付玉环)

第十章 休 克

休克是由各种强烈致病因子作用于机体引起的急性循环衰竭，并导致全身有效循环血量下降，组织循环灌注量急剧降低为主要特征，进而发生细胞与器官功能代谢严重障碍的全身性病理过程。

链 接

休克是 shock 的音译，是涉及临床各科常见的危重疾病，其原意为震荡或打击。1731 年，法国医师 Le Darn 首次将休克一词应用于医学，用它来表示人体创伤后的一种危急状态。19 世纪，Warren 对休克患者的临床症状描述为面色苍白、皮肤湿冷、脉搏细速、尿量减少、血压下降和神志淡漠等。

第一节 休克的原因与分类

引起休克的原因很多，分类方法也不一。

一、休克的原因

考点：休克病因

1. 失血、失液　见于外伤大出血、肝脾破裂、胃十二指肠溃疡出血、食管静脉曲张破裂出血及产后大出血等。休克是否发生取决于失血量及失血的速度，若快速失血超过总血量的 20%～25% 时，即可发生失血性休克；剧烈呕吐、腹泻及大量出汗等原因引起大量体液丢失。

2. 烧伤　严重的大面积烧伤伴有血浆大量渗出可引起烧伤性休克。其发生与疼痛及低血容量有关。晚期因继发感染而发展为败血症休克。

3. 创伤　严重的创伤可引起创伤性休克，多见于骨折、挤压伤、战伤、手术创伤等。休克的发生与大量失血、疼痛有关。

4. 心脏病变　大面积急性心肌梗死、急性心肌炎、严重的心律失常、急性心包填塞等，可导致心排血量急剧减少，有效循环血量显著下降，组织灌流量减少，从而引起心源性休克。

5. 严重感染　多见于严重的感染，尤其是细菌、病毒、真菌、立克次体等感染。以革兰阴性菌感染引起的休克为常见，占感染性休克 70%～80%。细菌内毒素起重要作用，故又称内毒素性休克。感染性休克常伴有败血症，故又称败血症性休克。

6. 神经刺激　剧烈疼痛、高位脊髓麻醉或脊髓损伤等强烈的神经刺激可引起神经源性休克，此种休克的发生和血管运动中枢抑制有关。

7. 过敏　过敏体质者，在注射某些药物（如青霉素）、血清制品或疫苗等引发严重 I 型变态反应时，肥大细胞释放大量组胺和缓激肽，可引起小血管扩张和毛细血管壁通透性增高，致使有效循环血量不足而引起过敏性休克。

二、休克的分类

（一）按病因分类

休克按病因不同可分为失血失液性休克、烧伤性休克、创伤性休克、感染性休克、心源性休克、神经源性休克、过敏性休克等。目前这种分类在临床上广为应用，有助于及时消除病因和治疗。

（二）按血流动力学特点分类

1. 低排高阻型休克　又称低动力型休克，其血流动力学特点是心排血量降低，外周血管阻力升高。由于皮肤血管收缩，血流量减少，使皮肤温度降低，故又称为"冷休克"。常见于失血(失液)性休克、心源性休克和大多数的感染性休克。

2. 高排低阻型休克　又称高动力型休克，其血流动力学特点是心排血量高，外周血管阻力低。由于皮肤血管扩张，血流量增多，使皮肤温度升高，故又称为"暖休克"。常见于过敏性休克、少数的感染性休克及某些神经源性休克。

3. 低排-低阻型休克　其血流动力学特点是心排血量低，外周阻力也低。血压明显降低。常见于各型休克的晚期。

考点：休克发生的始动环节

（三）按始动环节分类

尽管休克的原始病因不同，但有效循环血量减少，组织灌注量不足，是多数休克发生的共同基础。而正常的心泵功能、足够的血容量及正常的血管容量是实现有效灌流的保证，其中任何一个环节发生异常，均可导致休克发生。

1. 低血容量性休克　失血、失液及烧伤等可导致大量体液丧失，血容量急剧减少，引起静脉血回流不足，心排血量减少和血压下降，反射性引起交感神经兴奋，外周血管收缩，组织微循环的灌流量进一步减少。

2. 心源性休克　由于急性心泵功能衰竭使心排血量急剧减少而引起的休克称心源性休克。常见于大面积急性心肌梗死、急性心肌炎、严重的心律失常、急性心包填塞等。

3. 血管源性休克　由于小血管扩张，血管床容量扩大，导致有效循环血量减少而引起的休克称血管源性休克。见于感染、过敏及强烈的神经刺激等。

第二节　休克发生的始动环节

维持机体正常血液循环的三个基本环节是机体具备正常的心功能、血容量和血管容量。虽然休克的病因多种多样，但主要是通过影响这三个基本环节，使机体有效循环血量减少而引起休克。

一、血容量急剧减少

血容量减少是低血容量性休克(失血或失液性休克、创伤性休克、烧伤性休克等)的始动环节。由于循环血量减少，导致血压下降，使重要器官和外周组织微循环的灌流压降低，灌流量减少。若在15分钟内，失血量超过总血量的20%~25%，即可发生休克。

二、心泵功能障碍

心泵功能障碍是心源性休克的始动环节，也是加剧其他各型休克的重要因素。各种严重急性心功能障碍均可引起心排血量急剧减少，组织和器官微循环灌流严重不足而导致休克。其他原因引起的休克，因冠状动脉供血减少，造成心肌缺血缺氧，使心肌收缩力下降，导致心排血量进一步减少而加剧休克的发展。

三、血管容量扩张

过敏性休克、神经源性休克和创伤性休克始发于血管容量扩大。正常情况下，由于神经体液的调节,交替开放的毛细血管容量仅占总血容量的5%,使全血量与血管容量处于相互匹配的状态。严重的Ⅰ型超敏反应时,由于组胺、缓激肽等使小血管、微血管扩张,血管容量扩大,大量血液淤积在微循环内,回心血量骤减,以致有效循环血量减少,从而引起过敏性休克。疼痛、麻醉可抑制交感神经的血管功能,使血管紧张性下降,导致血管容量扩大,致使有效循环血量相对不足而发生神经源性休克。

第三节　休克的发展过程及发病机制

 案例 10-1

40 岁男性,有多年胃溃疡病史。入院前一天解黑便 2 次、呕血 2 次。入院查体:神志淡漠,反应迟钝,血压 50/40mmHg,脉搏 130 次/分,脉细而弱,面色苍白,四肢湿冷。入院后患者又解黑便 1 次。既往无其他病史。实验室检查:RBC 2.0×10^{12}/L,Hb 90g/L,pH 7.13,PaCO$_2$30mmHg,[HCO$_3^-$] 19mmol/L。

1. 该患者发生什么?可能并发哪种酸碱平衡紊乱?
2. 阐述休克的分期及每期微循环的改变。

以典型的失血性休克为例,根据其微循环变化规律,可将休克发展过程分为三期。

考点:休克的分期及每期的临床表现

一、休克Ⅰ期(微循环缺血性缺氧期)

缺血性缺氧期发生在休克的早期,也称为休克的代偿期。

(一)微循环的变化特点

主要为皮肤内脏(除心、脑外)器官内的微动脉、后微动脉、毛细血管前括约肌和微静脉均持续收缩或痉挛,尤其是微动脉、后微动脉和毛细血管前括约肌的收缩,使毛细血管前阻力增大,大量真毛细血管关闭,真毛细血管网血流量减少,流速减慢;血液通过开放的动-静脉吻合支和直接通路回流,使组织微循环灌流量明显减少,出现少灌少流、灌少于流的情况,组织细胞缺血、缺氧,故又将此期称为微循环缺血缺氧期(图 10-1)。

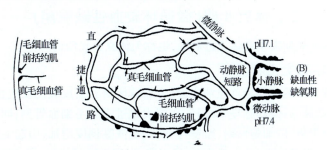

图 10-1　休克Ⅰ期微循环变化

(二)微循环变化的主要机制

各种休克的原因通过不同的途径引起交感-肾上腺髓质系统兴奋,儿茶酚胺大量释放入血,使α-肾上腺素受体占优势的皮肤、腹腔内脏和肾的小血管强烈收缩。由于微动脉、后微动脉和毛细血管前括约肌比微静脉对儿茶酚胺更敏感,故毛细血管前阻力增加比后阻力更显著,大量真毛细血管网关闭,微循环灌流量急剧减少。儿茶酚胺作用于肾上腺素β受体,使动-静脉吻合支开放,血液通过开放的动-静脉吻合支和直接通路回流,加重了组织缺氧。同时血容量减少及儿茶酚胺增多可导致血管紧张素Ⅱ、血管加压素等体液因子增多,使小血管进一步收缩。

（三）微循环变化的代偿意义

1. 增加回心血量　①自身输血：静脉系统属于容量血管，可容纳总血量的 60%~70%。休克早期，由于大量儿茶酚胺等缩血管物质的释放，使小静脉、微静脉及肝脾储血库收缩，减少血管床容量，使回心血量增多。这种变化起到了"自身输血"的作用，是休克时增加回心血量的"第一道防线"；②自身输液：由于微动脉、后微动脉和毛细血管前括约肌对儿茶酚胺的敏感性比微静脉更高，因而收缩更明显，这就导致毛细血管前阻力大于后阻力，毛细血管内流体静压降低，促使组织液回流增多，起到了"自身输液"的作用，是休克时增加回心血量的"第二道防线"。

2. 维持正常动脉血压　休克早期机体通过"自身输血"和"自身输液"等机制使回心血量增加，对维持动脉血压有重要代偿意义。同时，交感-肾上腺髓质系统兴奋，使心肌收缩力增强，外周循环阻力增加，可减轻血压尤其是平均动脉压下降的程度。总的效应是使血压维持在正常范围。

3. 血液重新分布　皮肤、腹腔内脏及肾的血管 α 肾上腺素受体密度较高，对儿茶酚胺较敏感，血管收缩强烈，组织灌流量明显减少，而心、脑血管无明显收缩。这种因不同组织器官的血管对儿茶酚胺反应的不均一性，使有限的血液资源得到重新分布，从而可以保障重要生命器官心、脑的血液供应。

（四）临床表现

由于交感-肾上腺髓质系统兴奋，使皮肤、腹腔内脏微血管收缩，该期患者表现为面色苍白、四肢湿冷、尿量减少、脉搏细速；此期患者血压可骤降（大失血和心源性休克），也可略降，甚至正常（代偿），但脉压可明显减小；因血液重新分布，脑血液供应可以是正常的，故患者神志清楚。

此期，若能及时采取有效的抢救措施，尽早消除休克动因，及时补充血容量，解除微血管的痉挛，改善组织的血液灌流等，可阻止休克进一步发展。否则，休克将继续发展，进入淤血性缺氧期。

二、休克Ⅱ期（微循环淤血性缺氧期）

微循环淤血性缺氧期发生在休克进展期，也称为休克失代偿期。

（一）微循环的变化特点

微循环的血管自律运动现象首先消失，终末血管床对儿茶酚胺的反应性降低，毛细血管前括约肌舒张，微动脉、后微动脉痉挛减轻，血液大量进入真毛细血管网；同时微静脉血流缓慢，红细胞、血小板聚集，白细胞黏附、贴壁与嵌塞，血液黏稠度增加，引起毛细血管后阻力大于前阻力，使微循环灌多流少、灌大于流，血液淤滞，组织呈缺氧状态，故又称为微循环淤血性缺氧期（图 10-2）。

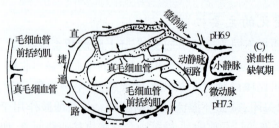

图 10-2　休克Ⅱ期微循环变化

（二）微循环的变化机制

此期机制比较复杂，和微血管长时间缺血缺氧、酸中毒及多种体液因子作用相关。

1. 酸中毒　由于微循环持续缺血、缺氧，导致无氧酵解产物乳酸堆积，发生酸中毒。酸中毒使血管平滑肌对儿茶酚胺的反应性降低，导致微血管舒张。

2. 局部扩血管物质增多　组织长期的缺血缺氧及酸中毒可刺激组胺、激肽、腺苷等扩血管物质生成增多，引起小血管平滑肌舒张和毛细血管扩张，通透性增加。同时细胞解体 K^+ 释放入血增加，细胞外高 K^+ 可抑制 Ca^{2+} 通道开放，Ca^{2+} 内流减少，微血管平滑肌反应性与收缩性降低，引起微循环血管扩张。

3. 血流动力学改变　此期由于淤血缺氧、酸中毒、组胺的释放等，使微血管壁通透性增加，血浆外渗，血液浓缩，血液黏稠度增高，红细胞、血小板易于聚集；白细胞贴附于血管内皮细胞，使血流受阻，血流缓慢、淤滞加重，毛细血管后阻力增加。贴附的白细胞通过释放氧自由基和溶酶体酶损伤血管内皮细胞，进一步引起微循环障碍和组织损伤。

4. 内毒素等的作用　多数休克后期可伴有肠源性细菌入血，这些细菌释放毒素可激活巨噬细胞，通过促进一氧化氮生成增多等途径而引起血管平滑肌舒张。

（三）微循环变化的后果

此期，由于微循环淤血，毛细血管内流体静压升高，组胺、激肽等作用使毛细血管壁通透性增加，不但"自体输液"停止，反而血浆大量外渗，引起血液浓缩、血液黏稠度增加，血液流速更加缓慢，淤血进一步加重。静脉系统容量血管扩张，血管床容积增大，回心血量减少，"自体输血"效果丧失。微循环的淤血和血浆外渗使有效循环血量锐减，回心血量进一步减少，导致心排血量和血压进行性下降，使交感-肾上腺髓质系统更为兴奋，组织灌流量进一步减少，组织缺氧更趋严重，心、脑等重要器官供血严重不足，形成恶性循环，使休克进一步恶化。

（四）临床表现

此期患者全身各组织器官严重淤血，回心血量进行性减少，心排血量锐减，血压进行性下降。心、脑血管失去自我调节能力和血液重新分布的优先保证，脑供血不足，患者出现神志淡漠、意识模糊，甚至昏迷；冠状动脉供血不足使心搏无力，心音低钝，脉搏频细；肾血流严重不足，患者出现少尿甚至无尿；皮肤组织淤血缺氧，出现发绀或花斑、温度降低等症状。

本期病变由代偿期向失代偿期逐渐发展，初期如能及时有效救治，采取扩充血容量、纠正酸中毒、合理选用血管活性药物等措施，以解除微循环淤血，患者病情仍可好转。否则，休克将进一步恶化，进入难治期。

三、休克Ⅲ期（微循环衰竭期）

微循环衰竭期发生在休克的晚期阶段，又称为休克难治期。

（一）微循环变化的主要特点

微血管平滑肌麻痹，血管扩张，对血管活性物质失去反应，血液淤滞，红细胞聚集，可有大量微血栓形成，并可阻塞血管，导致微循环血流停止，不灌不流，后期可见微血管出血（图 10-3）。

（二）微循环衰竭期的发生机制

1. 严重缺氧、酸中毒　使微血管丧失了对血管活性物质的反应性，导致微血管麻痹、扩张，加上微血管壁通透性增强，使血浆大量外渗，血液浓缩，血液淤滞，血流缓慢。

2. DIC 形成　休克晚期发生 DIC 的机制：①机体组织细胞长时间缺血缺氧、酸中毒及大

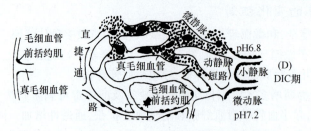

图 10-3　休克Ⅲ期微循环变化

量内毒素释放入血,使血管内皮细胞受损,启动内源性凝血系统,同时血管内皮细胞的抗凝作用减弱;②严重组织损伤可释放大量组织因子入血,激活外源性凝血系统;③微循环淤血,血浆外渗,使血液浓缩,血流缓慢,甚至停止,血液黏稠度增高,血细胞易于聚集而形成微血栓。

3. DIC 加重休克　休克一旦并发 DIC,将对微循环及各组织器官功能造成严重损伤,患者病情将迅速恶化,这是因为:①大量微血栓形成阻塞微循环通路,加重微循环障碍并使回心血量锐减;②凝血和纤溶过程中的一些产物可增加血管壁通透性,加重微血管舒缩功能紊乱;③发生 DIC 时出血导致有效循环血量进一步下降;④器官可因微血栓形成出现栓塞、梗死,加重器官功能障碍。这些不利因素,给休克患者的救治造成极大困难,故又把此期称为休克难治期或不可逆期。

(三) 临床表现

此期患者病情较重,临床表现较复杂。

1. 循环衰竭　由于微血管平滑肌麻痹,反应性降低,患者血压逐渐下降,即使使用升压药也难以恢复,中心静脉压降低,静脉塌陷,出现循环衰竭。

2. 毛细血管无复流现象　休克循环衰竭时,即使大量输血、补液使患者血压回升,有时也不能恢复毛细血管血流,称为无复流(no-reflow)现象。与血管内皮细胞肿胀、白细胞黏附、聚集和并发 DIC 导致血管腔阻塞有关。

3. 全身多部位出血　如皮肤出现瘀点、瘀斑,有时可见呕血、便血及其他器官出血。

4. 重要器官功能障碍或衰竭　休克晚期,由于微循环淤血持续加重和 DIC 发生,使全身微循环灌流严重不足,组织细胞受损乃至死亡,重要生命器官心、脑、肺、肾等出现功能障碍或衰竭。

上述休克三个时期只是简单概括了休克发生发展的一般规律,并非所有的休克都依次出现上述三期的变化。如 DIC 是休克难治的一个重要因素,但不表明其是休克的必经阶段,并非所有的休克患者都会发生 DIC。不同类型的休克具有不同的特点,对不同类型的休克,应进行具体的分析,认清其发病环节及发生发展规律,及时采取合理的抢救措施。

第四节　休克时机体的代谢与功能变化

一、细胞代谢障碍

(一) 能量代谢障碍

休克时由于微循环障碍,组织灌流减少,组织细胞严重缺氧,有氧氧化障碍,糖酵解增强,ATP 合成减少,酸性代谢产物乳酸生成增多。能量供应不足导致细胞膜钠泵活性下降,Na^+-K^+转运障碍,因而细胞内 Na^+ 增多,而细胞外 K^+ 增高,导致细胞水肿和高钾血症。

（二）代谢性酸中毒

休克时细胞严重缺氧,糖酵解增强,酸性代谢产物乳酸生成增多;肝功能受损,肝细胞不能充分摄取乳酸转化成葡萄糖;同时肾功能受损,代谢产物不能及时排出,导致代谢性酸中毒发生。

二、细胞损伤

细胞膜是休克时最早发生损伤的部位,主要表现为膜通透性增高,各种离子泵功能受损,导致水、Na^+、Ca^{2+}内流,K^+外流,引起细胞水肿、细胞器肿胀、跨膜电位明显降低;线粒体最早出现的损伤是呼吸功能降低和ATP合成抑制,此后发生形态结构改变,甚至崩解,导致能量产生进一步减少;溶酶体肿胀,有空泡形成和溶酶体酶大量释放,引起细胞自溶,消化基膜,激活激肽系统,产生心肌抑制因子等毒性多肽,加重休克的发展。

细胞作为一个形态功能单位,其原发性损伤既是器官功能障碍的基础,也是引起或加重微循环障碍的重要原因。

三、重要器官功能障碍

休克时,细胞结构破坏、功能受损和代谢障碍,导致肺、肾、肝、心、脑等重要器官相继或同时发生功能障碍,这是造成休克难治或患者死亡的常见原因。

考点:休克时重要器官功能障碍

（一）肺功能障碍

休克患者呼吸功能障碍发生率较高,可达80%~100%。早期可因创伤、感染等刺激使呼吸加快、通气过度,出现低碳酸血症和呼吸性碱中毒。休克进一步发展,病情恶化,可发生急性呼吸窘迫综合征(ARDS)。

肺的主要病理变化为呼吸膜损伤。突出表现为肺水肿、肺毛细血管微血栓形成、肺不张及肺泡表面透明膜形成等。具有这些病理特征的肺称为休克肺,也是ARDS的主要病理特点。其发生机制是活化的中性粒细胞释放氧自由基、蛋白酶及炎症介质等损伤血管内皮细胞,使血管壁通透性增加,出现肺水肿、出血;中性粒细胞聚集、黏附,血管内皮细胞损伤,可导致微血栓形成;肺泡上皮细胞受损,表面活性物质合成减少,可出现肺不张;肺泡壁毛细血管通透性增加,血浆蛋白透过血管壁沉着在肺泡腔,形成透明膜。

休克肺引起严重的肺泡通气/血流比值失调和气体弥散障碍,临床上患者主要表现为以进行性呼吸困难、动脉血氧分压进行性降低、发绀、肺水肿和肺顺应性降低为特征的急性呼吸衰竭。

（二）肾功能障碍

休克时肾脏是最易受损的器官之一,急性肾功能障碍发生率较高,患者主要表现为少尿或无尿、氮质血症、高钾血症和代谢性酸中毒。晚期常发生急性肾衰竭导致患者死亡。

休克初期,由于血液重新分布,肾血流灌流不足,肾小球滤过率降低,尿量减少,可出现功能性肾衰竭,如能及时恢复有效循环血量,使休克逆转,肾功能可很快恢复正常。若休克持续时间较长或不正确的使用了大剂量的缩血管药物,可因肾组织严重缺血、缺氧发生急性肾小管坏死,此时通过治疗,即使恢复了肾的正常血流量,也很难在短时间内使肾脏功能恢复正常,导致器质性肾衰竭。如休克进一步恶化,可危及患者生命。

（三）脑功能障碍

休克早期,由于血液的重新分配和脑的自身调节,可保证脑的血液供应,因而患者可无明显的脑功能障碍的表现。随着休克的发展,动脉血压进行性降低和发生DIC时,脑组织血液灌流量明显降低,缺血缺氧加重,因而患者出现神志淡漠甚至昏迷等脑功能障碍的表现。重者可发生脑水肿和颅内压升高,严重者可导致患者死亡。

(四) 心功能障碍

心功能障碍发生率较小,只有 10%~23% 。除心源性休克伴有原发性心功能障碍外,其他类型休克的早期,由于机体的代偿和血液重新分布,心功能一般无明显障碍。但随着休克的发展,多种有害因素相继或同时作用于心肌,导致心肌受损,心功能障碍,有可能发生心力衰竭。这些有害因素主要有:①血压下降和心率过快引起心室舒张期缩短,冠状动脉灌流量减少,导致心肌供血不足;②交感-肾上腺髓质系统兴奋使心率加快,心肌收缩力加强,心肌耗氧量增加,加重心肌缺氧;③严重的休克患者多伴有酸中毒、高血钾、低血钙及低血镁等,可引起心肌收缩力降低和心律失常;④缺血时胰腺产生心肌抑制因子使心肌收缩力减弱;⑤休克晚期发生 DIC,引起心肌缺血或心肌坏死,影响心功能;⑥细菌毒素、氧自由基等使心功能受抑制。

(五) 肝脏和胃肠功能障碍

肝功能障碍发生率很高,主要表现为肝功能不全和黄疸,多见于由创伤和全身感染引起的休克,其主要机制和肠道细菌、毒素吸收入血,直接作用于肝脏,激活肝脏的巨噬细胞有关。由于肝脏代偿能力较强,肝功能障碍早期不易被发现。肝功能受损时,肝细胞对乳酸的利用障碍导致或加重酸中毒发生;凝血因子合成减少导致凝血功能障碍,可促使 DIC 发生;解毒功能降低促使或加重内毒素血症;肝损害导致黄疸发生,影响某些胆盐中和内毒素的作用,使血中内毒素水平升高,毒性增强。

休克早期由于腹腔内脏血管收缩,胃肠道血流量明显减少。胃肠黏膜可因缺血、淤血引起水肿、糜烂或出血,形成应激性溃疡。现代内镜已证实了在某些应激状态下应激性溃疡的存在,其发病和消化液反流及缺血-再灌注损伤有关。临床主要表现为腹痛、消化不良、呕血或黑便等。胃肠黏膜损伤,屏障功能削弱,可导致大量内毒素甚至细菌经肠道入血,使菌血症、毒血症及败血症发生率增高,促进休克发展。消化道功能紊乱是休克晚期发生肠源性败血症、全身炎症综合征、多器官功能障碍和衰竭的主要原因。

上述各器官功能障碍可单独发生,也可同时出现,如多个器官系统同时发生功能障碍,则可形成多器官功能障碍综合征(MODS)。

 目 标 检 测

1. 休克的本质是( )
   A. 动脉血压下降　　　B. 中心静脉血压下降
   C. 微循环灌流障碍　　D. 心肌收缩力减弱
   E. 血管外周阻力减弱

2. 休克早期引起微血管收缩的最主要物质是( )
   A. 组胺　　　　　　　B. 儿茶酚胺
   C. 血管加压素　　　　D. 肾素
   E. 缓激肽

3. 指出下列哪一项不是休克早期的表现( )
   A. 面色苍白　　　　　B. 收缩压不下降
   C. 尿量减少　　　　　D. 脉压增大
   E. 四肢湿冷

4. 失血性休克早期时,最易受损的器官是( )
   A. 脑　　　　　　　　B. 心
   C. 肾　　　　　　　　D. 肺
   E. 肝

5. 休克初期微循环的特点是( )
   A. 少灌少流,灌多于流
   B. 少灌多流,灌少于流
   C. 多灌多流,灌少于流
   D. 多灌多流,灌多于流
   E. 少灌少流,灌少于流

6. 休克早期血流量基本不变的器官是( )
   A. 心　　　　　　　　B. 肝
   C. 肾　　　　　　　　D. 肺

E. 脾

7. 休克期微循环的特点是(　　)

A. 少灌少流,灌多于流

B. 少灌少流,灌少于流

C. 多灌少流,灌少于流

D. 多灌少流,灌多于流

E. 多灌多流,灌少于流

8. 休克时最常出现的酸碱平衡失调的类型是(　　)

A. 呼吸性酸中毒

B. AG 正常型代谢性酸中毒

C. AG 增高型代谢性酸中毒

D. 代谢性碱中毒

E. 混合型酸碱平衡紊乱

9. 下列哪一项不是休克肺的表现(　　)

A. 间质型肺水肿　　B. 肺泡水肿

C. 肺不张　　　　　D. 肺泡内透明膜形成

E. 慢性阻塞型肺气肿

10. 急性呼吸窘迫综合征(ARDS)的共同发病环节是(　　)

A. 肺内 DIC 形成

B. 急性肺淤血水肿

C. 急性肺不张

D. 急性弥漫性肺泡-毛细血管膜损伤

E. 肺泡内透明膜形成

11. 休克初期发生的肾衰竭常为(　　)

A. 功能性急性肾衰竭

B. 慢性肾衰竭

C. 器质性急性肾衰竭

D. 肾后性肾衰竭

E. 肾前性和肾性衰竭

12. 快速失血量一般超过机体总血量的多少可引起失血性休克(　　)

A. 10%　　　　　　B. 20%

C. 25%　　　　　　D. 30%

E. 40%

13. 高位脊髓麻醉可发生(　　)

A. 感染性休克　　　B. 低血容量性休克

C. 神经源性休克　　D. 过敏性休克

E. 心源性休克

14. 严重烧伤早期可发生(　　)

A. 感染性休克　　　B. 低血容量性休克

C. 神经源性休克　　D. 过敏性休克

E. 心源性休克

15. 大面积心肌梗死可发生(　　)

A. 感染性休克　　　B. 低血容量性休克

C. 神经源性休克　　D. 过敏性休克

E. 心源性休克

16. 患者,男性,车祸大出血,急诊入院。查体:面色苍白,血压下降。经手术治疗并输血,病情好转。此休克的始动环节是(　　)

A. 血容量减少　　　B. 骨折

C. 心力衰竭　　　　D. 心排血量减少

E. 血管容量增加

17. 患者,女性,3 岁。高热、咳嗽,呼吸困难急诊入院。青霉素静脉输液,患儿出现面色苍白、四肢湿冷、血压下降、烦躁不安,经积极抢救病情稳定。此休克的始动环节是(　　)

A. 血容量减少　　　B. 骨折

C. 心力衰竭　　　　D. 心排血量减少

E. 血管容量增加

(朱莉静)

第十一章 缺　氧

人类存活在地球上,每时每刻都在消耗着氧,氧是人类生存的必需品,通过氧的吸入、体内的运输和组织的有效利用,维持着机体的生命活动。缺氧是多种疾病过程中的基本病理过程,也是人类在宇宙探索、深海考察、高山探险、矿山开采等多种极端环境下的生存挑战,是导致人类死亡的重要原因。因此,学习什么是缺氧、缺氧的类型、缺氧对机体的影响、缺氧的治疗及护理是临床工作者的基本要求。

考点:缺氧的概念

缺氧(hypoxia)是由于组织氧的供应不足或氧的利用障碍所导致的机体细胞代谢、功能和形态结构异常变化的病理过程。

第一节　常用的血氧指标

临床上,观察血氧指标的变化有利于了解患者缺氧的类型及缺氧的程度,常用的血氧指标如下。

一、血氧分压

考点:动脉血氧分压和静脉血氧分压正常值

血氧分压(partial pressure of oxygen,PO_2)是指以物理状态溶解于血液中的氧分子所产生的张力。正常人动脉血氧分压(arterial partial pressure of oxygen,PaO_2)约为 100mmHg(13.3kPa),其压力高低主要取决于吸入气体的氧分压和肺的外呼吸功能;静脉血氧分压(venous partial pressure of oxygen,PvO_2)约为 40mmHg(5.33kPa),主要反映组织细胞对氧的摄取和利用的能力。

二、血氧容量

血氧容量(oxygen binding capacity in blood)是指 100ml 血液中的血红蛋白(Hb)被氧充分饱和时所能结合的最大氧量,取决于血红蛋白的质和量,反映了血液携氧能力的强弱。血红蛋白可在 38℃,氧分压为 150mmHg,二氧化碳分压为 40mmHg 的条件下被氧充分饱和,此时血氧容量的正常值约为 200(ml/L)。

三、血氧含量

考点:动脉血氧含量和静脉血氧含量正常值

血氧含量(oxygen content in blood)是指 100ml 血液实际含有的氧量,包括物理状态溶解于血浆的氧量和与血红蛋白结合的氧量。由于溶解于血浆的氧量很少,所以,血氧含量主要是血红蛋白结合的氧量,取决于血氧分压和血氧容量。正常动脉血氧含量(CaO_2)约为 190(ml/L),静脉血氧含量(CvO_2)约为 140(ml/L)。

四、动-静脉血氧含量差

动-静脉血氧含量差是指动脉血氧含量和静脉血氧含量的差值,反映了组织对氧的摄取能力,正常值约为 50ml/L。组织摄氧量越多,动-静脉血氧含量差值越大。

五、血氧饱和度

血氧饱和度(oxygen saturation，SO_2)即血红蛋白氧饱和度(oxygen saturation of Hb，SO_2)，指与氧结合的血红蛋白量占总血红蛋白量的百分比。计算公式为：血氧饱和度=(血氧含量-溶解氧量)/血氧容量×100%

考点：血氧饱和度的计算公式

正常动脉血氧饱和度(SaO_2)为95%~97%，静脉血氧饱和度(SvO_2)约为75%。血氧饱和度取决于动脉血氧分压，两者关系可用氧合血红蛋白解离曲线，即氧离曲线表示，该曲线呈"S"形。当机体出现酸中毒、血液温度升高、CO_2增多、红细胞内2,3-二磷酸甘油酸(2,3-diphosphoglyceric acid，2,3-DPG)增多时，均导致血红蛋白与氧亲合力下降，氧解离曲线右移，增加血液向组织中释放的氧量；反之，血红蛋白与氧亲合力上升，氧解离曲线左移，减少血液向组织中释放的氧量，导致组织缺氧(图11-1)。

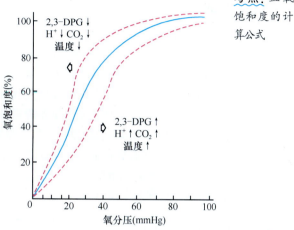

图11-1 氧离曲线及其影响因素

第二节 缺氧的类型

空气中的氧要被机体组织细胞所利用，需经历一个复杂的过程，从肺的外呼吸功能摄氧，到氧进入血液并在血液中运输，直到组织细胞完成内呼吸过程利用氧，任何一个环节发生障碍，都会导致机体缺氧。根据缺氧的原因及血氧指标变化的特点，可将缺氧分为以下四类。

案例 11-1

患者，男性，24岁。于家中浴室内用天然气热水器洗澡时晕倒，半小时后被家人发现送医。体格检查：患者神志不清，口唇呈樱桃红色。体温37.0℃，呼吸24次/分，血压100/70mmHg，心率120次/分，律齐。实验室检查：$PaO_2$98mmHg，血氧容量100ml/L，动脉血氧饱和度95%，HbCO32%。入院后经高压氧舱治疗，不久苏醒，经后继治疗病情好转。

1. 该患者为哪种类型的缺氧？确诊CO中毒的检查方法是什么？
2. 患者口唇樱桃红色的原因是什么？
3. CO中毒患者如何正确氧疗？

一、乏氧性缺氧

考点：乏氧性缺氧的原因及血氧变化特点

乏氧性缺氧(hypoxic hypoxia)的基本特征是动脉血氧分压降低，血氧含量下降，导致组织细胞供氧不足，又称为低张性缺氧(hypotonic hypoxia)。

(一) 原因

1. **大气性缺氧** 多发生于海拔3000米以上的高原或高空，由于海拔越高，大气越稀薄，空气中氧分压越低，吸入肺泡进行气体交换的氧减少，导致血液运输氧和组织供应氧的不足，造成细胞缺氧。在通风不好的矿井、坑道中，吸入气中的氧分压也会降低，导致缺氧。

2. **外呼吸功能障碍** 肺的外呼吸功能包括肺的通气和换气，通气功能障碍时，肺泡中气体氧分压降低，换气功能障碍时，扩散到血液中的氧减少，最终都导致动脉血氧分压降低，又称为呼吸性缺氧。

3. **静脉血分流入动脉血** 某些先天性心脏病患者,右心压力高于左心,血液从右心向左心分流,静脉血直接掺入动脉血,导致动脉血氧分压降低。如法洛四联症、房/室间隔缺损伴肺动脉高压。

(二) 血氧变化

乏氧性缺氧是由于机体氧摄入不足,导致动脉血氧分压降低,因此,血氧变化的特点:①溶解于血液中的氧减少,动脉血氧分压降低;②血氧饱和度随着动脉血氧分压的降低而下降;③与血红蛋白结合的氧量减少,血氧含量下降;④血红蛋白的质和量无明显变化,血氧容量一般正常;⑤动-静脉血氧含量差降低或正常:通常动脉血氧分压降低,弥散到组织中的氧减少,组织利用氧减少,动-静脉血氧含量差降低;但慢性缺氧时,组织细胞利用氧的能力代偿性增强,动-静脉血氧含量差维持在正常水平。乏氧性缺氧时,动静脉血液中氧合血红蛋白量均降低,而脱氧血红蛋白增多。当毛细血管血液内脱氧血红蛋白浓度大于 50g/L 时,皮肤黏膜呈青紫色,称为发绀(cyanosis),为该型缺氧的重要体征。

二、血液性缺氧

考点:血液性缺氧的原因及血氧变化特点

由于血红蛋白质的改变或量的下降,导致氧合血红蛋白释放氧的能力下降或血液携氧能力降低而引起的缺氧,称为血液性缺氧(hemic hypoxia)。由于动脉血氧分压和血氧饱和度正常,该型缺氧又称为等张性缺氧(isotonic hypoxia),主要特点是血氧容量下降。

(一) 原因

1. **贫血** 贫血时血液中血红蛋白量下降,导致血液携氧能力下降,组织细胞供氧量减少而引起缺氧。

2. **一氧化碳中毒** 一氧化碳(carbon monoxide,CO)在血液中可与血红蛋白(Hb)结合形成碳氧血红蛋白(carboxy hemoglobin,HbCO),且 CO 与 Hb 的亲和力很高,是氧与 Hb 亲和力的 210 倍。当 CO 中毒时,Hb 与 CO 形成大量的 HbCO,使血液失去携氧能力。此外,CO 还可增加 Hb 与已结合氧的亲和力,使 Hb 已结合的氧释放减少,氧解离曲线左移。同时,CO 还能通过对红细胞内糖酵解过程的抑制,减少 2,3-DPG,使氧解离曲线左移,加重缺氧。CO 中毒的患者,由于血液中鲜红色的 HbCO 增多,皮肤、黏膜呈樱桃红色,可通过血液 HbCO 浓度的测定进行确诊。

3. **高铁血红蛋白血症** 正常情况下,血红蛋白中的二价铁能与氧结合,完成氧的运输,如果食用了大量氧化剂,导致二价铁被氧化为三价铁,形成高铁血红蛋白($Hb\text{-}Fe^{3+}\text{-}OH$)而失去携氧的能力。同时,如果血红蛋白分子中的 4 个二价铁有部分被氧化为三价铁,则其余二价铁与氧亲和力增高,血红蛋白释氧能力下降,氧解离曲线左移,导致机体缺氧。常见氧化剂为亚硝酸盐,当大量食用含硝酸盐的腌菜或变质剩菜后,硝酸盐会被肠道细菌还原为亚硝酸盐,导致高铁血红蛋白血症,由于高铁血红蛋白呈棕褐色,患者皮肤、黏膜呈咖啡色,这种因进食导致的高铁血红蛋白血症又称为肠源性发绀(enterogenous cyanosis)。另外,苯胺、高锰酸钾、过氯酸盐等氧化剂也会导致高铁血红蛋白血症。

(二) 血氧变化

由于血液性缺氧是由血红蛋白的量减少和质改变引起的,所以血氧变化的特点是①血液中物理性溶解氧量正常,故动脉血氧分压正常;②取决于动脉血氧分压的血氧饱和度正常;③血红蛋白的量减少和质改变,导致血氧容量减少;④血氧容量减少使血氧含量减少;⑤一氧化碳中毒和高铁血红蛋白血症患者,氧解离曲线左移,血红蛋白与氧亲和力增高,氧释放减少,导致动-静脉血氧含量差减小。

三、循环性缺氧

循环性缺氧(circulatory hypoxia)是由于局部或全身血液循环障碍,组织血流量下降引起的缺氧,又称为低动力性缺氧(hypokinetic hypoxia)。

考点:循环性缺氧的原因及血氧变化特点

(一) 原因

1. 局部血液循环障碍　动脉狭窄或阻塞引起的缺氧即缺血性缺氧,见于动脉炎、动脉栓塞、动脉粥样硬化等;静脉栓塞或受压引起的缺氧即淤血性缺氧,见于静脉血栓形成、静脉炎等。

2. 全身血液循环障碍　多见于休克和心力衰竭,因心排血量下降,全身组织器官有效循环血量不足,造成组织器官缺血缺氧。严重情况下,导致患者多器官功能衰竭而死亡。

(二) 血氧变化

循环性缺氧没有累及外呼吸功能,血液携氧能力也未受影响,该型缺氧的血氧变化特点是血氧容量、血氧含量、动脉血氧分压、血氧饱和度都正常;由于局部或全身血液循环障碍,缺血或淤血,血流缓慢通过微循环的时间延长,组织细胞从单位容积血液中摄取氧量增加,导致静脉血氧含量降低,动-静脉血氧含量差增大。缺血性缺氧时,因组织血量不足,皮肤黏膜苍白;淤血性缺氧时,组织血流缓慢,组织增加氧的摄取和利用,导致微循环中脱氧血红蛋白浓度大于 50 g/L,患者皮肤黏膜发绀。

四、组织性缺氧

组织供氧正常,但细胞不能有效利用氧进行生物氧化而导致的缺氧称为组织性缺氧(histogenous hypoxia),也称氧利用障碍性缺氧(dysoxidative hypoxia)。

考点:组织性缺氧的原因及血氧变化特点

(一) 原因

1. 组织中毒　某些化学物质进入细胞会损伤线粒体呼吸链,使细胞利用氧障碍,如氰化物、甲醇、砷化物及硫化物等。各种氰化物都可经过皮肤、呼吸道或消化道进入机体,迅速与氧化型细胞色素氧化酶中的三价铁结合形成氰化高铁细胞色素氧化酶,阻碍其还原为二价铁的还原型细胞色素氧化酶,从而使呼吸链的电子传递中断,不能继续生物氧化过程,细胞利用氧发生障碍。

2. 线粒体损伤　多种损伤因素,如严重缺氧、氧中毒、细菌毒素及大剂量放射线照射等都可损伤细胞线粒体,抑制其生物氧化功能,影响细胞对氧的利用。

3. 呼吸酶合成障碍　维生素 B_1、维生素 B_2、维生素 PP 等均是细胞内氧化还原酶的辅酶成分,维生素严重缺乏时,呼吸酶合成障碍,细胞生物氧化受抑制,氧的利用发生障碍。

(二) 血氧变化

组织性缺氧的机制是组织利用氧发生障碍,血氧变化的特点是动脉血氧分压、血氧饱和度、血氧容量及动脉血氧含量都正常;由于细胞不能充分利用氧进行生物氧化,静脉血氧含量增高,导致动-静脉血氧含量差减小。由于细胞摄取氧量减少,微循环中氧合血红蛋白量增多,患者皮肤黏膜呈现玫瑰红色。

临床上患者的缺氧类型往往不是单一的,而是混合性的,随着病情的进展和变化,缺氧的类型也会随之改变。例如,严重的败血症患者,由于血液中的细菌毒素损伤细胞线粒体功能,影响细胞利用氧,发生组织性缺氧,累及心脏,导致心功能障碍,又会发生循环性缺氧。以上四类缺氧的病因、血氧变化及体征特点见表11-1。

表 11-1　缺氧类型及比较

缺氧类型	乏氧性缺氧	血液性缺氧	循环性缺氧	组织性缺氧
病因	吸入气氧分压过低、外呼吸功能障碍、静脉血分流入动脉血	贫血、一氧化碳中毒、高铁血红蛋白血症	局部血液循环障碍、全身血液循环障碍	组织中毒、线粒体损伤、维生素缺乏
动脉血氧分压	↓	N	N	N
血氧容量	N	↓	N	N
动脉血氧饱和度	↓	N	N	N
动脉血氧含量	↓	↓	N	N
静脉血氧含量	↑	↓	↓	↑
动静脉血氧含量差	↓或N	↓	↑	↓
皮肤黏膜颜色	发绀	贫血:苍白 一氧化碳中毒:樱桃红色 高铁血红蛋白血症:咖啡色	缺血:苍白 淤血:发绀	玫瑰红

第三节　缺氧对机体的影响

　　缺氧对机体的影响取决于导致缺氧的原因、缺氧发生的速度、程度、持续时间、累及范围及受累组织器官对缺氧的耐受程度等因素。轻度缺氧会激发机体的代偿反应,重度缺氧会导致机体组织细胞损伤;急性缺氧时机体来不及代偿,主要表现为损伤反应,慢性缺氧时机体的代偿和组织的损伤同时存在。现以乏氧性缺氧为例,讲述缺氧对机体的影响。

考点:缺氧时呼吸系统变化主要特点

一、呼吸系统的变化

　　乏氧性缺氧时,动脉血氧分压>60mmHg 时,肺通气量无明显变化。当动脉血氧分压<60mmHg 时,可通过刺激颈动脉体和主动脉体的化学感受器,反射性引起呼吸加深加快,从而增加肺泡通气量,提高动脉血氧分压;同时,增强胸廓运动,增加胸腔负压,促进静脉回流,增加回心血量,引起肺血流量和心排血量的增大,利于血液中氧的摄取和运输。增加肺通气量是机体对急性乏氧性缺氧最重要的代偿反应,但若过度通气,二氧化碳排出过多,血液中二氧化碳分压降低,导致二氧化碳对中枢化学感受器的刺激减弱,限制了肺通气量的明显增加。当动脉血氧分压<30mmHg 时,直接抑制呼吸中枢,导致中枢性呼吸衰竭,肺通气量减少。血液性缺氧和组织性缺氧时,动脉血氧分压基本正常,不会引起肺通气量的增加;若循环性缺氧导致肺淤血,动脉血氧分压降低,也可导致呼吸深快。

考点:缺氧时循环系统变化主要特点

二、循环系统的变化

　　乏氧性缺氧引起的循环系统变化主要有心排血量改变、全身血流重分布、肺血管收缩及组织毛细血管增生。

　　1. 心排血量改变　乏氧性缺氧时,动脉血氧分压降低,胸廓运动增强,增加回心血量和心排血量,同时反射性兴奋交感神经,引起心率加快、心肌收缩力增强,使心排血量进一步增加。严重缺氧时,心肌收缩和舒张功能受损,心排血量降低,甚至导致患者心律不齐和心功能不全而死亡。

　　2. 全身血流重分布　乏氧性缺氧时,机体通过兴奋交感-肾上腺髓质系统,引起全身血流重分布,心冠状动脉和脑血管扩张,供血量增多,而皮肤、骨骼肌、内脏和肾的血管收缩,供血量减少,以保证心、脑重要生命器官的供血量。

3. 肺血管收缩　急性乏氧性缺氧时,由于肺泡气氧分压降低,引起肺小动脉收缩,肺泡血流量下降,以维持肺泡通气量与血流量的比值在正常范围内,这是一种重要的代偿性保护机制。在慢性乏氧性缺氧过程中,肺小动脉持续收缩,血管壁增厚变硬,肺动脉压力增高,导致肺源性心脏病,甚至右心衰竭。

4. 组织毛细血管增生　长期慢性缺氧时,血管内皮生长因子表达增高,缺氧组织毛细血管增生、密度增大,特别是心和脑毛细血管增生明显,使得血氧弥散到组织细胞的距离缩短,增加对细胞氧的供应。

三、血液系统的变化

缺氧时,血液系统的变化主要是红细胞数量增加及红细胞释氧能力增强。

1. 红细胞数量增加　急性缺氧时,通过兴奋交感-肾上腺髓质系统,促使肝和脾等储血器官的血管收缩,机体储备血液进入体循环,红细胞数量增多,血液携氧能力增强;慢性缺氧时,动脉血氧分压降低,刺激肾小管旁间质细胞,促进促红细胞生成素(erythropoietin,EPO)的合成和分泌,使骨髓造血干细胞分化为原红细胞,增加血红蛋白的合成,血液中网织红细胞和红细胞增多,携氧能力增强,血氧容量和动脉血氧含量增高,组织供氧增加,具有重要的代偿意义。但若红细胞过度增加,血液黏滞度增高,血流缓慢,影响氧输送,导致血栓形成。同时,循环阻力增大,心脏后负荷加大,严重时导致心功能不全。 考点:慢性缺氧红细胞数量增多原因

2. 红细胞释氧能力增强　缺氧时,红细胞内糖酵解过程加快,中间产物2,3-二磷酸甘油酸(2,3-DPG)增多,血红蛋白与氧亲和力降低,氧解离曲线右移,利于血红蛋白已结合的氧向组织细胞释放,增加组织供氧量。这一代偿机制在动脉血氧分压>80mmHg时才有意义,当动脉血氧分压<60mmHg以下时,该机制失去代偿作用。

四、中枢神经系统的变化

脑对缺氧十分敏感,脑血流量占心排血量的15%左右,脑耗氧量占机体总耗氧量的23%左右,如果脑部血液循环完全阻断,几分钟内脑细胞就将因为缺氧而发生不可逆性损伤,缺氧会直接损害中枢神经系统的功能。急性缺氧时,患者可出现头痛、情绪激动、记忆力、思维能力、判断能力下降或丧失及运动不协调,严重缺氧时甚至出现惊厥、昏迷和死亡;慢性缺氧时,临床症状相对较缓和,患者会出现嗜睡、注意力不集中、易疲劳和精神抑郁等症状。缺氧导致中枢神经系统功能紊乱与脑细胞水肿、颅内压增高及脑细胞损伤有关。 考点:缺氧时脑变化特点

五、组织细胞的变化

在缺氧的情况下,组织细胞可通过增强无氧酵解过程和提高氧的储存及利用率来增加机体氧的供应及所需能量的获取。主要表现:①慢性缺氧时,细胞内线粒体的数量及膜的表面积增大,氧化还原酶数量增加,活性增高,组织细胞利用氧的能力增强;②细胞内糖酵解增强,ATP生成增多,可在一定程度上补充机体能量的不足;③肌红蛋白(myoglobin,Mb)量增加,肌红蛋白与氧的亲和力高于血红蛋白,肌红蛋白能从血液中摄取更多的氧,增加体内氧的储存量,当动脉血氧分压明显降低时,肌红蛋白可释放出一定量的氧供组织细胞利用;④缺氧可使细胞的代谢减慢,能量的消耗减少,机体适应低氧状态,利于机体的存活。

第四节　影响机体对缺氧耐受性的因素

机体的年龄、营养、功能状态、环境温度及锻炼等诸多因素都可影响机体对缺氧的耐受性,影响因素可以归纳为两点,即机体的代谢耗氧率和代偿能力。

考点: 代谢耗氧率与基础代谢率的关系

一、机体的代谢耗氧率

代谢耗氧率是指机体单位体重通过代谢,在单位时间内的耗氧量,可作为机体能量消耗的定量尺度,是新陈代谢的重要指标之一,与呼吸频率、体温、血液循环速度有密切关系。基础代谢率高的机体,代谢耗氧率提高,对缺氧的耐受性降低,如甲状腺功能亢进、发热、过热的患者,另外,在寒冷环境中、情绪激动、体力活动等也会增加机体耗氧率,降低缺氧耐受性;基础代谢率低的机体,代谢耗氧率降低,对缺氧的耐受性增高,如中枢神经系统抑制、体温降低等,因此,在心脏外科手术时可采用低温麻醉的方法,延长手术中阻断血流的时间。

二、机体的代偿能力

机体缺氧可通过呼吸、血液和循环系统的代偿作用增加组织供氧,同时通过细胞的代偿反应提高利用氧的能力,这些代偿作用存在着显著的个体差异,决定了不同个体对缺氧的耐受性也存在着很大差异。如果呼吸、血液和循环系统有疾病就会影响机体对缺氧的代偿,患者对缺氧的耐受性降低。老年人由于心肺储备功能减弱、骨髓造血干细胞数量减少、血液中红细胞数量下降、细胞内呼吸酶活性降低等原因,导致机体对缺氧的耐受性下降。适当的锻炼可以增加肺的通气量、心排血量、血红蛋白量,使骨骼肌、心肌毛细血管密度增大,细胞内呼吸酶活性增高,提高机体对缺氧的耐受性。慢性缺氧可调动患者对缺氧的代偿能力,慢性贫血的患者即使血红蛋白量很低,仍能维持机体正常活动,而急性失血的患者血红蛋白降低到同等程度时,可能已经导致严重的代谢功能障碍。

第五节　氧疗和氧中毒

一、氧　疗

考点: 氧疗对各型缺氧治疗的差异

氧疗是通过增加吸入气体氧分压,提高动脉血氧分压和血浆中物理溶解的氧量,以改善患者缺氧的方法,俗称吸氧。吸氧对各种类型的缺氧都有一定的疗效,但其治疗效果又因缺氧类型的不同而存在较大差异。由于吸氧提高了肺泡气氧分压,氧向血液弥散的速度加快,动脉血氧分压、血氧饱和度及动脉血氧含量增高,对治疗乏氧性缺氧疗效最好。而血液性缺氧、循环性缺氧和组织性缺氧时,动脉血氧分压及动脉血氧饱和度都正常,吸入高浓度氧虽然也可以提高动脉血氧分压,但是与血红蛋白结合氧量增加很少,主要通过血液中物理溶解氧量的增多缓解缺氧的症状。

对一氧化碳中毒患者应吸入高浓度氧或使用高压氧舱,动脉血氧分压增高后,氧可与一氧化碳竞争与血红蛋白结合,加速碳氧血红蛋白的解离,治疗效果明显。高原肺水肿患者,吸入纯氧疗效显著,迅速缓解肺水肿症状,肺部体征随之消失。而右心血液向左心分流的先天性心脏病患者,由于吸入氧无法与分流入左心的静脉血液氧合,吸氧对该型缺氧的治疗效果不明显。

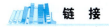

链 接

高压氧舱治疗

为高压氧治疗提供压力环境的设备是高压氧舱,按加压介质的不同,分为纯氧舱和空气加压舱。纯氧舱用纯氧加压,稳压后患者直接吸入舱内的氧;空气加压舱用空气加压,稳压后根据病情,患者通过面罩、氧帐或人工呼吸吸氧。人在高压氧舱中溶解在血液中的氧随着氧舱的压力增高而增加,在2个大气压的氧舱内吸纯氧后溶解在血里的氧气量增加了14倍,在3个大气压下就增加到了21倍,即在高压氧舱内能缓解各种原因引起的机体缺氧、缺血性疾病,或由于缺氧、缺血引起的一系列疾病,也能治疗某些感染性疾病和自身免疫性疾病。但是,每次高压氧治疗时间不宜过长,一般控制在60~90分钟,要采取间接吸氧,避免氧中毒。

二、氧 中 毒

吸氧时间过长,浓度过高,活性氧产生增多,引起组织细胞损伤,称为氧中毒(oxygen intoxication)。如吸入0.5个大气压以上的纯氧或常压下吸氧浓度超过60%、时间超过48小时,都可能引起氧中毒,氧中毒主要损伤肺和脑。

肺损伤多发生在吸入1个大气压的氧8小时以后,又称为慢性氧中毒,主要的病理变化是肺部充血、水肿、炎细胞浸润、出血、肺不张及肺泡内形成透明膜,临床表现为咳嗽、胸骨后疼痛、呼吸困难、肺活量下降和动脉血氧分压降低。脑损伤在吸入2~3个大气压以上的高压氧后短时间内发生,又称急性氧中毒,主要临床特征为听觉和视觉障碍、恶心、抽搐、晕厥等神经症状,甚至出现昏迷、死亡。

氧中毒属于医源性损伤,多发生在呼吸机使用过程中,重在预防,一旦发生应立即控制吸氧。现认为常压下吸入<40%的氧相对安全,吸纯氧应小于12小时,高压氧吸入时,更要严格控制氧压和吸氧时间,防止引起氧中毒。

 目 标 检 测

1. 低氧血症是指(　　)
   A. 血液氧容量低于正常
   B. 血液氧含量低于正常
   C. 血液氧分压低于正常
   D. 动脉血氧分压低于正常
   E. 动脉血氧含量低于正常
2. 决定血氧饱和度最主要的因素是(　　)
   A. 血液温度　　　　B. 血液 pH
   C. 血氧分压　　　　D. 血液 CO_2 分压
   E. 红细胞内 2,3-DPG 的含量
3. 循环性缺氧时血氧指标最特征性的变化是(　　)
   A. 动脉血氧饱和度正常
   B. 动脉血氧含量正常
   C. 血氧容量正常
   D. 动脉血氧分压正常
   E. 动-静脉血氧含量差增大
4. 氧疗对下述哪类患者效果最好(　　)

A. 室间隔缺损伴有肺动脉狭窄
B. 外呼吸功能障碍
C. 氰化物中毒
D. 心力衰竭
E. 一氧化碳中毒
5. 脑型氧中毒主要损伤(　　)
   A. 消化系统　　　　B. 呼吸系统
   C. 血液系统　　　　D. 中枢神经系统
   E. 心血管系统
6. 缺氧的概念是(　　)
   A. 血液氧含量过低
   B. 血液氧容量降低
   C. 组织供氧不足或不能充分利用氧
   D. 血液氧饱和度降低
   E. 吸入气体氧分压降低
7. 某缺氧患者皮肤黏膜呈玫瑰红色,其缺氧类型可能为(　　)
   A. 循环性缺氧　　　　B. 混合性缺氧

C. 乏氧性缺氧　　　　D. 组织性缺氧

E. 血液性缺氧

8. 高铁血红蛋白血症和一氧化碳中毒患者的相同之处为(　　)

A. 呼吸加深加快　　　B. 发绀

C. 皮肤黏膜樱桃红色　D. 氧疗效果好

E. 氧合血红蛋白减少

9. 影响动脉血氧分压高低的主要因素为(　　)

A. 组织供血

B. 肺呼吸功能

C. 血红蛋白的含量

D. 血红蛋白与氧的亲和力

E. 线粒体氧化磷酸化酶活性

10. 引起血液性缺氧的原因是(　　)

A. 亚硝酸盐中毒　　　B. 砒霜中毒

C. 氰化物中毒　　　　D. 硫化物中毒

E. 甲醇中毒

11. 某患者的血氧检查结果是动脉血氧分压55mmHg,血氧容量21ml/dl、动脉血氧含量15ml/dl,动-静脉血氧含量差4ml/dl,其缺氧类型为(　　)

A. 乏氧性缺氧　　　　B. 血液性缺氧

C. 循环性缺氧　　　　D. 组织性缺氧

E. 淤血性缺氧

12. 某患者血氧指标检查结果是动脉血氧分压97mmHg,血氧容量12ml/dl,动脉血氧含量12ml/dl,动-静脉血氧含量差4ml/dl,最可能患下列哪种疾病(　　)

A. 肺气肿

B. 慢性贫血

C. 哮喘

D. 慢性充血性心力衰竭

E. 严重维生素缺乏

(石娅莉)

第十二章　心血管系统疾病

随着人民生活水平不断提高,人均寿命的延长,心血管系统疾病特别是高血压、脑卒中及冠心病的发病和死亡率较前几十年有明显升高。在我国心血管系统疾病的总死亡率占第二位,仅次于恶性肿瘤。心血管系统疾病常见、多发,病情时而紧急、时而复杂,若处治不当,可直接造成患者死亡。本章主要叙述部分常见而重要的心血管系统疾病。

第一节　动脉粥样硬化

案例 12-1

患者,男性,70岁。因"间歇性跛行5年加重1年"入院。5年前患者出现左下肢间歇性跛行,足背动脉搏动消失。就诊于当地省三甲医院做血管彩超提示"左腘动脉严重狭窄,动脉内粥样斑块形成",诊断为"左下肢动脉粥样硬化",给予口服阿司匹林并建议手术治疗。

1. 患者引起动脉粥样硬化的可能因素有哪些?

2. 动脉粥样硬化的病理特点是什么?

动脉粥样硬化(atherosclerosis,AS)是心血管系统中最常见的疾病,也是危害人类身体健康最大的一类疾病。我国动脉粥样硬化发生率有明显上升趋势,以中老年人多见,北方发病率略高于南方。主要累及大中动脉,基本病变是动脉内膜的脂质沉积、内膜灶状纤维化、粥样斑块形成,致管壁变硬、管腔狭窄。

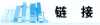

链　接

动 脉 硬 化

动脉硬化是一组动脉壁增厚、变硬、弹性减退为特征的心血管疾病。这类疾病包括:①动脉粥样硬化;②动脉中层钙化,多见于老年人;③细小动脉硬化,见于高血压、糖尿病等。

一、病因与发病机制

动脉粥样硬化的确切病因不清楚,下列因素被认为与动脉粥样硬化发病密切相关。

(一)危险因素

1. **高脂血症**　高脂血症指血浆中总胆固醇和(或)三酰甘油的异常升高。流行病学证据表明,多数动脉粥样硬化患者的胆固醇水平高于常人,而动脉粥样硬化的严重程度与血浆胆固醇水平呈正相关。特别是血浆低密度脂蛋白(LDL)、极低密度脂蛋白(VLDL)水平持续升高和高密度脂蛋白(HDL)水平降低与动脉粥样硬化的发病率呈正相关。脂蛋白中的低密度脂蛋白(LDL)含胆固醇量最多,目前认为氧化的 LDL 是最重要的致粥样硬化的因子。与之相反,高密度脂蛋白(HDL)可以逆向转运胆固醇,以及防止 LDL 氧化的作用,故可达到降低动脉粥样硬化的发生率。所以,LDL、VLDL 的升高是判断动脉粥样硬化的最佳指标。

2. **高血压**　血压升高是冠心病独立危险因素,且与其他危险因素有协同作用。与同年龄、同性别的无高血压患者相比,高血压患者动脉粥样硬化发生更早,程度更重。现在研究表

考点:动脉粥样硬化的危险因素

明,高血压时血流对血管壁的冲击作用和机械损伤,引起血管内皮细胞损伤和功能异常,导致内膜的通透性增强,使脂蛋白渗入内膜,并引起血小板和单核细胞黏附并迁入内膜等,促进冠状动脉粥样硬化的发生和发展。

3. 吸烟 吸烟是动脉粥样硬化的重要危险因素。有部分研究提示吸烟可以导致血管内皮损伤;使血液中一氧化碳的浓度升高,刺激内皮细胞释放生长因子,刺激中膜平滑肌细胞迁入内膜;使 LDL 易于氧化及降低 HDL 水平,促使动脉粥样硬化的发展。

4. 致继发性高脂血症的疾病 ①糖尿病患者中动脉粥样硬化不仅发病率高出非糖尿病患者数倍,且病变进展迅速。此类患者血液中三酰甘油和 VLDL 明显升高,高血糖使 LDL 易于氧化;②高胰岛素血症促进动脉内膜平滑肌增生,而且与 HDL 水平呈负相关;③甲状腺功能减退和肾病综合征均可导致高胆固醇血症,血液中 LDL 水平升高。

5. 其他因素 ①年龄:动脉粥样硬化的发生率随年龄的增长而增加;②基因:冠心病的家族聚集倾向提示遗传因素是动脉粥样硬化的危险因素之一。近年来,已经克隆出与人类动脉粥样硬化相关的基因 200 种以上;③性别:女性绝经前与男性相比,LDL 水平较低,HDL 水平较高,绝经后该差异消失;④其他:与肥胖、情绪管理、病毒感染有关。近年提出,肥胖与血脂异常、高血压、糖尿病和糖耐量异常同时存在称为"代谢综合征",是本病的重要危险因素。

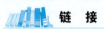 链 接

什么是肥胖?

由于过多脂肪在体内堆积,当体重严重超过了可接受或理想体重时,称为肥胖。该标准可因年龄、性别、遗传或文化背景而有所不同。一般身体质量指数(BMI)大于 $30.0kg/m^2$ 定义为肥胖,BMI 大于 $40.0kg/m^2$ 定义为病态肥胖。

(二) 发病机制

动脉粥样硬化发病机制复杂,有脂质渗入学说、平滑肌突变学说、炎症学说、内皮损伤学说、单克隆学说等,目前损伤应答学说具有较强的说服力,但任何一个学说都不能完全解释动脉粥样硬化的发病机制,现将主要机制简介如下。

1. 脂质渗入学说 动脉粥样硬化患者血液中 LDL 水平明显升高。实验研究也证明,给动物喂饲富含胆固醇和脂肪的饮食可引起与人类动脉粥样硬化相似的血管病变。高脂血症可引起内皮细胞损伤和灶状脱落,导致血管壁通透性升高,血浆 LDL 得以进入内膜,其后引起巨噬细胞的清除反应和血管壁平滑肌细胞增生,并形成斑块。

2. 内皮损伤应答学说 损伤应答学说实际上也是一种炎症观点。近年多数学者支持该学说,认为本病的多种危险因素均可损伤内皮细胞,使其分泌生长因子,吸引单核细胞黏附于内皮,并迁移入内皮下间隙,同时刺激中膜平滑肌细胞迁移进入内膜,单核细胞和平滑肌细胞摄取已进入内膜发生氧化的脂质,形成泡沫细胞,导致纤维斑块形成。

3. 平滑肌突变学说 此学说由 EP Benditt 和 JM Benditt 在 1973 年提出,认为动脉粥样硬化斑块内的平滑肌细胞为单克隆性,即由一个突变的平滑肌细胞产生子代细胞,迁移入内膜,分裂增生而形成斑块,犹如平滑肌瘤一般。突变的原因可能是化学致突变物或病毒。

4. 单核-巨噬细胞学说 动脉粥样硬化中,单核巨噬细胞主要有以下作用:①吞噬作用,早期病变脂纹由内皮下大量吞噬胆固醇的泡沫细胞聚集而成。泡沫细胞来源主要为吞噬脂质的单核巨噬细胞;②促进增殖作用,被激活的单核巨噬细胞释放多种趋化因子导致血小板在损伤部位聚集,促进平滑肌细胞迁移和增生;③参与炎症和免疫过程。

二、病 理 变 化

考点：动脉粥样硬化的常见发病部位、病理分期及继发病变

（一）基本病理变化

动脉粥样硬化好发于大、中动脉，最好发于腹主动脉，其次为冠状动脉、降主动脉和颈动脉等，且多位于这些动脉的分叉或分支开口和血管弯曲凸面。典型的动脉粥样硬化病变发展主要有四个时期。

1. 脂纹 是动脉粥样硬化肉眼可辨的最早病变。肉眼观，动脉内膜有点状或条纹状黄色不隆起或微隆起的病灶。镜下观，病灶处内膜下有大量泡沫细胞聚集。泡沫细胞呈圆形或椭圆形，体积大，有大量小空泡。苏丹Ⅲ染色呈橘黄色，为其脂质成分（图12-1）。

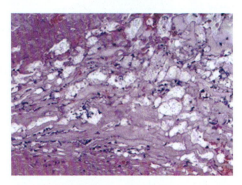

图12-1 泡沫细胞

链 接

泡沫细胞

泡沫细胞根据其来源分为巨噬细胞源性泡沫细胞和平滑肌源性泡沫细胞，其中巨噬细胞源性泡沫细胞产生于动脉粥样硬化的早期，中后期以平滑肌源性泡沫细胞为主要病理学细胞成分。大量泡沫细胞聚集形成脂纹。

2. 纤维斑块 由脂纹发展而来。肉眼观，内膜面散在不规则表面隆起的斑块，开始为浅黄或灰黄色，因斑块表面胶原纤维增多和玻璃样变后发展为瓷白色，状如凝固的蜡烛油。镜下可见由大量平滑肌细胞和细胞外基质组成的厚薄不一的纤维帽。纤维帽下可见数量不等的泡沫细胞、平滑肌细胞、细胞外基质和炎症细胞。

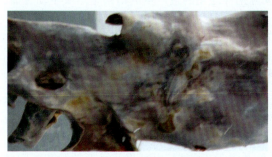

图12-2 动脉粥样硬化粥样斑块

3. 粥样斑块 亦称粥瘤，为动脉粥样硬化最具特征性病变，由纤维斑块深层细胞坏死、崩解的物质与脂质混合而成。肉眼观，可见内膜面灰黄色斑块（图12-2）。切面，斑块的管腔面为白色质硬组织，深部为黄色或黄白色质软的粥样物质。镜下观，玻璃样变的纤维帽下有大量无定形的物质，为坏死崩解产物和脂质，还可见胆固醇结晶（针状空隙）和钙盐沉积。斑块底部及周边可见肉芽组织、泡沫细胞和淋巴细胞（图12-3）。中膜因粥瘤压迫、平滑肌萎缩、弹力纤维破坏而变薄。

4. 继发性改变 即在纤维斑块和粥样斑块的基础上继发的病变，包括①斑块内出血：斑块内新生的血管破裂形成血肿，或纤维帽破裂后血液进入斑块，使斑块进一步增大，血管管腔变小甚至闭塞，引起急性供血中断；②斑块破裂：斑块纤维帽破裂，粥状物流入管腔，可形成胆固醇栓子栓塞血管；③血栓形成：斑块破裂后遗留的粥瘤溃疡，由于胶原暴露，血栓继发形成，引起动脉管腔阻塞（图12-4）；④钙化：在纤维帽和粥瘤病灶处可观察到钙盐沉积，导致管壁变硬、变脆；⑤动脉瘤形成：由于粥样斑块病灶的压迫，平滑肌发生萎缩和弹性降低，在血压的作用下，动脉壁会发生局限性扩张，形成动脉瘤。另外，血液还可经粥样溃疡处注入动脉中膜，

形成夹层动脉瘤;⑥血管腔狭窄:弹力肌层动脉(中等动脉,如冠状动脉)可因粥样斑块导致血管腔狭窄,引起所供应区域组织器官缺血。

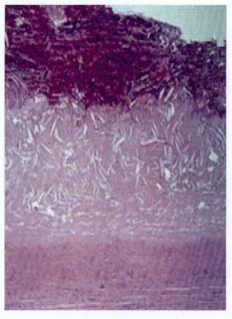

图 12-3　动脉粥样硬化

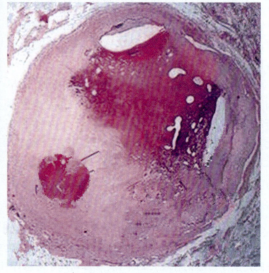

图 12-4　血栓形成
粥样斑块基础上血栓形成

(二) 主要动脉病变

1. 主动脉粥样硬化　多见于主动脉后壁及其分支开口处,病变严重程度从重至轻依次为腹主动脉、胸主动脉、主动脉弓和升主动脉。前所述及的几种基本病变在主动脉内膜均可见,由于主动脉管腔大,可无明显的症状。主动脉粥样硬化的最严重的后果是形成主动脉瘤,一旦破裂,可致致命性大出血。

2. 冠状动脉粥样硬化症及冠状动脉粥样硬化性心脏病(详见本章第二节)。

3. 颈动脉及脑动脉粥样硬化　病变常见于颈内动脉起始部、大脑中动脉、基底动脉和Willis 环,颈内动脉入脑处为特别好发区,纤维斑块和粥样斑块会造成血管狭窄甚至闭塞,从而导致慢性脑供血不足发生脑萎缩。斑块破裂或急性血栓形成可能造成急性脑梗死(脑软化)。脑动脉粥样硬化患者常可在 Willis 环部形成动脉瘤,若血压突然升高,动脉瘤破裂形成脑出血。

4. 肾动脉粥样硬化　常累及肾动脉开口处及主干近侧端,也可累及弓形动脉和叶间动脉,可引起顽固性肾血管性高血压和肾组织梗死。肾组织梗死后机化遗留瘢痕,多个瘢痕可使肾固缩,称动脉粥样硬化性固缩肾。

5. 四肢动脉粥样硬化　以下肢多见,动脉管腔明显闭塞时,典型表现为间歇性跛行。当管腔完全闭塞而侧支循环不能很好建立时出现坏疽。

6. 肠系膜动脉粥样硬化　肠系膜动脉因粥样硬化而管腔狭窄时,患者可引起消化不良等症状。管腔闭塞导致肠梗死,患者会出现剧烈腹痛、腹胀,发热等表现,进一步发展可引起肠梗阻、休克等严重后果。

第二节 冠状动脉粥样硬化症和冠状动脉粥样硬化性心脏病

案例 12-2

患者,女性,65 岁,10 年前出现心前区疼痛,并向左肩部、臂部放射,多于劳累后发作,每次持续 2～3 分钟,休息后缓解。此次与他人发生冲突时,突然感到左侧胸前区疼痛不适,全身大汗,面色苍白,呼吸困难,并咳出粉红色泡沫痰,抢救无效死亡。尸检所见:左心室前壁、心尖部有灰白色,不规则坏死灶。纵行剖开见有一血栓阻塞冠状动脉管腔,长约 1.5cm。镜下观察:心肌细胞坏死,冠状动脉一侧增厚,管壁内有胆固醇沉积,管腔狭窄并有血栓。

1. 作出病理诊断。
2. 用病理学知识解释患者临床症状及体征。

一、冠状动脉粥样硬化症

冠状动脉粥样硬化症是冠状动脉病变中最常见的一类,也是对人类健康威胁最大的疾病。本病在我国发病率逐年提高,患病率和死亡率随年龄的上升而增加。多发生于 40 岁以上,由于雌激素水平原因,女性发病平均年龄比男性晚十年左右,绝经后的女性发病率与男性相近。

本病好发于左冠状动脉前降支,其次为右主干、左主干或左旋支、后降支。严重者出现一支以上的病变,常呈节段性病变。

动脉粥样硬化的基本病变均可在冠状动脉中发生,由于冠状动脉血管心肌侧缓冲余地小,故病变多位于心肌侧。在横断面上斑块多呈新月形、偏心位,使管腔不同程度狭窄(图 12-5)。按管腔狭窄程度分为

考点:冠状动脉粥样硬化症主要发病部位

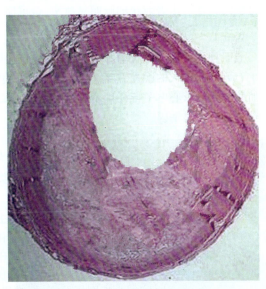

图 12-5 冠状动脉粥样硬化

四级,Ⅰ级≤25%;Ⅱ级 26%～50%;Ⅲ级 51%～75%;Ⅳ级>76%。

冠状动脉粥样硬化常伴发动脉痉挛,造成心脏供血不足甚至急性中断,引起心肌缺血或相应的心脏病变(如心绞痛、心肌梗死),成为心源性猝死的主要原因。

二、冠状动脉粥样硬化性心脏病

冠状动脉粥样硬化性心脏病是冠状动脉血管发生动脉粥样硬化病变而引起血管腔狭窄或阻塞,造成心肌缺血、缺氧或坏死而导致的心脏病,常常被称为"冠心病(coronary heart disease,CHD)"。但是冠心病的范围可能更广泛,还包括炎症、栓塞等导致冠状动脉管腔狭窄或闭塞。

冠心病时引起心肌缺氧的原因:①冠状动脉供血不足:多数原因为粥样斑块致血管狭窄,也可能是继发性冠状动脉痉挛所致。其余导致危险临界状态的冠状动脉灌注不足的原因还有低血压、体内血流重分配(饱餐后)等;②心肌耗氧量增加:常见的导致心肌负荷量增加的有

考点：冠状动脉粥样硬化性心脏病的类型

激烈运动、血压骤升、过度劳累、情绪激动、心动过速等。

冠状动脉粥样硬化性心脏病分为心绞痛、心肌梗死、心肌纤维化和冠状动脉性猝死四种临床类型。

（一）心绞痛

考点：心绞痛概念

心绞痛是心肌急剧的、暂时性的缺血缺氧造成的一种常见的临床综合征。典型症状为发作性胸骨后压榨性疼痛或憋闷，可放射至心前区和左臂，持续数分钟，休息或使用硝酸甘油可缓解。心绞痛的发生是由于心肌缺氧造成酸性代谢产物或多肽类物质的堆积，这些物质刺激心脏局部的交感神经末梢，信号由经 1～5 胸交感神经节和相应脊髓段送至大脑后产生痛觉。

心绞痛根据发病机制和疼痛程度，可分为①稳定性心绞痛：亦称劳力性心绞痛，常发生于劳力负荷增加时，休息或舌下含服硝酸甘油可缓解，主要原因是冠状动脉狭窄＞75%，心肌负荷量增加，造成的心肌缺血缺氧；②不稳定性心绞痛：与稳定性心绞痛病理基础的差别在于冠状动脉的不稳定斑块引起的继发性病理改变，如斑块破溃及血栓形成导致血管内血流明显减少，是一种渐进性的心绞痛。临床上不稳定，静息状态下也可发作，多有一支或多支病变。光镜下常见弥漫性心肌细胞坏死导致的心肌纤维化；③变异性心绞痛：多无明显诱因，常在休息或梦醒时发作。患者冠状动脉明显狭窄，也可因发作性痉挛所致。

（二）心肌梗死

考点：心肌梗死概念及并发症

心肌梗死是由于冠状动脉供血中断，致供血区持续缺血而导致较大范围的心肌坏死。临床上有剧烈而持久的胸骨后疼痛，休息或含服硝酸酯类药物不能缓解，伴发热、白细胞增多、心肌酶谱增高及心电图特征性变化，可并发心律失常、心力衰竭、休克。多发生于中老年人，部分患者有明显诱因。

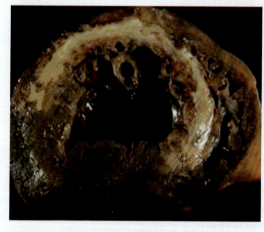

图 12-6　心内膜下心肌梗死

1. 分型　根据心肌梗死范围和深度可分为心内膜下梗死和透壁性心肌梗死两个主要类型。

（1）心内膜下心肌梗死：其特点是坏死主要累及心室壁内层 1/3 的心肌，并波及肉柱和乳头肌。常表现为多发性小灶状坏死，坏死灶大小为 0.5～1.5cm。病灶分布常不限于某一支冠状动脉的供血范围，而是不规则地分布于左心室四周（图 12-6）。患者通常存在三大支冠状动脉严重的狭窄性动脉粥样硬化，但绝大多数既无血栓形成，亦无粥瘤性阻塞。当患者由于某种原因（如休克、心动过速、不适当的体力活动）引起冠状动脉供血不足时，可造成各支冠状动脉最远端区域（心内膜下心肌）缺氧，导致心肌坏死，而且是多发性小灶状坏死。

（2）透壁性心肌梗死：为典型的心肌梗死类型。此型心肌梗死的部位与闭塞的冠状动脉支供血范围一致，病灶较大，最大的直径在 2.5cm 以上，深度累及心室壁 3/2 以上。由于左冠状动脉比右冠状动脉病变更为常见，所以心肌梗死多发生在左心室。其中左心室前壁、心尖部及室间隔前 2/3，约占全部心肌梗死的 50%，该区正是左冠状动脉前降支供血区；约 25% 的心肌梗死发生在左心室后壁、室间隔后 1/3 及右心室，此乃右冠状动脉供血区；此外见于左心室侧壁，相当于左冠状动脉回旋支供血区域。

2. 病理变化　心肌梗死属于贫血性梗死,其形态随时间变化。一般梗死在 6 小时后才能经肉眼辨认,梗死灶呈苍白色,8 ~ 9 小时后呈土黄色。光镜下,梗死 6 小时内,梗死灶边缘心肌纤维呈波浪状和肌质不匀,后出现核碎裂、消失,胞质均匀红染或出现不规则粗颗粒状,间质水肿,中性粒细胞浸润。梗死 24 ~ 72 小时,中性粒细胞浸润达最高峰,3 ~ 7 天时,胞质内出现不规则颗粒及不规则横带,梗死灶边缘出现肉芽组织。第 2 ~ 8 周肉芽组织开始机化,形成瘢痕组织。

3. 合并症　心肌梗死,特别是透壁性心肌梗死,可并发下列病变。

(1) 心力衰竭:梗死后心肌收缩力丧失,可致左、右心衰竭或全心衰竭。

(2) 心脏破裂:为急性心肌梗死严重合并症,发生于梗死后 2 周内。主要是梗死灶周围中性粒细胞和单核细胞释出的蛋白水解酶,以及坏死的心肌自身溶酶体酶使坏死的心肌溶解所致。心脏破裂多发生于左心室前壁下 1/3 处,心脏破裂后血液流入心包,引起心脏压塞而致猝死;偶发室间隔穿孔,导致右室心功能不全。

(3) 室壁瘤:10% ~ 30% 的心肌梗死合并室壁瘤,可发生在心肌梗死的急性期,更常见于心肌梗死的愈合期。原因是梗死心肌或瘢痕组织在心室压力下局限性向外膨出,多位于左心室前壁近心尖处。

(4) 附壁血栓形成:多位于左心室,心肌梗死导致心内膜粗糙,或因室壁瘤形成涡流等,可促进局部附壁血栓形成。附壁血栓可导致动脉系统栓塞。

(5) 心源性休克:当心肌梗死面积>40% 时,心肌收缩力极度减弱,心排血量显著下降,即可触发心源性休克。

(6) 急性心包炎:心肌梗死后 2 ~ 4 天发生,累及心外膜可引起纤维素性心包炎。

(7) 心律失常:心肌梗死累及传导系统,引起传导紊乱,严重者导致心脏骤停、猝死。

(三) 心肌纤维化

心肌纤维化是由于中、重度冠状动脉粥样硬化导致管腔狭窄,心肌长期供血不足,心肌组织发生营养障碍和萎缩,或大面积心肌梗死后发生心肌纤维化,可逐渐发展为心力衰竭的慢性缺血性心脏病。肉眼见心脏明显增大,重量增加,心室扩张,左心室为甚,室壁厚度一般正常。光镜可见心肌弥漫性纤维化,冠状动脉多呈广泛而严重的粥样硬化,但可无闭塞。纤维化也可呈灶状、散在不规律分布,为心肌梗死后纤维结缔组织增生所致。

(四) 冠状动脉性猝死

冠状动脉性猝死是心源性猝死中最常见的一类,指的是由于冠状动脉改变导致意外的死亡。此类猝死多发生于隆冬季节,患者年纪不大,男性多于女性。半数生前无症状,存活患者生前症状多为非特异性而且较轻。可表现为患者突然昏倒,四肢抽搐,小便失禁,或突然发生呼吸困难,口吐白沫,迅速昏迷,可立即死亡或在 1 至数小时内死亡,也有患者在睡眠中死亡。冠状动脉性猝死多发生在冠状动脉粥样硬化的基础上,由于冠状动脉中重度粥样硬化、斑块内出血,至冠状动脉狭窄或微循环血栓栓塞,导致心肌急性缺血,冠状动脉血流突然中断,引起心室纤颤等严重心律失常。无心肌梗死时也可以发生猝死,此类患者通常有致心律失常性基础病变,如心室瘢痕或左心室功能不全。

第三节　高　血　压

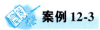
案例 12-3

56 岁女性,有多年高血压病史,平时会出现心悸,劳累加重。在一次情绪激动后,突然出现偏瘫,不久发生呕吐,陷入昏迷,急诊入院。查体:血压260/135mmHg,心界扩大。脑脊液检查:压力增高,呈淡红色。尿:尿蛋白(++),尿管型1~3个/HP。经抢救无效死亡。尸检:心脏肥大,重量增加,左心室扩张;脑内囊部位有出血,并破入侧脑室;肾体积缩小,表面呈细颗粒状,质硬。组织学肾入球小动脉玻璃样变性,肾小球纤维化或玻璃样变性,相应肾小管萎缩消失,部分肾小球代偿性肥大。

1. 本例患者高血压属于哪一型和哪一期?为什么?
2. 用病理学知识解释临床症状。
3. 引起高血压的因素有哪些?

考点:高血
压诊断标准

　　高血压是以体循环动脉血压持续增高为主要表现的临床综合征。是多种心、脑血管疾病的病因和诱因。成年人收缩压≥140mmHg(18.4kPa)和(或)舒张压≥90mmHg(12.0kPa),两项中符合一项即可诊断为高血压。根据病因可分为原发性高血压(又称特发性高血压)和继发性高血压(又称症状性高血压、特殊类型高血压)。高血压病指的是原发性高血压,最多见,本节重点叙述该疾病。

　　原发性高血压是一种发病机制不明,以体循环动脉血压升高为主要表现的独立性全身性疾病。好发于老年人,高血压患病率、发病率、血压都随年龄上升而上升。流行病学数据显示,高血压患病率和发病率在不同国家、地区和种族之间均有差别,发达国家较发展中国家为高,我国高血压患病率呈明显总体上升趋势。值得注意的是,高血压的知晓率、治疗率、控制率均较低。基本病理变化是全身细小动脉硬化,晚期可并发左心室肥大、两肾弥漫性颗粒性萎缩、脑出血等。

　　继发性高血压较少见,又称症状性高血压,是指患有某些疾病时出现血压升高,是某种疾病症状之一,如慢性肾小球肾炎、肾动脉狭窄、肾盂肾炎引起肾性高血压和盐皮质激素增多、肾上腺肿瘤和嗜铬细胞瘤引起内分泌性高血压。

考点:引起
高血压危险
因素

一、病因及发病机制

　　原发性高血压的病因和发病机制复杂,现研究已经有较大进展,但仍未明确。一般认为是受多基因遗传控制,受多种环境因素影响,致血压调节受损的疾病。现将目前已知的与高血压有关的危险因素及可能的发病机制叙述如下。

(一)危险因素

　　1. 遗传因素　高血压具有明显的遗传倾向,约75%的原发性高血压具有遗传素质。双亲均为高血压比无高血压家族史者高2~3倍,单亲有高血压的则为1.5倍。分子生物学研究显示,高血压患者或有高血压家族史者,常有一种以上与血压调节相关的基因异常。如肾素-血管紧张素的编码基因缺陷。也有单基因缺陷引起的高血压病,如Liddle综合征。

　　2. 膳食因素　传统中国人的饮食特点喜重油、重盐,喜爱饮酒。随着中国人生活条件改善,中国人的高血压与其不健康的饮食习惯有着不容忽视的联系。主要包括①高钠饮食:摄盐量与血压呈正相关,但并非所有人都对盐敏感;②肥胖:中国、美国、欧洲和日本都有报告显示肥胖与高血压呈正相关;③饮酒:中度以上饮酒是高血压发病因素之一。

　　3. 社会心理因素　调查表明,精神长期或反复处于高度紧张的人群,可使大脑皮质调节紊乱,皮层下血管舒缩中枢的调控能力受损,持续产生以收缩为主的兴奋,激素分泌失调,血压升高。

　　4. 其他　肥胖、吸烟、活动不足、睡眠暂停综合征都可能是引起高血压的危险因素。

(二)发病机制

　　高血压病不是一个均匀同质性疾病,不同个体发病危险因素和机制都不同,高血压病的引发、维持、加速都是由不同机制控制,目前的多种学说都不能完全诠释高血压的发病机制。血压由心室收缩压、心排血量及血管外周阻力共同决定,故引起心排血量和外周阻力改变的各种因素,均有可能导致血压升高。高血压发病机制和因素在实际情况中极为复杂,主要的发病机制见图12-7。导致血压升高有三条互相重叠的途径。

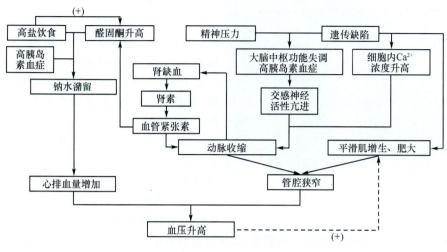

图 12-7　高血压发病机制

1. 功能性血管收缩　该途径是指外周血管结构无明显变化,仅平滑肌收缩导致管腔口径变小,血管阻力增加,血压升高。

2. 钠水潴留　各种原因导致体内钠水潴留,血浆和细胞外液增多,血容量增加,心排血量增高,血压增高。

3. 结构性的血管增厚、变硬　外周小血管壁增厚,主要是指外周小血管平滑肌增厚,胶原纤维增生和基质增多,细动脉玻璃样变,血管弹性下降,管径变小,外周阻力增加。

二、类型和病理变化

高血压病可分为良性高血压和恶性高血压两种类型。

(一) 良性高血压

良性高血压又称缓进性高血压,占高血压病多数。起病隐匿,进展缓慢,病程长达数十年,多见于老年人,特征性改变为细小动脉硬化,晚期可死于心力衰竭、脑出血、高血压脑病或肾衰竭。

1. 功能紊乱期　高血压病早期阶段,主要病变为细小动脉间歇性痉挛,血压升高,因无器质性改变,经休息或治疗后血压可恢复正常。患者表现为血压升高,但有波动,可有头痛、头昏等症状。反复血管痉挛及血压升高,受累血管发生器质性改变,病变进入下一阶段。

2. 动脉病变期

(1) 细动脉玻璃样变性:为高血压病的主要病变特征,最易累及肾的入球动脉和视网膜动脉。由于细动脉长期痉挛,缺氧使血管内皮细胞损伤,内皮细胞间隙扩大,血浆蛋白(含免疫球蛋白及纤维蛋白原)渗入内皮下间隙。同时平滑肌细胞分泌大量细胞外基质,平滑肌细胞因缺氧发生坏死,血管壁逐渐由血浆蛋白、细胞外基质和坏死平滑肌细胞产生的修复性胶原纤维及蛋白多糖所代替,管壁发生玻璃样变性,使细动脉壁增厚、管腔狭窄甚至闭塞。

(2) 小动脉纤维增生:主要累及肾小叶间动脉、弓状动脉及脑动脉。镜下可见血管壁增

考点:高血压分期及各期主要病理特点

厚,小动脉内膜胶原纤维及弹性纤维增生,内弹力膜分裂。中膜平滑肌增生、肥大、不同程度的胶原纤维和弹力纤维增生。

（3）大动脉硬化:累及主动脉及其主要分支,可并发动脉粥样硬化。

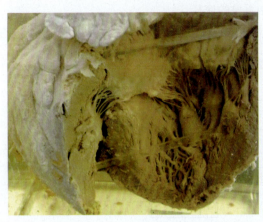

图 12-8　左心室向心性肥大

3. 内脏病变期

（1）心脏:主要表现为左心室肥大,这是对血压持续升高,心肌工作负荷增加的一种适应性反应。在心脏处于代偿期时,心脏重量增加,一般达 400g 以上,左心室壁增厚,可达 1.5~2cm,左心室乳头肌和肉柱明显增粗,但心腔不扩张,甚至略微缩小,称为向心性肥大(图 12-8)。镜下观,肥大的心肌细胞变粗、变长,核大深染。晚期左心室失代偿,心腔扩张,称为离心性肥大。严重时发生心力衰竭。

（2）肾脏:因入球动脉的玻璃样变性和肌型小动脉的硬化,该供血区域的肾单位萎缩、消失,称为原发性颗粒固缩肾。肉眼观,双侧肾脏对称性缩小,重量减轻,一侧肾重量一般小于 100g(正常成年人一侧肾重约为 150g),质地变硬,表面粗糙,呈颗粒状;切面肾皮质变薄,皮髓交界模糊。镜下观,肾入球小动脉玻璃样变和小叶间动脉、弓形动脉内膜硬化,病变肾小球纤维化、玻璃样变性,相应肾小管萎缩消失,间质结缔组织增生和淋巴细胞浸润,病变轻的肾小球代偿性肥大,相应肾小管代偿性扩张。临床表现为水肿、蛋白尿和管型尿,严重时发生肾衰竭。

（3）脑:脑细小动脉硬化造成局部组织缺血,毛细血管通透性增加。主要病变有三种:①高血压脑病,高血压各个时期均可见。高血压时由于脑小动脉硬化和痉挛,导致局部缺血及毛细血管通透性增加,发生脑水肿,引起颅内压增高。临床表现为头痛、头晕、恶心、呕吐、视力障碍等。若血压急剧增高,患者可出现意识障碍、抽搐等,称为高血压危象。②脑软化,局部缺血进一步发展,局部脑组织发生缺血性坏死,形成筛网状病灶,吸收后由胶原组织增生修复。由于软化灶较小,一般不引起严重后果。③脑出血,高血压最严重的并发症,也是致命性的。脑出血多发生于基底核、内囊。其次为大脑白质、脑桥。基底核区域高发的原因在于供应该区域的豆纹动脉从大脑中动脉呈直角分支,该分支受到较高的血流压力冲击和牵引,易发生破裂出血。出血后果严重,一旦出血则为大片出血,出血区域的脑组织完全被破坏,形成囊腔状,其内充满坏死的脑组织和凝血块(图 12-9)。若出血范围扩大,可破入侧脑室。脑出血的原因是因为血管壁变硬变脆,当血压增高时引起破裂性出血;亦可因血管弹性下降,局部膨出小动脉瘤和微小动脉瘤,当血压突然升高时,致小动脉瘤和微小动脉破裂。临床表

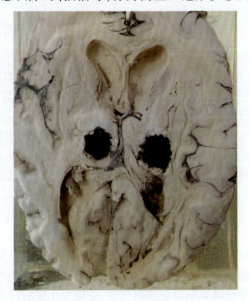

图 12-9　高血压脑出血

现因出血部位、严重程度不同而不同。如内囊出血导致对侧肢体偏瘫而感觉消失。严重如破入侧脑室，患者可昏迷，甚至死亡。

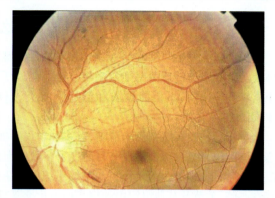

图 12-10　高血压视网膜病变

（4）视网膜：视网膜中央动脉早期会发生痉挛，随着疾病进展发生硬化。眼底镜检查可见这些血管迂曲，颜色苍白，反光增强，呈银丝样改变。动、静脉交叉处静脉呈受压现象（图 12-10）。严重者视盘发生水肿，视网膜渗出和出血，患者视物模糊。

（二）恶性高血压

恶性高血压又称急进性高血压，多见于青壮年。多为原发性，也可继发于良性高血压和严重肾动脉狭窄。临床表现为血压升高显著，舒张压常高于 130mmHg，病变发展迅速，可早期出现肾衰竭。患者常死于肾衰竭、脑卒中或心力衰竭。

恶性高血压典型病理变化是坏死性动脉炎和坏死性小动脉硬化，主要累及肾。前者主要表现为动脉管壁呈层状洋葱皮样增厚；后者累及内膜及中膜，表现为纤维素样坏死，镜下可见管壁伊红深染，周围有单核细胞和中性粒细胞浸润。免疫组化提示，含大量纤维蛋白、免疫球蛋白和补体。

上述动脉病变主要累及肾、脑和视网膜。肾的入球小动脉最易累及，可波及肾小球，导致肾小球毛细血管祥发生节段性坏死。

第四节　风　湿　病

 案例 12-4

12 岁女孩，经常扁桃体感染伴发热，近两天出现胫前水肿，呼吸困难，咳粉红色泡沫痰入院。查体：心界扩大，心尖区有舒张期隆隆样杂音，两肺湿性啰音，肝在右肋下 3 指，下肢水肿，入院后突然心脏停搏，抢救无效死亡。尸检：在二尖瓣的闭锁缘有小米粒大的赘生物，瓣膜增厚和瓣叶间粘连。左心房、右心房和右心室扩张，左心室并不扩大。肺呈暗红色，体积增大，淤血。肝脾肿大、淤血。下肢凹陷性水肿。

1. 患者的病理诊断是什么？怎样解释临床表现？

2. 本例患者死亡原因是什么？简述病变发展过程。

风湿病是一种与 A 组乙型溶血性链球菌感染有关的变态反应疾病，主要累及全身结缔组织，特征性病理变化为风湿性肉芽肿。最常累及心脏和关节，其次为皮肤、皮下组织等，心脏病变后果最为严重。常反复发作，急性期有发热，称为风湿热，为风湿病的活动期。临床上除有心脏症状，常伴有发热、关节痛、皮疹、皮下结节、小舞蹈病等症状。辅助检查可有白细胞增多，红细胞沉降率增快，血中抗链球菌溶血素"O"滴度增高。多次发病后，心脏瓣膜会发生器质性损害，后果严重。

风湿病多发生在少年儿童，6～9 岁为发病高峰期，男女无差别。随着我国经济水平的提高，人们生活及医疗条件的改善，患病率及发病率有所减少。

考点：风湿病概念、发病部位

一、病因及发病机制

风湿病的发生与咽喉部 A 组乙型溶血性链球菌感染有关。患者发病前多有咽峡炎、扁桃体炎等上呼吸道链球菌感染的病史。本病高发于链球菌感染的冬、春季及寒冷潮湿地区,抗生素广泛使用后,不但能预防和治疗咽峡炎、扁桃体炎,而且也明显减少风湿病的发生和复发。

风湿病的发病机制仍未清晰,有多种学说。如链球菌直接感染学说、链球菌毒素学说、变态反应学说和自身免疫学说。目前专家多数倾向抗原抗体交叉反应学说,即链球菌细胞壁的 C 抗原(糖蛋白)产生的抗体可与结缔组织的糖蛋白产生交叉反应。同时链球菌的 M 蛋白与存在心脏、关节及其他组织中的糖蛋白发生交叉反应,导致组织损伤。

二、基本病理变化

考点:风湿病特征性病变

风湿病的病变主要是全身结缔组织和血管的变态反应性炎症。根据病变发展过程大致可分为三期。

1. 变质渗出期　心脏、浆膜、关节、皮肤、脑和血管等病变部位的结缔组织基质发生黏液样变性和纤维素性坏死,少量淋巴细胞、浆细胞和单核细胞浸润。此期可持续 1 个月。

2. 增生期或肉芽肿期　此期特点是在变质渗出期的基础上进一步形成典型性肉芽肿病变,称为风湿性小体或 Aschoff 小体,是风湿病特征性病变,具有病理诊断意义,提示风湿活动。此期持续 2 ~ 3 个月。

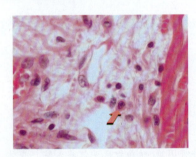

图 12-11　风湿小体

风湿小体形成是在纤维素性坏死的基础上,巨噬细胞增生、积聚、吞噬纤维样坏死物质形成风湿细胞。风湿细胞体积大,圆形或多边形,核膜清晰,染色质集中于中央并向核膜放射,因切面似枭眼状,称为枭眼细胞,也有呈毛虫状的纵切面,称为毛虫细胞。成群的风湿细胞聚集于纤维素样坏死灶内,少量浆细胞、淋巴细胞浸润,形成 Aschoff 小体(图 12-11)。在心肌间质中的风湿小体,多位于小血管旁。

3. 瘢痕期或愈合期　风湿小体中的坏死细胞逐渐被吸收,周围出现纤维细胞,风湿小体逐渐纤维化,最后形成梭形瘢痕。此期持续 2 ~ 3 个月。

上述全部病程持续 4 ~ 6 个月。由于风湿病易反复,故可在受累器官中见到新旧病变共存现象。纤维性瘢痕不断形成,破坏器官结构,造成功能障碍。

三、风湿病的各器官病变

(一)风湿性心脏病

风湿病引起的心脏病变可以有风湿性心内膜炎、风湿性心外膜炎、风湿性心肌炎。若病变累及全心,则称为风湿性全心炎(风湿性心脏炎)。

考点:风湿性心内膜炎常见发生部位及病变特点

1. 风湿性心内膜炎　心瓣膜为主要受累部位,其中二尖瓣最易受累,其次为二尖瓣和主动脉瓣同时受累。主动脉瓣、三尖瓣、肺动脉瓣极少单独受累。

病变初期表现为浆液性心内膜炎,瓣膜肿胀、透亮,发生黏液样变性和纤维素样坏死,浆液渗出和炎细胞浸润。几周后,在瓣膜闭锁缘上有单行排列的,直径为 1 ~ 2mm 的疣状赘生物,这些赘生物呈灰白色半透明,附着牢固,一般不易脱落。镜下,疣赘物是由血小板和纤维素构成的白色血栓。病变后期,瓣膜由于病变反复发作和机化,大量结缔组织增生,致使瓣膜增厚、卷曲、缩短及钙化,瓣叶之间可发生粘连,腱索增粗和缩短,形成慢性心瓣膜病,导致瓣膜口狭窄或关闭不全(图12-12)。

2. 风湿性心肌炎 心肌间质结缔组织为主要受累。病变呈灶状、弥漫性或局限性分布,多位于左心室、室间隔、左心房或左心耳处。镜下见病变处间质水肿,可见心肌间质的小血管旁出现典型的风湿小体,伴有淋巴细胞浸润。后期可机化为梭形小瘢痕。风湿性心肌炎常影响心肌收缩力,临床上表现为心搏加快,第一心音低钝,严重者可导致心功能不全。若累及传导系统时,出现传导阻滞。

3. 风湿性心外膜炎 主要累及心外膜脏层,呈浆液性或纤维素性炎症。心包内有大量浆液渗出,形成心包积液。当渗出以纤维素为主时,因为心脏的不断冲动和牵拉,表面的纤维素呈绒毛状,形成绒毛心(图12-13)。如果渗出物不能溶解吸收,发生机化,则心外膜壁层和脏层粘连,形成缩窄性心包炎。

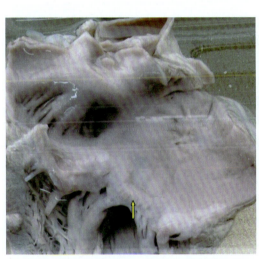

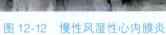

图 12-12 慢性风湿性心内膜炎

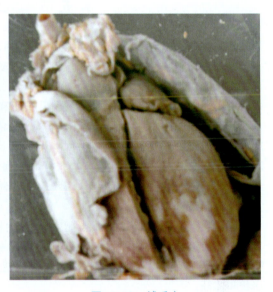

图 12-13 绒毛心

以增生为主的心外膜炎时,患者心前区疼痛,听诊可闻及心包摩擦音。以渗出为主的心外膜炎时,患者出现胸闷不适,心音弱而遥远。

(二) 风湿性关节炎

约3/4的风湿病患者在疾病早期出现风湿性关节炎。常侵犯膝、肩、踝、腕等大关节,呈游走性、反复发作的特点。关节局部会出现红、肿、热、痛和功能障碍。关节腔内有浆液及纤维蛋白渗出,病变滑膜充血水肿,邻近组织可见不典型风湿小体。病变可完全吸收,一般不留后遗症。

(三) 皮肤病变

风湿病活动期时,皮肤可出现特征性的环形红斑和皮下结节。

1. 环形红斑 是渗出性病变。多位于躯干和四肢。肉眼观为中央皮肤色泽正常的淡红色环状红晕。光镜下,红斑处真皮浅层血管充血,血管周围水肿,炎细胞浸润,病变多在1~2天内消退。

2. 皮下结节 是增生性病变。多见于肘、膝、踝关节伸侧面的皮下结缔组织。直径为0.5~2cm,呈圆形或椭圆形,质硬、无压痛结节。光镜下,风湿性肉芽肿病变,结节中心为纤维素坏死物,周围呈放射排列的风湿细胞和成纤维细胞,伴有以淋巴细胞为主的炎细胞浸润。

皮下结节的出现常与风湿性心脏病发生相关。

(四) 风湿性动脉炎

风湿性动脉炎可发生于冠状动脉、肾动脉、肠系膜动脉、脑动脉、主动脉和肺动脉等。急性期,血管壁发生黏液样变性和纤维素样坏死,伴有炎症细胞浸润,可有风湿小体形成,并可继发血栓形成。后期,血管壁因瘢痕形成而呈不规则增厚,管腔狭窄。

(五) 中枢神经系统病变

中枢神经系统病变多见于 5～12 岁儿童,女孩多于男孩。主要病变为风湿性动脉炎,可有神细胞变性、胶质细胞增生及胶质结节形成。病变主要累及大脑皮质、基底核、丘脑及小脑皮质。当锥体外系统受累较重时,患儿出现肢体的不自主运动,称为小舞蹈症。

第五节　心瓣膜病

心瓣膜病是指心瓣膜受到各种致病因素损伤后或先天性发育异常所造成的器质性病变,表现为瓣膜口狭窄和(或)关闭不全,最后常导致心功能不全,引起全身血液循环障碍,是最常见的慢性心脏病之一。

瓣膜功能依赖于瓣叶、瓣环、腱索、乳头肌和心室的结构和功能的完整性。瓣膜关闭不全是心瓣膜关闭时瓣膜口不能完全闭合,导致血液反流。因瓣膜变硬、变形、瓣缘卷曲、连接处融合或者瓣膜的破裂和穿孔,亦可因腱索增粗、缩短或粘连,瓣环扩大,乳头肌功能不全引起;瓣膜口狭窄是瓣膜开放时不能完全张开导致血流受阻。因邻近瓣膜粘连、增厚,其弹性减弱或丧失,瓣环硬化或者缩窄引起。瓣膜狭窄或者关闭不全可单独存在,也可合并存在,后者称为联合瓣膜病。

心瓣膜病早期,由于心肌代偿肥大,收缩力增强,可克服瓣膜病带来的血流异常。一般不出现明显血液循环障碍的症状,此期称为代偿期。后期随着瓣膜病逐渐加重,最后出现心功能不全,发生全身血液循环障碍,称为失代偿期,导致血流动力学紊乱,临床上出现特征性的症状和体征。

考点:二尖瓣狭窄的心脏病变特点

一、二尖瓣狭窄

随着青霉素的广泛使用,使风湿病和风湿性瓣膜病发病率有所下降,但风湿性二尖瓣狭窄仍然是我国主要的瓣膜病。少数二尖瓣狭窄由感染性心内膜炎引起。

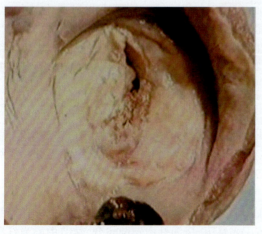

正常二尖瓣瓣口面积为 $4～6cm^2$,可通过两个成年人手指。当瓣口面积减少一半以上即可出现临床症状。依病变可分为隔膜型和漏斗型。轻者,瓣膜轻度增厚,形如隔膜。重者,瓣膜极度增厚,瓣口形如鱼口,瓣口面积可缩小到 $1～2cm^2$,甚至 $0.5cm^2$,或仅能通过医用探针(图 12-14),常合并关闭不全。二尖瓣狭窄的标记性病变为相邻瓣叶粘连,单纯性二尖瓣狭窄不累及左心室。

图 12-14 二尖瓣狭窄呈鱼口状

病变早期,因为二尖瓣口狭窄,心脏舒

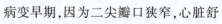

张期从左心房流入左心室的血流受阻,左心房代偿性扩张肥大。血流在加压的情况下快速通过狭窄的瓣膜口,产生涡流和振动,产生典型的心尖区舒张期隆隆样杂音。当左心房进入失代偿期时,左心房血液不能全部排入左心室。血液淤积于左心房,升高的左心房压向后传递,肺静脉回流受阻,引起肺淤血、肺水肿或漏出性出血。患者可出现呼吸困难、咳嗽、发绀、咳粉红色泡沫痰等左心房衰竭症状。当肺静脉压力增加到一定程度后,导致肺小动脉反射性收缩,长此以往,肺小动脉发生器质性改变,管壁增厚,管腔狭窄,肺动脉压进一步增高并持续存在。长期的肺动脉高压导致右心室代偿性肥大,继而失代偿,右心室扩张。右心室高度扩张可导致三尖瓣关闭不全,心室收缩时血流反流入右心房,加重右心房前负荷,最终导致右心功能不全,出现体循环淤血症状,如肝颈静脉扩张等。

整个病程中,只有左心室未受累,甚至轻度缩小。其他三个心腔扩张,X线典型表现为"梨形心"(图12-15)。

二、二尖瓣关闭不全

考点:二尖瓣关闭不全的心脏病变特点

二尖瓣关闭不全多数为风湿性心内膜炎的后果,其次由亚急性感染性心内膜炎引起,偶为先天性畸形。二尖瓣关闭不全多合并狭窄。

二尖瓣关闭不全时,在心室收缩期导致左心室内血液反流入左心房,听诊时心尖区可闻及收缩期吹风样杂音。左心房接受静脉回流血流和反流血流,故左心房、左心室前负荷(容积负荷)明显增加,失代偿后,依次又出现肺淤血、肺动脉高压、右心功能不全,出现体循环淤血。疾病进展到此时,左右心房、心室全部增大,X线的典型的表现是"球形心"(图12-16)。

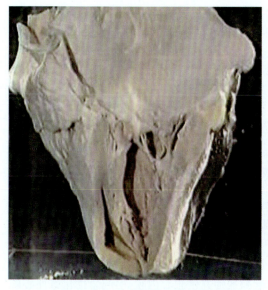

图12-15 二尖瓣狭窄梨形心

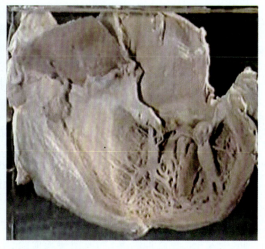

图12-16 二尖瓣关闭不全球形心

三、主动脉瓣狭窄

主动脉瓣狭窄主要由风湿性主动脉瓣炎引起,多数合并主动脉关闭不全和二尖瓣损害。少数因先天性畸形或退行性老年钙化性改变所致。在左心室收缩期,左心室排出血液受阻,左心室因压力性负荷(后负荷)升高而发生代偿性肥大,为向心性肥大。血液在加压情况下通过主动脉瓣,产生涡流和振动,产生标志性的主动脉瓣听诊区收缩期喷射样杂音。病变持续,左心衰竭,继而引起肺淤血、肺动脉高压及右心衰竭,随病程进展,患者可出现相应体征。

因主动脉灌注不足及左心室舒张期压力增加、心肌耗氧量增加等原因导致冠状动脉缺血,临床可出现心绞痛、脉压减小等症状和体征。呼吸困难、心绞痛、昏厥为主动脉瓣狭窄常见的三联征。X线检查可见左心室明显突出,呈"靴形心"。

临床还可见二尖瓣脱垂、三尖瓣狭窄或者关闭不全,人工瓣膜置换术后并发症等瓣膜病。

四、主动脉瓣关闭不全

主动脉瓣关闭不全由瓣膜和主动脉根部疾病所致。瓣膜病变由风湿性心内膜炎、亚急性感染性心内膜炎、主动脉粥样硬化和梅毒性主动脉炎累及主动脉瓣所致。主动脉根部扩张多由梅毒性主动脉炎、类风湿主动脉炎及 Marfan 综合征等引起,导致瓣环扩大,瓣叶舒张期不能对合。约 2/3 的主动脉瓣关闭不全由风湿性心脏病所致。

心室舒张期,主动脉部分血液经未完全关闭的主动脉反流,导致脉压增加并产生主动脉舒张期杂音。左心室因容积负荷增加而发生代偿性肥大,久之,依次引起左心衰竭、肺淤血、肺动脉高压直至右心衰竭。

临床上可见收缩压增高,舒张压降低,脉压增大。常见周围血管体征,如颈动脉搏动、水冲脉、动脉枪击音、毛细血管搏动征等。

第六节　感染性心内膜炎

案例 12-5

患者,65 岁,女性。反复不规则发热 8 个月,2 周前因发热伴心悸、胸闷入院。曾因风湿性心脏病做过主动脉瓣换瓣手术。体格检查:心尖部和主动脉瓣区闻及收缩期杂音。B 超显示二尖瓣前后叶有赘生物,各房室正常。诊断为"亚急性心内膜炎"。

1. 简述本例患者引起"亚急性心内膜炎"的可能原因。
2. 简述二尖瓣前后叶赘生物的组成及特点。

感染性心内膜炎(infective endocarditis)是指由病原微生物直接侵袭心内膜,特别是心瓣膜而引起的炎症性疾病。在病变的心瓣膜表面形成的血栓(疣赘物)中含有病原微生物。

一、急性感染性心内膜炎

考点:引起急性感染性心内膜炎病因及赘生物特点

急性感染性心内膜炎(acute infective endocarditis)或称急性细菌性心内膜炎,主要由金黄色葡萄球菌感染引起,常侵犯二尖瓣和主动脉瓣。此病起病急、病程短,病情重,患者多在数日或数周死亡。

通常机体局部发生化脓性炎症(如化脓性骨髓炎、痈、产褥热等),当机体抵抗力降低时(如心脏手术、免疫抑制等)病原菌侵入血流,引起败血症并侵犯心内膜,引起急性化脓性心瓣膜炎,随后在瓣膜闭锁缘上形成赘生物。赘生物由血栓、坏死组织和大量细菌菌落混合形成。此种赘生物一般较大,质地松软,为灰黄色或浅绿色,易脱落而形成带有细菌的栓子,引起脓毒血症,导致心、脑、肾、脾等器官梗死和多发性栓塞性小脓肿。严重者,可发生瓣膜破裂或穿孔和(或)腱索断裂,可导致急性心瓣膜功能不全。

二、亚急性感染性心内膜炎

考点:引起亚急性心内膜炎病因及赘生物特点

亚急性感染性心内膜炎(subacute infective endocarditis)病程经过 6 周以上,可迁延数月,甚至 1～2 年。约 75% 患者由致病力较弱的草绿色链球菌,其次有肠球菌、革兰阴性杆菌、立克次体、真菌等感染引起。病程较长，可迁延数月，甚至一年。

致病菌可由扁桃体炎、牙周炎、咽喉炎、骨髓炎等感染病灶侵入血液或由拔牙、心导管及心脏手术、泌尿道手术等医源性感染而入血，形成菌血症，再随血液侵犯已有病变的心瓣膜（如风湿性心内膜炎，为细菌侵入提供了条件），极少数病例也可发生于无病变的瓣膜。

此型心内膜炎最常侵犯二尖瓣和主动脉瓣。肉眼观，可见在原有病变的瓣膜上形成赘生物。赘生物大小不等，单个或多个，呈疣状，质松脆、易脱落。受累瓣膜有不同程度的变形、增厚，严重者可形成溃疡使瓣膜穿孔。镜下观，赘生物由纤维素、血小板、细菌菌落、中性粒细胞及坏死组织组成，溃疡底部可见不同程度的肉芽组织增生、淋巴细胞和单核细胞浸润。本病的治愈率较高，但瘢痕形成极易造成严重的瓣膜变形和腱索增粗缩短，导致瓣口狭窄和（或）关闭不全（慢性心瓣膜病）。临床上，可听到相应的杂音。少数病例可由于瓣膜穿孔或腱索断离而导致致命性急性瓣膜功能不全，出现心力衰竭。

此外，细菌毒素和赘生物脱落形成栓子，引起动脉栓塞和血管炎。栓塞多见于脑，其次为肾、脾等，出现相应部位的动脉栓塞是本病的重要表现。如微栓塞的发生可引起局灶性或弥漫性肾小球肾炎；皮肤出现红色、微隆起、有压痛的小结节，称 Osler 小结。脱落的赘生物内有细菌，侵入血流，并在血液中繁殖，致使患者可出现长期发热、白细胞增多、脾大、皮肤黏膜和眼底小出血点、贫血等败血症表现。

第七节　心力衰竭

 案例 12-6

患者，男性，70 岁。患高血压十余年，突感胸闷，严重呼吸困难，端坐呼吸，频繁咳嗽，咳粉红色泡沫样痰，发绀，心悸乏力。体格检查：心率 132 次/分，呼吸 26 次/分，心尖部闻及奔马律，两肺布满湿性啰音及哮鸣音。

1. 说出本例诊断。

2. 用病理知识解释临床表现。

心力衰竭（heart failure）简称心衰，是由心脏结构性和功能性障碍导致的心脏充盈和射血功能障碍而引起的一种临床综合征。由于心室舒张功能和（或）收缩功能障碍，导致静脉回流受阻和（或）射血功能损害，故而心排血量不能满足机体代谢需要，器官、组织灌注不足，同时出现肺循环淤血、体循环淤血，主要临床表现为呼吸困难、疲乏、体液潴留。　　**考点：**心力衰竭概念

心功能不全是多种心血管疾病发展到终末阶段的共同结果，其包括心脏泵血功能受损从完全代偿阶段直至失代偿阶段的全过程，心力衰竭属于心功能不全失代偿阶段，两者在发病学的本质上相同，只是在程度上有区别。

一、心力衰竭的原因、诱因和分类

（一）心力衰竭的原因

所有类型的心脏、大血管疾病均可引起心力衰竭。心力衰竭反映心脏的泵血功能损害，也就是心脏舒缩功能不全。造成心力衰竭的基本病因可分为心肌病变和心脏负荷过度。在我国 20 世纪 80 年代前心瓣膜病是引起心力衰竭的第一位原因，经过预防和治疗瓣膜病所致心力衰竭已明显降低，目前冠心病和高血压已成为引起心力衰竭主要因素。　　**考点：**心力衰竭的原因

1. 心肌病变　心肌病变可分为原发性心肌病变和继发性心肌病变。原发性心肌病变有冠状动脉疾病、肺心病、休克及严重贫血等造成的缺血性心肌损害，如心肌梗死；也可由炎症

或者免疫造成心肌损害,如心肌炎、扩张性心肌病。继发性心肌损害包括内分泌代谢性疾病,如糖尿病心肌病;还有结缔组织病或心脏毒性药物并发的心肌损害。

2. 心脏负荷过重　长时间心脏负荷过度,包括压力负荷和容量负荷过度,均可引起心力衰竭。压力负荷过度指的是心脏收缩时承受的阻力负荷增加,多见于循环阻力增加(高血压、肺动脉高压)和流出道受阻(瓣膜狭窄、主动脉缩窄)。容量负荷过度指的是心脏舒张时承受的容量负荷过重。可见于瓣膜关闭不全、先天性心脏病,以及高动力循环心脏病,如脚气病等。

(二) 诱因

心力衰竭症状的出现或加重常由某些因素诱发,称为诱因。据统计,约有90%的心力衰竭病例可找到明显的诱因,都是因为最终引发血流动力学变化加重心脏负荷,引发或加重心力衰竭。常见的诱因如下。

1. 感染　呼吸道感染和心内膜感染是心力衰竭最常见、最重要的诱因。①感染可引起发热,发热时交感神经兴奋,代谢率升高增加心肌耗氧量;②交感神经兴奋引起心率加快,引起心舒张期缩短而减少冠状动脉血管血流量;③病原微生物及其毒素直接损伤心肌;④如并发呼吸道感染还可因肺通气和换气障碍,加重心肌缺氧,同时使肺血管阻力升高,右心室负荷加重诱发心力衰竭。

2. 心律失常　心房颤动等各种快速性心律失常是诱发心力衰竭最重要因素。此时心率过快、心肌耗氧量增加、舒张期缩短导致冠状动脉供血不足、心室充盈不足及房室活动不协调等都可诱发心力衰竭。心率过缓(40次/分)可减少每分心排血量。严重的房室传导阻滞引起房室活动协调性紊乱,影响心射血能力,可诱发心力衰竭。

3. 血容量增加　静脉输液过多过快、摄入钠盐过多等增加血容量,加重心脏负荷。

4. 过度体力劳累或情绪激动　过度体力活动、妊娠后期及分娩过程、暴怒等,引起心率加快,以及心肌耗氧量及心排血量增加等,加重心脏的负荷。

5. 其他　气候剧烈变化、饮食过饱、洋地黄中毒、原有心脏病加重或并发其他疾病等也可诱发心力衰竭。

(三) 分类

1. 根据心力衰竭发生的部位分类

(1) 左心衰竭:多见于高血压性心脏病、冠心病、主动脉瓣狭窄或关闭不全、二尖瓣关闭不全等,引起左心室搏出功能障碍,导致肺淤血、水肿。

(2) 右心衰竭:多见于急、慢性肺疾病所致的肺源性心脏病,也见于三尖瓣或肺动脉瓣病变,或继发于左心衰竭等。此时右心室排出量减少,引起体循环淤血。

(3) 全心衰竭:左右心室同时发生或相继发生。如持久的左心衰竭导致肺循环阻力加大,久之发生右心衰竭;也可因病变同时侵犯左、右心室(如风湿性心肌炎、心肌病、严重贫血等)所致,患者既有肺淤血,也有体循环淤血。

2. 按心力衰竭发生的速度分类

(1) 急性心力衰竭:发病急骤,心排血量急剧减少,常因机体来不及代偿而并发心源性休克。多见于急性心肌梗死、严重心肌炎等。

(2) 慢性心力衰竭:发病缓慢,多经过较长的心肌肥大等代偿阶段后发生,患者长期处于一种持续的心力衰竭状态,并伴有钠水潴留、静脉淤血和水肿。多见于原发性高血压、心瓣膜病和肺动脉高压等。

3. 根据心排血量分类

（1）低排血量性心力衰竭：心力衰竭的患者心排血量低于正常值。常见于心肌缺血、心肌炎、心肌病、高血压病和心瓣膜病引起的心力衰竭。

（2）高排血量性心力衰竭：在患有甲状腺功能亢进、严重贫血、维生素 B_1 缺乏等疾病时，由于血流速度加快，静脉回流增加，心排血量相应增加，超过正常状态称为高动力循环状态。这些患者一旦发生心力衰竭，心排血量从心力衰竭前的高水平下降，虽然绝对值仍接近或高于正常水平，但已不能满足机体高水平代谢的需要。

4. 按心力衰竭时心肌收缩或舒张功能障碍分类

（1）收缩性心力衰竭：主要特征为心肌收缩功能障碍，左心室射血分数减少。常见于冠心病和心肌病等。

（2）舒张性心力衰竭：主要特征为心室松弛性和顺应性降低，心室舒张和充盈能力减弱，表现为射血分数正常，但左心室舒张末期容量减少和充盈压增高，患者出现体循环或肺循环淤血，最终可致全心衰竭。常见于高血压伴左心肥厚、限制性心肌病、主动脉瓣狭窄等。

二、心力衰竭发病过程中机体的代偿功能

心肌受损或心负荷过重时，机体通过动员心本身的储备功能和心以外的代偿活动，提高心排血量满足机体代谢的需要。只有当心脏病变持续加重、代偿失效，或病程进展过快机体来不及代偿时，心力衰竭方可发生。

考点：心力衰竭时代偿活动

近年研究表明，神经-体液调节是心力衰竭调节机体代偿的基本机制，也是心力衰竭发生和发展关键途径，其中最为重要的是交感-肾上腺髓质系统和肾素-血管紧张素-醛固酮系统的激活。

（一）心自身的代偿活动

心脏的代偿机制包括迅速启动的代偿机制（功能性调整）和缓慢持久的适应性机制（结构性改建）。

1. 心率加快　心率加快是一种快速且直接的机体代偿反应，主要是交感神经兴奋和儿茶酚胺分泌增加所引起。在一定范围内心率加快，可提高心排血量，有助于维持动脉血压和保证重要器官的血流供应，并可提高舒张压有利于冠状动脉血液灌注，以保证心脏自身的氧和能量供应，对心力衰竭起到代偿作用。当心率过快超过一定限度（如成人>180 次/分）时，由于心肌耗氧量增加、心舒张期过短、心室充盈不足、心排血量明显减少及冠状动脉供血不足，导致失去代偿作用。心率过快临床上多为心力衰竭失代偿的标志。

2. 心肌收缩能力增强　心力衰竭时通过神经-体液机制的调节，引起交感神经系统兴奋、血浆中去甲肾上腺素（NA）、血管紧张素（Ang Ⅱ）等正性肌力作用的物质分泌增加，使心肌收缩能力增强，心排血量增加，是最经济的心脏代偿方式。但心肌收缩力增强，会使心肌耗氧量增加，有可能导致心功能恶化。

3. 心脏紧张源性扩张　根据 Frank-Starling 定律，在一定范围内，心肌收缩力和心搏出量与心肌纤维的初长度或心室舒张末期容积成正比（图12-17）。这是因为在心室最适前负荷和最适初长度时（肌节长度为 $2.0 \sim 2.2 \mu m$），粗、细肌丝处于最佳的重叠状态，横桥有效作用点数目最多，收缩力最强。伴有心肌收缩力增强的心腔扩张称紧张源性扩张，有利于将心室内过多的血液及时泵出。

但是，当心腔过度扩张使心肌的肌节初长度超过 $2.2 \mu m$ 时，有效横桥数目减少，引起心肌纤维的收缩力减弱或丧失，心排血量也相应减少，因而失去代偿意义。这种伴有心肌收缩力减弱的心腔扩张称肌源性扩张。

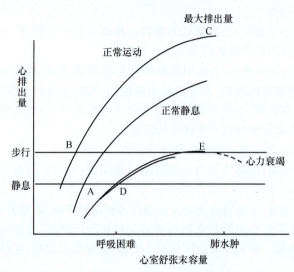

图 12-17　Frank-Starling 定律

4. 心室重塑　心室重塑是心室在长期容量和压力负荷增加时，通过改变心室的结构、代谢和功能而发生的慢性代偿性适应反应。包括心肌细胞、非心肌细胞及细胞外基质的变化。心肌细胞重塑包括心肌肥大和心肌细胞表型改变，心肌肥大实际是表型改变的后果之一。

心肌肥大主要指心肌细胞体积增大伴非心肌细胞及细胞外基质相应增多所致的心室质量或(和)室壁厚度增加，是慢性心力衰竭时极为重要的代偿方式。但超过一定限度时肥大的心肌可引起心肌缺血缺氧、能量代谢障碍和心肌舒缩能力下降等，将丧失其代偿功能，并转化为促进心力衰竭发生发展的重要因素。心肌肥大有两种形式：①向心性肥大是指心重量增加、室壁增厚，心室腔容积稍大或正常。主要是因心脏长期压力负荷过大，心肌纤维呈并联性增生，心肌纤维变粗而导致心肌细胞肥大；②离心性肥大是指心重量增加，心室腔扩大。主要是心脏长期容量负荷过度，心肌纤维呈串联性增生，心肌纤维长度增加而导致心腔扩张。

心肌细胞表型改变是指所合成的蛋白质种类变化所致的心肌细胞"质"的改变。转型的心肌细胞可通过分泌细胞因子和激素，进一步促进细胞生长、增殖、凋亡等。

(二) 心外的代偿

1. 血容量增加　心力衰竭时交感-肾上腺髓质系统、肾素-血管紧张素-醛固酮系统、抗利尿激素等作用增强，而心房钠尿肽、前列腺素分泌减少，使体内钠水潴留，血容量增加，静脉回流及心排血量增加。但血容量增加过多，心前负荷超过心脏代偿能力时，可引起心排血量下降并促使心源性水肿的发生。

2. 外周循环血液重新分配　心力衰竭时，交感-肾上腺髓质系统兴奋，使具有丰富 α 受体的皮肤、骨骼肌和腹腔脏器血管收缩，血流量减少，而心脑血管无明显收缩，可保证心脑血液供应。这样，既能防止血压下降，又能保证重要器官的血液供应，具有代偿意义，但是有限度的。

3. 红细胞生成增多　心力衰竭时可引起机体缺氧，刺激肾脏分泌促红细胞生成素，促进骨髓造血，使红细胞生成增多。但长时间红细胞过多可增加血液黏稠度，加重心脏负荷。

4. 组织利用氧能力增加　慢性心力衰竭时由于缺氧可引起组织细胞的线粒体数目增多、呼吸链中酶活性增加、糖无氧酵解增加及肌红蛋白增加等，使组织细胞摄取和利用氧能力增强。

三、心力衰竭发生的基本机制

目前认为心力衰竭是一种不可逆进行性疾病,一旦发生心力衰竭,即使没有新的心脏损害,在各种病理生理变化的因素影响下,心力衰竭仍会不断进展。心肌一旦受到损害,机体通过神经-内分泌-细胞因子的相互作用,代偿维持心功能暂时稳定,但是这些代偿机制的过度激活,均对机体有一定的副作用,加速了心脏的失代偿进展,最终发展成心力衰竭。

心力衰竭的发生机制十分复杂,目前尚未完全清楚。但一般认为心力衰竭的发生、发展,是多种机制共同作用的结果。神经-体液调节失衡在其中起着关键作用,而心室重塑是心力衰竭发生与发展的分子基础,最终的结果是导致心肌舒缩功能障碍。近十年来认识到心力衰竭与炎症的关系,促炎因子水平增加与心力衰竭程度正相关。

(一) 心肌收缩功能降低

心肌收缩功能降低是引起心脏泵血功能减退的主要原因。

1. 心肌收缩相关的蛋白改变　①心肌细胞受到严重缺血、缺氧、感染、中毒等因素影响时,可引起心肌细胞坏死,造成心肌收缩能力降低。在临床引起心肌细胞坏死最常见的原因是急性心肌梗死。②在衰竭期,心肌细胞凋亡及坏死可导致室壁变薄,心室进行性扩大。③心肌过度肥大时,导致肌原纤维排列紊乱,心肌收缩性降低。

2. 心肌能量代谢障碍　心肌的舒缩过程中,Ca^{2+} 的转运和肌丝的滑行都需要能量(ATP)。心肌缺血、缺氧、维生素 B_1 缺乏、贫血、低血压、心律失常及心肌肥大等,可导致心肌的能量生成、储存和利用障碍,引起或诱发心力衰竭。

3. 心肌兴奋-收缩偶联障碍　Ca^{2+} 的正常转运是心肌"兴奋-收缩偶联"的关键。各种原因造成 Ca^{2+} 的运转和分布失常均可导致心肌兴奋-收缩偶联障碍,使心肌收缩力下降。通过对 Ca^{2+} 转运及其调控有关蛋白质研究表明,心肌改建过程中,肌膜及肌浆网上与钙运转及其调控相关的蛋白质改变,不仅是心肌收缩性能降低的分子基础,也是心肌对儿茶酚胺的反应性降低的内在因素。心力衰竭时内环境的紊乱(如高血钾、酸中毒等)及循环中细胞因子增多(如肿瘤坏死因子),均影响细胞 Ca^{2+} 的转运,使心肌收缩能力下降。

(二) 心肌舒张功能障碍

绝大多数心力衰竭患者均有心肌舒张异常,可使心室充盈量减少,进而心排血量不足,静脉淤血。心肌舒张功能障碍的确切机制目前尚不完全清楚,可能与舒张期胞质内 Ca^{2+} 浓度复位延缓、肌球-肌动蛋白复合体解离障碍、心室舒张势能减少、心室顺应性降低有关。

(三) 心室各部舒缩活动不协调

心脏各部分之间在神经-体液的调节下,处于高度协调的工作状态,以保证有足够的心排血量。某些心脏疾病如心肌梗死、心肌炎、心内传导阻滞等,可使心脏各部分的收缩或舒张活动在空间和时间上产生不协调性,从而影响心泵功能,使心排血量减少。

四、心力衰竭时机体的代谢和功能变化

(一) 心血管系统变化

1. 心泵血功能降低　心力衰竭时心肌舒缩功能障碍,导致心排血量降低、心脏指数降低、射血分数降低、心房压和心室舒张末期压增高。因肺动脉楔压和左心房压、左心室舒张末期压比较接近,临床上常用肺动脉楔压反映左心室功能状态。中心静脉压和右心房压、右心室舒张末期压比较接近,临床上常用中心静脉压反映右心房压并评估右心室舒张末期压。

2. 心率加快　由于交感神经兴奋,患者在心力衰竭早期有明显心率加快,心悸常是心力

考点：心力衰竭时心血管系统变化特点

衰竭患者最早和最明显的症状。

　　3. 动脉血压的变化　急性心力衰竭时,心排血量急剧减少,动脉血压降低,严重时可发生心源性休克。慢性心力衰竭时,机体通过外周血管收缩、心率加快、钠水潴留等代偿活动,可使动脉血压维持正常。

　　4. 组织器官血流量改变,血液重新分布　心力衰竭时交感-肾上腺髓质系统兴奋,使具有丰富 α 受体的皮肤、骨骼肌和腹腔脏器血管收缩,血流量减少,而心、脑血管无明显收缩,保证心、脑血液供应。

　　5. 淤血、静脉压升高和水肿　心力衰竭时由于心泵功能障碍,心排血量减少,心室收缩末期余血量增多,使心室舒张末期容积和压力增高,以致静脉回流发生障碍,静脉压升高,产生静脉淤血,导致心源性水肿。

　　左心衰竭时可引起不同程度的肺淤血、肺水肿,患者表现为呼吸困难、缺氧、发绀。右心衰竭或全心衰竭时,可引起体循环静脉淤血,患者可出现颈静脉怒张,肝脾淤血、肿大及心性水肿等表现。

(二) 呼吸系统变化

考点:左心衰竭时呼吸困难表现形式

　　左心衰竭的患者主要表现为呼吸困难。患者主观上感到"呼吸费力"、"喘不过气",又有呼吸频率、深度及节律改变的体征。

　　左心衰竭时发生呼吸困难的基础是肺淤血、水肿。基本机制:①肺淤血和肺水肿,使肺的顺应性降低,呼吸肌必须做更大的功和消耗更多的能量,才能保证正常通气量,所以患者感到呼吸费力;②肺淤血和肺水肿,常伴有支气管黏膜淤血水肿,使呼吸道阻力增大,患者感到呼吸费力;③肺淤血和肺水肿,由于肺的顺应性降低,患者需用力吸气,过度牵拉牵张感受器,引起肺扩张反射,使呼吸变浅变快。

　　根据肺淤血和水肿的严重程度,呼吸困难可有不同的表现形式。

　　1. 劳力性呼吸困难　是左心衰竭最早出现的症状,患者常在体力活动时引起或加重呼吸困难,而在休息后缓解或减轻。机制:①活动时机体耗氧量增加,而衰竭的心不能相应增加心排血量,使 PaO_2 进一步降低,反射性兴奋呼吸中枢,使呼吸运动增强;②体力活动时回心血量增加,可加重肺淤血和肺水肿;③体力活动时心率加快,舒张期变短,使心排血量减少,左心室充盈减少,可加重肺淤血。

　　2. 端坐呼吸　左心衰竭严重时患者在平卧时呼吸困难加重,常被迫采取半卧位或坐位以减轻呼吸困难的现象称端坐呼吸。机制:①患者取端坐位时由于重力作用,下半身静脉血回流减少,从而减轻肺淤血和肺水肿;②患者取端坐位时膈肌位置下降,肺活量增加,从而改善通气功能。

　　3. 夜间阵发性呼吸困难　是左心衰竭患者的典型临床表现。表现为患者夜间熟睡后因突感气闷而惊醒,被迫坐起,呼吸深快,重者可有哮鸣音,故又称心源性哮喘。其发生机制:①熟睡的患者因平卧位使膈肌上抬,肺活量降低,减少心肌供氧。同时静脉回心血量增多,加重肺淤血和肺水肿。②入睡后迷走神经兴奋性升高,支气管平滑肌收缩,支气管口径变小,通气阻力增大。③熟睡后呼吸中枢敏感性降低,只有肺淤血发展到比较严重时,动脉血 PO_2 降到一定水平时,才能刺激呼吸中枢,引起患者突感气闷而被惊醒,被迫采取坐位。

(三) 其他系统变化

　　1. 脑功能改变　心力衰竭失代偿后,心排血量严重不足,导致脑血流量下降,患者易出现头痛、眩晕、失眠、记忆力减退、烦躁不安等表现,甚至意识模糊、昏迷。

　　2. 肝功能改变　右心衰竭时发生肝淤血,患者可出现肝大、压痛、肝颈静脉反流征阳性和肝功能减退。长期肝淤血可引起肝纤维化,发生肝硬化,进而引发腹腔积液。

3. 胃肠道功能改变　右心衰竭时发生胃肠道淤血,引起食欲不振、恶心、呕吐和腹胀等。

五、防治的病理生理学基础

1. 积极防治原发病,消除诱因。

2. 改善心肌的舒缩功能　应用正性肌力的药物,通过增加心肌收缩力而增加心排血量,适用于充血性心力衰竭的患者,如洋地黄类药物、多巴胺等。选用钙拮抗剂或 β 受体阻断剂,使心舒期延长,扩张冠状动脉血管,改善心肌舒张性能,适用室壁顺应性降低和舒张功能不全所致的心力衰竭。

3. 减轻心脏负荷　通过休息、控制钠盐的摄入、适当使用利尿剂和血管扩张剂等措施,减轻心脏负荷。

4. 药物治疗　改善血流动力学,延缓及干预心室重构,提高长期生存率。

 目 标 检 测

1. 与动脉粥样硬化发生关系最为密切的血脂是（　　）
   A. HDL　　　　　　　B. TG
   C. LDL　　　　　　　D. VLDL
   E. CM

2. 患者,男性,30 岁。意外死亡后进行尸体解剖,肉眼见主动脉壁有黄色帽针头大的斑点或条纹,属于动脉粥样硬化哪期（　　）
   A. 脂纹　　　　　　　B. 纤维斑块
   C. 粥样斑块　　　　　D. 合并动脉瘤
   E. 合并溃疡

3. 动脉粥样硬化最常累及的血管是（　　）
   A. 全身大中动脉　　　B. 全身细小动脉
   C. 全身细小静脉　　　D. 全身中小动脉
   E. 全身中小静脉

4. 患者,男性,55 岁。突感胸骨后压榨性疼痛,伴出汗、恶心,含服硝酸甘油休息后仍不能缓解。该患者最可能的诊断是（　　）
   A. 高血压性心脏病　　B. 心绞痛
   C. 心肌炎　　　　　　D. 急性心肌梗死
   E. 充血性心力衰竭

5. 原发性高血压的特征性病变（　　）
   A. 细、小动脉痉挛
   B. 细、小动脉硬化
   C. 细、小动脉的粥样硬化斑块
   D. 细、小动脉的纤维蛋白样坏死
   E. 以上都不是

6. 患者,男性,55 岁。服降压药后血压控制在 130 ~ 140/80 ~ 90mmHg,心电图示左心室肥厚,眼底视网膜动脉变窄,尿蛋白微量,该例最可能的诊断是（　　）
   A. 高血压病 I 期　　　B. 高血压病 II 期
   C. 高血压病 III 期　　D. 慢性肾小球肾炎
   E. 肾动脉狭窄

7. 风湿病在病理诊断上最有意义的病变为（　　）
   A. 心包脏层纤维素渗出
   B. 心肌纤维素样坏死
   C. 结缔组织内风湿小体形成
   D. 炎细胞浸润
   E. 结缔组织基质黏液变性

8. 急性风湿性心内膜炎心内膜的赘生物的实质是（　　）
   A. 增生的肉芽组织　　B. 风湿小体
   C. 混合血栓　　　　　D. 机化的瘢痕
   E. 白色血栓

9. 哪个不是心力衰竭的诱因（　　）
   A. 过度体力活动　　　B. 输液速度过慢
   C. 妊娠分娩　　　　　D. 情绪激动
   E. 心律失常

10. 心力衰竭最早的标志（　　）
    A. 心率加快　　　　　B. 心肌收缩力加强
    C. 心肌肥大　　　　　D. 心肌肌源性扩张
    E. 心肌紧张源性扩张

11. 以下哪项不引起左心室肥大（　　）
    A. 二尖瓣关闭不全　　B. 主动脉关闭不全
    C. 二尖瓣狭窄　　　　D. 动脉瓣狭窄
    E. 原发性高血压病

12. 关于风湿病的发病机制学说,目前公认的是（　　）
    A. 自身免疫学说　　　B. 链球菌感染学说

C. 细菌毒素学说　　　D. 变态反应学说

E. 以上都不是

13. 患者,女性,30 岁。心尖部听到舒张期隆隆样杂音,X 线片显示为"梨形心"。提示该患者的风湿性心脏瓣膜病是(　　　)

　　A. 二尖瓣狭窄

　　B. 二尖瓣关闭不全

　　C. 二尖瓣狭窄并关闭不全

　　D. 二尖瓣狭窄并心房颤动

　　E. 二尖瓣关闭不全并心房颤动

14. 属于缺血性心脏病是(　　　)

　　A. 风湿性心脏病

　　B. 肺源性心脏病

　　C. 高血压性心脏病

　　D. 冠状动脉硬化性心脏病

　　E. 先天性心脏病

15. 最常见的心瓣膜病是(　　　)

　　A. 二尖瓣狭窄与关闭不全

　　B. 三尖瓣狭窄与关闭不全

　　C. 主动脉狭窄

　　D. 主动脉狭窄与关闭不全

　　E. 肺动脉瓣狭窄与关闭不全

16. 心力衰竭概念哪项正确(　　　)

　　A. 心排血量低于正常

　　B. 每搏心排血量低于正常

　　C. 心脏指数低于正常

　　D. 由原发性心肌舒缩功能障碍引起泵衰竭

　　E. 心排血量绝对或相对减少,不足以满足全身组织代谢需要

17. 左心功能不全时发生呼吸困难的主要机制是(　　　)

　　A. 心脏缺血缺氧

　　B. 低血压

　　C. 肺淤血、水肿

　　D. 体循环淤血、回心血量减少

　　E. 以上都不是

18. 右心衰竭不可能出现下列哪些变化(　　　)

　　A. 下肢水肿

　　B. 肝大

　　C. 少尿

　　D. 食欲不振、恶心呕吐

　　E. 心性哮喘

19. 患者,女性,22 岁。患风湿性心脏病 6 年。拔牙后出现发热 2 周,拟诊"亚急性感染性心内膜炎"。引起亚急性感染性心内膜炎最常见的病原体(　　　)

　　A. 溶血性链球菌　　　B. 草绿色链球菌

　　C. 金黄色葡萄球菌　　D. 大肠埃希菌

　　E. 肺炎球菌

20. 患者,男性,70 岁。患高血压病近 20 年。近 3 个月出现心悸、气短,不能平卧,听诊心脏无杂音。考虑的诊断是(　　　)

　　A. 高血压心脏病并发左心衰竭

　　B. 高血压心脏病并发右心衰竭

　　C. 心肌梗死

　　D. 亚急性心内膜炎

　　E. 高血压心脏病并发全心衰竭

（熊　婧）

第十三章　呼吸系统疾病

人体通过呼吸系统摄入外界大气中的氧气并排出代谢产生的二氧化碳,由此维持机体正常的生理功能。呼吸系统由呼吸道和肺组成,呼吸道包括鼻、咽、喉、气管、左右主支气管及肺内各级支气管,其中鼻、咽、喉属于上呼吸道,气管及以下各级支气管属于下呼吸道。

呼吸系统通过气体交换与外界大气相通,大气中的粉尘、致敏原、有害气体及病原微生物等易入侵呼吸系统引起疾病。正常情况下,呼吸道特有的免疫防御系统,包括纤毛-黏液排送系统、肺泡巨噬细胞等能有效清除致病因子,维持呼吸系统正常功能。但当机体免疫功能低下,抵抗力下降,呼吸道防御功能减弱,或致病因子数量多、毒力强,都可导致各种呼吸系统疾病的发生。

第一节　慢性阻塞性肺疾病

慢性阻塞性肺疾病(chronic obstructive pulmonary diseases,COPD)是一组慢性气道阻塞性疾病的总称,指具有不可逆性气道阻塞的慢性支气管炎和肺气肿,以及支气管扩张和支气管哮喘等疾病。主要表现为小气道及肺实质的损伤,逐渐进展为慢性气道阻塞、呼吸阻力增大和肺功能不全。

一、慢性支气管炎

案例 13-1

患者,女性,59 岁。10 年前出现慢性咳嗽、咳痰,多发于冬春季节,每次发病持续 3～4 个月,2 年前病情加重,发病次数增多,出现咳嗽、咳痰伴喘息。4 天前因感冒出现剧烈咳嗽,咳白色黏痰伴呼吸困难,病情加重就诊。体格检查:双肺可闻及干、湿性啰音,余未见异常。X 线检查胸片双肺纹理增多、紊乱。

1. 该患者最可能的病情诊断结果是什么?诊断的依据是什么?

2. 该疾病常见病因及并发症有哪些?

慢性支气管炎(chronic bronchitis)是主要累及支气管黏膜及其周围组织的慢性非特异性炎症,属于常见病、多发病,多见于 40 岁以上人群,易发生于冬春季节。主要临床症状为反复发作咳嗽、咳痰或伴有喘息,且症状每年至少持续约 3 个月,连续两年以上。病情进展,常并发肺气肿和慢性肺源性心脏病。这种呼吸系统的慢性疾病严重影响机体健康。 **考点:** 慢性支气管炎的概念

(一)病因和发病机制

慢性支气管炎是因多种因素长期综合作用所致,主要的致病因素如下。

1. 病毒和细菌感染　慢性支气管炎的起病与感冒有密切关系,多发于气候变化比较剧烈的季节,导致慢性支气管炎病情进展和病变加重的主要原因为呼吸道反复病毒感染和继发性细菌感染。主要的致病病毒有腺病毒、鼻病毒及呼吸道合胞病毒等,因其对呼吸道黏膜上皮的损伤,更易继发细菌感染,常见致病细菌有肺炎链球菌、流感嗜血杆菌和肺炎克雷白杆菌等,细菌感染是导致慢性支气管炎急性发作的主要原因。

2. 理化因素　①吸烟:吸烟导致慢性支气管炎发病的作用是肯定的,吸烟者较不吸烟者的发病率高2~10倍,吸烟时间越长,日吸烟量越大,发病率越高,戒烟可减轻病情,烟雾中的有害物质会损伤呼吸道黏膜的纤毛,降低局部抵抗力,减弱肺泡巨噬细胞的吞噬功能,导致黏液腺肥大、增生及小气道炎症;②大气污染:空气污染、长期接触工业粉尘、工业烟雾将导致支气管黏膜损伤;③气候因素:慢性支气管炎多发于冬春寒冷季节,冷空气刺激呼吸道,引起黏液分泌增多,纤毛摆动排送速度减慢和肺泡巨噬细胞功能降低。

3. 机体过敏　机体过敏也与慢性支气管炎有一定相关性,尤其是喘息型慢性支气管炎患者通常有过敏史。

4. 机体内在因素　机体抵抗力下降,导致呼吸系统防御功能受损;神经内分泌功能失调,如肾上腺皮质激素分泌减少,导致气管、支气管黏膜萎缩,肺组织弹性减弱等也会影响本病的发生和发展。

(二) 病理变化

考点:慢性支气管炎咳黏液痰的病理学基础

早期病变,常局限于较大的支气管,随病情进展,较小的支气管和细支气管逐渐受累,受累的细支气管越多,病变越严重。

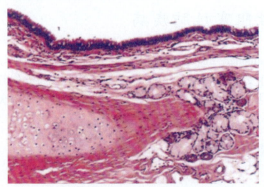

图 13-1　慢性支气管炎

1. 黏膜上皮损伤与修复　慢性支气管炎时,纤毛-黏液排送系统损伤,黏膜上皮纤毛粘连、倒伏、脱失,甚至假复层纤毛柱状上皮变性、坏死和脱落,再生时,上皮内杯状细胞增多,并可发生鳞状上皮化生。

2. 腺体的变化　气管、支气管黏膜上皮内杯状细胞增多,黏液腺肥大、增生,浆液腺发生黏液腺化生,黏液分泌亢进,是患者咳嗽、咳痰的病理学基础。病变后期,黏液腺发生萎缩,黏膜变薄,黏液分泌减少,患者少痰或无痰,表现为干咳(图 13-1)。

3. 支气管壁的损伤　早期气管、支气管壁充血、水肿,浆细胞及淋巴细胞浸润;管壁平滑肌束断裂、萎缩;病变晚期,软骨可发生变性、萎缩、纤维化、钙化,甚至骨化。

慢性支气管炎反复发作,不仅病变逐渐加重,而且受累细支气管数量逐渐增多,因管壁纤维性增厚、管腔狭窄导致纤维性闭锁;由于细支气管管壁薄,管壁周围组织及肺泡易受累而发生炎症,引起细支气管周围炎,最终导致慢性阻塞性肺气肿。

(三) 病理临床联系

考点:慢性支气管炎的临床症状及并发症

慢性支气管炎患者的主要症状是咳嗽、咳痰及喘息,为支气管黏膜受炎症及黏液分泌物刺激所致。咳嗽以晨间较重,痰多呈白色黏液泡沫状,黏稠而不易咳出。急性发作时,咳嗽较剧烈,痰量增多,出现黏液脓性或脓性痰,双肺可闻及干、湿性啰音。同时,由于支气管狭窄、痉挛及黏液、渗出物阻塞管腔而致喘息,可闻及哮鸣音。最终,小气道的狭窄、阻塞导致呼吸系统阻塞性通气障碍,呼气阻力增大,肺残气量增多,并发慢性阻塞性肺气肿,进展为慢性肺源性心脏病。另外,由于支气管壁受炎症病变破坏,弹性下降,吸气时被动牵拉扩张,呼气时不能充分回缩,持久扩张,导致支气管扩张。并且患者由于机体抵抗力低下,易并发支气管肺炎,危及生命。

二、肺　气　肿

 案例 13-2

　　患者，男性，67 岁。近 12 年来常出现慢性咳嗽、咳痰，3 年前病情加重，出现胸闷、喘息、气促，甚至呼吸困难。咳嗽、咳痰 5 天，胸闷、呼吸困难 2 天入院。患者有吸烟史，每天吸烟量为半包，持续 35 年。体格检查：体温 38.0℃，呼吸困难，口唇发绀，桶状胸，双肺叩诊呈过清音，触诊语音震颤减弱，肝肋下 2cm，听诊呼吸音减弱，呼气延长，X 线检查双肺纹理减少。

　　1. 肺气肿的常见病因是什么？
　　2. 肺气肿患者的典型体征是什么？

　　肺气肿（pulmonary emphysema）是指呼吸性细支气管以远的末梢肺组织（即呼吸性细支气管、肺泡管、肺泡囊及肺泡）因持续性残气量增多而呈过度扩张，并伴有肺泡间隔破坏，肺组织弹性降低，肺容积增大，呼吸功能下降的一种病理状态，也是继发于其他支气管和肺疾病的常见并发症。 **考点：**肺气肿的概念

（一）病因和发病机制

　　肺气肿常继发于其他支气管和肺疾病，尤其以慢性支气管炎最多见。另外，吸烟、空气污染、尘肺及小气道感染等也是重要的发病因素。

　　1. 细支气管阻塞性通气障碍　慢性细支气管炎损伤小气道管壁，使之发生狭窄、塌陷或管腔内黏液阻塞。吸气时，细支气管由于被动牵拉扩张，空气进入肺泡；呼气时管壁回缩，由于管腔缩窄、肺泡间孔闭合，黏液加重气道阻塞，废气不能完全排出，导致阻塞性通气障碍，末梢肺组织残气量增多，肺泡壁断裂，扩张的肺泡融合成囊腔，导致肺气肿。

　　2. 细支气管壁和肺泡壁弹性下降　弹性纤维蛋白使细支气管和肺泡具有很好的弹性回缩力，帮助扩张的末梢肺组织在呼气时回缩，排出残余气量。细支气管和肺泡的慢性炎症时，中性粒细胞和单核细胞浸润，释放弹性蛋白酶，破坏溶解肺泡间隔的弹性纤维蛋白，弹性回缩力降低，肺的排气能力下降，肺泡内残气量进一步增多。

　　3. α1-抗胰蛋白酶水平下降　α1-抗胰蛋白酶（α1-antitrypsin，α1-AT）存在于组织和体液中，是多种蛋白水解酶的抑制物，尤其是对炎症时中性粒细胞和巨噬细胞分泌的弹性蛋白酶有很好的抑制作用。慢性支气管炎及长期吸烟者，中性粒细胞和巨噬细胞渗出增多，其氧化代谢产物氧自由基能使 α1-AT 氧化失活，导致弹性蛋白酶数量增多、活性增高，过度降解细支气管和肺泡壁的弹性纤维蛋白、Ⅳ型胶原和蛋白多糖，肺组织结构受到破坏，弹性回缩力下降，加之肺泡壁断裂，肺囊腔形成，进一步加重肺气肿。

（二）病理变化

　　一般按照病变的部位、范围和性质，将肺气肿分为以下类型。

　　1. 肺泡性肺气肿（alveolar emphysema）　病变发生在肺腺泡，常合并小气道的阻塞性通气障碍，又称为阻塞性肺气肿（obstructive emphysema），根据累及部位和范围，可分为①腺泡中央型肺气肿（centriacinar emphysema）：最多见，肺腺泡的中央部分受累，呼吸性细支气管呈囊状扩张，肺泡管、肺泡囊变化不明显；②腺泡周围型肺气肿（periacinar emphysema）：又称隔旁肺气肿（paraseptal emphysema），肺腺泡远端的肺泡管、肺泡囊受累扩张，而近端呼吸性细支气管基本正常；③全腺泡型肺气肿（panacinar emphysema）：肺腺泡的各个部位均受累，包括呼吸性细支气管、肺泡管、肺泡囊及肺泡均呈弥漫性扩张，肺腺泡内布满含气小囊腔。肺泡间隔破坏严重时，气肿囊腔融合成直径超过 1cm 的大囊泡，形成大泡性肺气肿。

　　2. 间质性肺气肿（interstitial emphysema）　由于肺泡间隔或细支气壁破裂，空气进入肺间

质,在小叶间隔与肺膜连接处形成串珠状小气泡,分布于肺表面胸膜下,多因肋骨骨折、胸壁穿透伤及剧烈咳嗽使肺内压急剧升高等引起。空气也可沿支气管和血管周围组织间隙扩散至肺门、纵隔,或在颈部、上胸部皮下形成皮下气肿。

3. 其他类型肺气肿　①不规则型肺气肿(irregular emphysema):也称瘢痕旁肺气肿(paracicatricial emphysema),多见于肺组织瘢痕附近,肺泡破裂融合导致局限性肺气肿,肺腺泡不规则受累,部位不确定;②代偿性肺气肿(compensatory emphysema):肺萎缩及肺叶切除后残余肺组织或肺实变病灶周围肺组织的肺泡代偿性过度充气,一般不伴有气道和肺泡壁的破坏;③老年性肺气肿(senile emphysema):由于老年人肺组织出现弥漫性纤维化,弹性回缩力下降,肺残气量增多而导致肺气肿。

考点:肺气肿大体及镜下病理特征

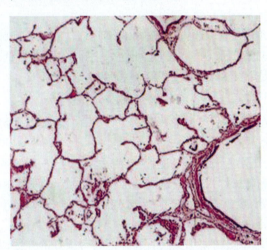

图 13-2　肺气肿

肉眼观:气肿肺组织体积显著膨大,色苍白,边缘圆钝,柔软而弹性差,表面可见肋骨压痕,指压后压痕不易消退,切面可见扩大的肺泡囊腔,触之捻发音增强。

镜下观:肺泡孔扩大,肺泡间隔变窄及断裂,扩张的相邻肺泡融合成较大的囊腔。肺泡壁毛细血管明显减少,肺小动脉内膜呈纤维性增厚。小支气管壁和细支气管壁可见慢性炎症反应。腺泡中央型肺气肿的气肿囊腔壁为扩张的呼吸性细支气管,常可见呼吸上皮及平滑肌束的残迹。全腺泡型肺气肿的气肿囊腔壁为扩张的肺泡管和肺泡囊,可见残留的平滑肌束片断,在较大的气肿囊腔内还可见小血管的悬樑(图 13-2)。

(三) 病理临床联系

呼气性呼吸困难导致气促、胸闷、发绀是肺气肿患者的主要症状,轻者仅出现在体力劳动时,随着病情加重,甚至休息时也出现相应症状,若继发呼吸道感染,症状进一步加重,导致缺氧、呼吸性酸中毒等一系列症状。典型肺气肿患者,肺内残气量增多,胸廓前后径增大,肋间隙增宽,横膈下降,呈桶状胸,胸廓呼吸运动减弱。叩诊呈过清音,触诊语音震颤减弱,听诊呼吸音减弱,呼气延长。病变后期,由于肺泡间隔毛细血管床受压及数量减少,肺循环阻力增大,肺动脉压力增高,导致慢性肺源性心脏病,甚至呼吸循环衰竭。

三、支气管扩张症

 案例 13-3

患者,男性,68 岁。间断咳嗽、咯血 20 年,痰量较多,呈脓性,有时带血,近半年来心慌,双下肢水肿。7 天前受凉感冒,咳嗽、咳大量脓痰,痰中带血,2 天前突发大咯血伴发绀入院。体格检查:口唇发绀,颈静脉充盈,双下肢凹陷性水肿,双肺散在湿啰音,X 线检查双肺纹理增粗增多,心尖钝圆,肺动脉圆锥膨隆。

1. 该患者最可能发生了什么疾病? 该疾病的病因是什么?
2. 患者出现了什么并发症?

支气管扩张症(bronchiectasis)属慢性呼吸道疾病,以小支气管壁的持久性扩张伴纤维性增厚为特征,临床症状为慢性咳嗽、咳大量脓痰或反复咯血。

（一）病因和发病机制

支气管扩张症的发病基础为支气管壁的炎症损伤和支气管阻塞，多继发于慢性支气管炎、麻疹、百日咳后的支气管肺炎或肺结核病等。炎症导致支气管的阻塞，阻塞的支气管因分泌物潴留，继发化脓菌感染，导致管壁的平滑肌、弹力纤维，甚至软骨等支撑结构被破坏。吸气时，支气管在胸腔负压的牵引下扩张；呼气时，因支气管壁弹性下降不能充分回缩。同时，由于支气管壁周围肺组织因慢性炎症所致纤维化的牵拉作用，以及咳嗽时支气管内压力增大，逐渐导致支气管的持久性扩张。

另外，支气管由于遗传性或先天性因素，导致发育不良或异常时，支气管壁的平滑肌、弹性纤维或软骨薄弱或缺失，管壁弹性下降，也易导致支气管扩张，如巨大气管支气管扩张症。

（二）病理变化

肉眼观，病变多见于左肺下叶背部支气管，呈圆柱状或囊状扩张，多单发于一个肺段，也可多发。扩张细支气管及小支气管可连续延伸至胸膜下，也可呈节段性扩张，累及的支气管数目不等，圆柱状和囊状扩张并存，肺呈蜂窝状。扩张的支气管腔内常见黄绿色黏液脓性或血性渗出物，并继发腐败菌感染出现恶臭。因支气管黏膜增生肥厚，管壁形成纵行皱襞，周围肺组织因慢性炎症，导致不同程度的肺萎陷、纤维化和肺气肿，并可继发肺脓肿和胸膜炎（图13-3）。

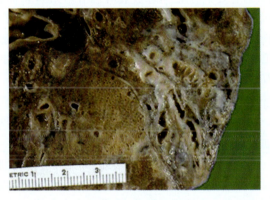

图13-3　支气管扩张

考点：支气管扩张的大体及镜下特征

镜下观，支气管壁因慢性炎症导致不同程度的组织破坏，平滑肌、弹性纤维及软骨片断裂、不完整或消失。支气管黏膜上皮修复增生伴鳞状上皮化生，黏膜下血管扩张充血，浆细胞、淋巴细胞及中性粒细胞浸润，支气管周围淋巴组织及纤维组织增生，逐渐导致肺纤维化及瘢痕化。

（三）病理临床联系

患者由于支气管慢性炎症及继发的化脓性感染，出现呼吸道刺激症状，频发咳嗽、咳大量脓痰，合并支气管壁血管破裂时，出现痰中带血或咯血，咯血量大时，可导致失血性休克或血凝块阻塞气道，因循环衰竭或窒息而死亡。患者因肺部感染化脓，可合并肺脓肿、脓气胸等，导致患者出现发热、食欲减退、盗汗、消瘦等全身症状。慢性重症患者，由于呼吸功能障碍，慢性缺氧，会有气急、发绀和杵状指等，后进展为肺动脉高压及慢性肺源性心脏病。

考点：支气管扩张的临床症状

四、支气管哮喘

 案例13-4

患者，男性，27岁。反复发作性咳嗽、喘息、胸闷、呼吸困难10余年，3天前受凉后咳嗽，咳少量脓痰，并出现呼吸困难、胸闷，逐渐加重。体格检查：意识模糊，口唇发绀，双肺叩诊呈过清音，呼吸音明显减弱，双肺广泛哮鸣音，未闻及干湿性啰音，心率130次/分，可触及奇脉。X线检查可见双肺野透亮度增加，膈肌低平。

1. 导致支气管哮喘的常见病因有哪些？
2. 支气管哮喘有哪些并发症？

支气管哮喘（bronchial asthma），简称哮喘，是因呼吸道过敏反应或其他因素导致的以支气管可逆性、发作性、弥漫性痉挛为特征的慢性阻塞性炎症性疾病。多由过敏反应引起，临床表现为反复发作的伴有哮鸣音的呼气性呼吸困难、咳嗽、胸闷等症状，患者经休息或治疗，可完全缓解。病变严重时可合并慢性支气管炎，继发慢性阻塞性肺气肿及慢性肺源性心脏病。

（一）病因和发病机制

本病病因较复杂，发病机制有待进一步研究。一般认为，环境中的过敏原，如尘螨、花粉、真菌、动物毛屑、工业粉尘、某些食品和药品等，均能通过呼吸道、消化道或皮肤黏膜等途径进入机体，诱发哮喘。哮喘发病过程中，单核细胞、淋巴细胞、肥大细胞及嗜酸粒细胞等细胞的表面受体及其合成分泌的多种介质和细胞因子，参与了信息的接受、传递和调控等复杂过程，如过敏原可激活局部 T 淋巴细胞，分化为 TH1 和 TH2 两个亚型，并释放多种白细胞介素（ILs）。其中，TH2 可释放 IL-4 和 IL-5，IL-4 可促进 B 淋巴细胞产生 IgE，以激活肥大细胞，IgE 包裹致敏的肥大细胞与抗原反应，引发过敏性哮喘。IL-5 则能促使嗜酸粒细胞分化和激活，损伤气道上皮，促使气道平滑肌收缩，成纤维细胞增生和细胞外基质形成。同时，遗传、呼吸道感染、寒冷空气、刺激性气体或精神因素也可导致支气管反应性增高，支气管平滑肌痉挛性收缩，气道阻力增高，引起哮喘发作。

（二）病理变化

肉眼观，因残气量增多，肺柔软疏松，过度膨胀，伴有灶性萎缩。支气管腔内含有黏液栓，偶尔可有支气管扩张。

镜下观，局部黏膜上皮萎缩、坏死和脱落，黏膜基底膜增厚并发生玻璃样变性，黏膜上皮层中杯状细胞增多，黏液腺增生，黏膜下及肌层内可见嗜酸粒细胞、单核细胞、浆细胞及淋巴细胞浸润。管壁平滑肌肥大，管腔内有黏液栓填塞，黏液栓中可见尖棱状夏科-雷登（Charcot-Leyden）结晶及 Curschmann 螺旋，前者为嗜酸粒细胞崩解产物，后者为脱落崩解的上皮细胞与黏液成分构成的螺旋状黏丝。

（三）病理临床联系

临床上，患者哮喘发作，因细支气管痉挛收缩和黏液栓阻塞，导致伴有哮鸣音的呼气性呼吸困难，经休息或治疗可完全缓解。哮喘反复发作可导致胸廓变形、肺气肿或自发性气胸，继发慢性肺源性心脏病，甚至因窒息或呼吸循环衰竭而死亡。

第二节 肺 炎

肺炎（pneumonia）是发生于肺的急性渗出性炎症，是呼吸系统的多发病、常见病，可以是原发性疾病，也常继发于其他呼吸系统疾病。由于病因和机体反应性的差异，肺炎累及的部位、范围和病变性质也不同。肺炎根据致病原因的不同，可分为感染性、理化性及变态反应性肺炎；感染性肺炎根据感染病原菌种类的不同，又分为细菌性、病毒性、支原体性、真菌性和寄生虫性肺炎；根据病灶部位，肺炎病灶局限于肺泡内者称肺泡性肺炎，累及肺间质者称间质性肺炎；根据病变范围，又分为小叶性、节段性和大叶性肺炎；根据病变性质，还可分为浆液性、化脓性、纤维素性、干酪性、出血性、机化性或肉芽肿性肺炎等不同种类。

一、大叶性肺炎

 案例 13-5

患者，男性，32 岁。5 天前淋雨受凉感冒，出现高热、寒战、咳嗽，2 天前症状加重，出现咳铁锈色痰、胸痛、呼吸困难入院。体格检查：高热病容，呼吸急促，口唇发绀，咽部充血水肿，口周有疱疹，体温40℃，心率110次/分，律齐。左下肺叩诊呈浊音，触诊语颤增强，听诊闻及支气管呼吸音，未闻及干湿性啰音。X线检查左肺下叶可见大片致密模糊阴影。血常规白细胞计数 $25×10^9/L$，中性粒细胞0.90。

    1. 该患者咳痰为什么呈铁锈色？

    2. 大叶性肺炎的主要致病菌是哪类细菌？

    3. 大叶性肺炎有哪些并发症？

大叶性肺炎（lobar pneumonia）是由肺炎链球菌感染引起的纤维素性炎症，病变起始于肺泡，迅速扩展到肺段甚至整个肺大叶。患者多为青壮年，临床起病急，病情重，患者可表现为寒战高热、胸痛、咳嗽、咳铁锈色痰，严重情况下出现呼吸困难、发绀，伴有肺实变体征及外周血白细胞增多等。经5~10天，患者体温下降，症状消退，体征消失。 <u>考点</u>：大叶性肺炎的概念

（一）病因和发病机制

大叶性肺炎90%以上都是由肺炎链球菌感染引起，其中Ⅲ型毒力最强，而肺炎杆菌、金黄色葡萄球菌、流感嗜血杆菌、溶血性链球菌、铜绿假单胞菌等也可引起，但较少见。通常肺炎链球菌存在于正常人的鼻咽部，当某些诱因，如受寒、感冒、醉酒、疲劳、麻醉或糖尿病等，导致呼吸道免疫防御功能减弱，机体抵抗力下降，而易继发细菌感染。细菌侵入肺泡迅速生长繁殖，引发肺组织变态反应，使得肺泡壁毛细血管扩张、通透性增大、浆液及纤维蛋白原大量渗出。由于浆液性渗出物利于细菌繁殖，并与细菌一起通过肺泡间孔（cohn孔）或呼吸性细支气管迅速向邻近肺组织蔓延，波及肺段甚至整个大叶，而大叶之间的蔓延则因带菌渗出液经叶支气管播散所致。 <u>考点</u>：大叶性肺炎的病因

（二）病理变化及病理临床联系

大叶性肺炎多发生在单侧肺，左肺下叶最多见，也可同时或先后发生于两个或多个肺叶。主要的基本病理变化为肺泡腔内的纤维素性炎症，病变的典型自然发展过程分为以下四期。 <u>考点</u>：大叶性肺炎的基本病理变化

1. 充血水肿期　发病的第1~2天，病变肺泡壁毛细血管通透性增高，肉眼观，患侧肺叶充血、水肿，呈暗红色。镜下观，肺泡壁毛细血管扩张充血，肺泡腔内有大量浆液性渗出物，其中混有少量红细胞、中性粒细胞及巨噬细胞，并有大量细菌。

临床上患者因毒血症出现高热、寒战和外周血白细胞计数增高，呼吸系统症状表现为咳嗽、咳稀薄样痰。患侧肺听诊可闻及湿性啰音，胸部X线检查呈片状分布的模糊阴影，渗出液中可检出肺炎链球菌。

2. 红色肝样变期　发病的第3~4天，肉眼观，患侧肺叶充血肿胀，暗红色，质地变实如肝，切面灰红，称为"红色肝样变期"。镜下观，肺泡壁毛细血管显著扩张充血，肺泡腔内充满纤维素和红细胞，其间夹杂少量中性粒细胞和巨噬细胞。纤维素丝连接成网，穿过肺泡间孔与相邻肺泡中的纤维素网相连（图13-4）。

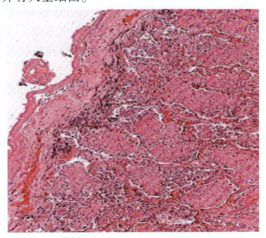

图13-4　大叶性肺炎
红色肝样变期（镜下观）

临床上，由于渗出物中的大量红细胞被肺泡巨噬细胞吞噬，崩解后形成的含铁血黄素混入痰中，使患者咳出铁锈色痰。肺实变范围大，肺泡通气和换气功能障碍，动脉血氧分压降低，患者出现发绀或呼吸困难等缺氧症状。病变累及胸膜时，引起纤维素性胸膜炎，患者出现胸痛，听诊可闻及胸膜摩擦音。胸部X线检

查可见大片致密阴影,叩诊实变肺叶呈浊音,触诊语颤增强,听诊闻及支气管呼吸音,痰中仍可检出肺炎链球菌。

3. 灰色肝样变期　发病的第5~6天,肉眼观,患侧肺叶仍肿大,但充血消退,呈灰白色,质实如肝,称为"灰色肝样变期"(图13-5)。镜下观,肺泡腔内纤维素渗出增多,通过相邻肺泡间孔互相连接的现象更多见,纤维素网中有大量中性粒细胞,而红细胞由于肺泡壁毛细血管受压,几乎消失(图13-6)。

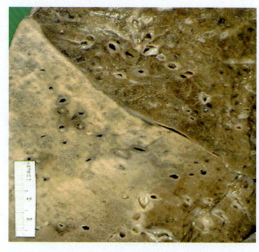
图 13-5　大叶性肺炎灰色肝样变期
(肉眼观)

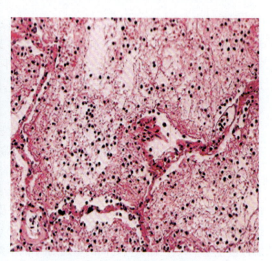
图 13-6　大叶性肺炎灰色肝样变期
(镜下观)

临床上,肺泡仍不能充气,但由于病变肺组织肺泡壁毛细血管受压,血流量显著减少,患者缺氧症状得以改善。其他临床症状逐渐缓解,痰液逐渐变为黏液脓痰。痰中的致病菌被中性粒细胞吞噬杀灭,同时机体的特异性抗体已形成,不易检出致病菌。

4. 溶解消散期　发病后第7天左右,肉眼观,患侧肺叶体积缩小,实变病灶消失,质地变软,呈黄色。镜下观,肺泡腔内大部分中性粒细胞变性坏死,释放大量蛋白溶解酶,溶解肺泡腔内的纤维素,溶解后的物质部分经气道咳出,部分经淋巴管吸收,坏死细胞碎片经巨噬细胞吞噬而清除,胸膜纤维素性渗出物被溶解吸收或机化,肺组织结构及功能恢复正常。

临床上,患者体温逐渐下降,肺实变症状及体征消失。由于肺泡内渗出物溶解液化,患者咳痰量增多,听诊时闻及湿性啰音。胸部X线检查,实变区阴影密度逐渐下降,呈散在不均匀片状阴影,经2~3周后阴影完全消散。

大叶性肺炎以上各期病变发展为连续过程,没有绝对界线,同一病变肺叶的不同部位也可呈现不同阶段的病变。随着临床上抗生素的广泛使用,大叶性肺炎病变减轻,病程缩短,四个阶段的典型病变已很少见。

考点: 大叶性肺炎的并发症

(三) 结局及并发症

1. 痊愈　大叶性肺炎时,病变局限于肺泡,肺组织常无坏死,肺泡壁结构未被破坏,愈复后,肺组织可完全恢复其正常结构和功能。

2. 并发症　大叶性肺炎的并发症现已少见。

(1) 肺肉质变:由于患者病变肺组织中性粒细胞渗出过少或功能缺陷,释出的蛋白溶解酶不足,不能完全溶解吸收肺泡腔内的纤维素性渗出物,而由肉芽组织取代并机化,使得病灶变成褐色肉样纤维组织,称为肺肉质变,也称机化性肺炎,是大叶性肺炎特有的并发症(图13-7)。

(2) 感染性休克:见于重症患者,是大叶性肺炎最严重的并发症。多因肺炎链球菌或金黄色葡萄球菌感染,导致严重的毒血症,进而引起休克,又称为休克性或中毒性肺炎。患者表现出严重的毒血症和微循环衰竭,病死率较高。

（3）肺脓肿及脓胸或脓气胸：多见于由金黄色葡萄球菌感染引起的肺炎。患者机体抵抗力低下而病原菌毒力强大,病变肺组织坏死液化,形成脓肿,若累及胸膜可引起化脓性胸膜炎,甚至脓胸或脓气胸。

（4）败血症或脓毒败血症：重症感染时,病原菌侵入血流大量繁殖并产生毒素所致,可引起细菌性脑膜炎、细菌性心内膜炎等。

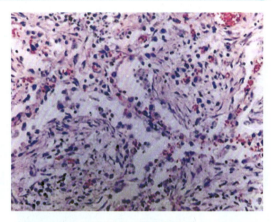

图 13-7　肺肉质变

（5）胸膜肥厚和粘连：大叶性肺炎时,炎症直接侵犯胸膜导致纤维素性胸膜炎,若纤维素不能被完全溶解吸收而发生机化,则导致胸膜增厚或粘连。

二、小叶性肺炎

 案例 13-6

患儿,男性,3 个月。4 天前受凉,出现发热、咳嗽,1 天前症状加重到医院就诊。体格检查：体温 38.2℃,心率 120 次/分,律齐,呼吸 45 次/分,双肺可闻及细小湿性啰音,血常规白细胞 $12×10^9$/L,X 线检查可见双肺散在分布不规则小片状模糊阴影。

1. 小叶性肺炎多见于哪些人群?
2. 小叶性肺炎时的基本病理变化是什么?

小叶性肺炎(lobular pneumonia)主要由化脓性细菌感染引起,形成以细支气管为中心,以肺小叶为单位,灶状散布的肺急性化脓性炎症,又称支气管肺炎(bronchopneumonia)。本病多见于小儿、体弱老人或久病卧床者。 **考点**：小叶性肺炎的概念

（一）病因和发病机制

小叶性肺炎主要由多种细菌混合感染引起,常见的致病菌有肺炎球菌、葡萄球菌、链球菌、流感嗜血杆菌、大肠埃希菌、肺炎克雷白杆菌及铜绿假单胞菌等。以上细菌通常是口腔或上呼吸道内致病力较弱的常驻菌群,在某些诱因作用下,如患传染病、慢性心力衰竭、营养不良、昏迷、恶病质、麻醉或手术后等,因机体抵抗力下降,呼吸系统防御功能损伤,细菌得以入侵细支气管并生长繁殖,导致小叶性肺炎。因此,小叶性肺炎常是某些疾病的并发症,如麻疹后肺炎、手术后肺炎、吸入性肺炎、坠积性肺炎等。 **考点**：小叶性肺炎的病因

（二）病理变化

小叶性肺炎的基本病变是肺组织内以细支气管为中心的化脓性炎症。肉眼观,双肺表面和切面散在实变病灶,以背侧和下叶多见。病灶大小不等,直径多为 0.5～1cm(相当于肺小叶范围),形状不规则,色暗红或带黄色,切面中央可见病变细支气管的横断面(图 13-8)。重症患者,化脓性病灶互相融合成片,甚至累及全叶,形成融合性支气管肺炎(confluent bronchopneumonia)。 **考点**：小叶性肺炎的基本病理变化

镜下观,由于不同病灶处于不同的病变发展阶段,病变表现和严重程度也就不一致。病变早期,病灶内细支气管黏膜充血、水肿,有少量黏液性渗出物附着于管壁。随病情进展,管壁纤毛柱状上皮变性、坏死和脱落,病灶中支气管、细支气管管腔及所属肺泡腔内充满大量中性粒细胞、脓细

胞、脱落的肺泡上皮细胞及少量浆液,纤维蛋白很少(图13-9)。病灶周围肺组织充血,可有浆液渗出、肺泡过度扩张引起代偿性肺气肿。病情进一步加重,病灶完全化脓,支气管和肺组织结构遭破坏。

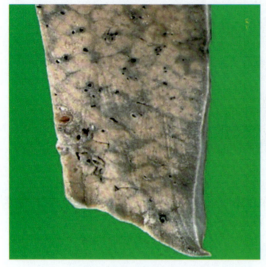 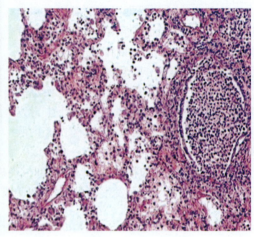

图13-8　小叶性肺炎
(肉眼观)

图13-9　小叶性肺炎
(镜下观)

(三)病理临床联系

临床上,患者通常有发热、咳嗽和咳痰等症状,但因小叶性肺炎多继发于其他疾病,其临床症状常被原发性疾病所掩盖。由于局部炎症及渗出物刺激支气管黏膜,引起患者咳嗽,咳出痰液呈黏液脓性或脓性。因病变呈灶性散布,除融合性支气管肺炎外,肺实变体征一般不明显。X线检查可见肺内散在分布不规则斑点状或小片状模糊阴影。由于病灶内的细支气管和肺泡含有渗出物,听诊可闻及湿性啰音。

(四)结局及并发症

1. 痊愈　小叶性肺炎经及时有效的治疗,肺内渗出物可完全吸收而痊愈。但婴幼儿、年老体弱者,特别是发生其他严重并发症的患者,预后大多不良。

考点:小叶性肺炎的并发症

2. 并发症　小叶性肺炎比大叶性肺炎的并发症多见,且危险性更大。常见的并发症有呼吸衰竭、心力衰竭、肺脓肿、脓胸及脓毒败血症等。患者病程长且支气管破坏较重者,可继发支气管扩张。大叶性肺炎与小叶肺炎的比较见表13-1。

表13-1　大叶性肺炎与小叶性肺炎比较

项目	大叶性肺炎	小叶性肺炎
病原体	肺炎链球菌	多为混合菌感染
疾病性质	原发	多为继发
多发人群	青壮年	幼儿、老人、体弱者
炎症性质	纤维素性炎症	化脓性炎
病理变化	病变呈阶段性,从肺泡起始,累及一个或一个以上肺大叶,病灶呈弥散大片状实变	以细支气管为中心,病灶分散呈小片状或点状阴影
X线检查	大片致密均匀阴影	点状或片絮状阴影
并发症	少见,如肺肉质变、脓胸等	多见,如心力衰竭、呼吸衰竭、支气管扩张等

三、间质性肺炎

（一）病毒性肺炎

病毒性肺炎（viral pneumonia）常由上呼吸道病毒感染向下蔓延所致，症状轻重不等，差别较大，婴幼儿和年老体弱者病情较重。

1. 病因和发病机制　引起病毒性肺炎的病毒种类较多，常见的有流感病毒，另外还有腺病毒、呼吸道合胞病毒、副流感病毒、巨细胞病毒、麻疹病毒及单纯疱疹病毒等。其中流感病毒和副流感病毒感染主要导致成年人发病，而其他类型病毒主要导致儿童患病。该型肺炎可由一种病毒感染，也可由多种病毒混合感染，甚至可继发细菌感染而致病。一般为散发，偶可引起流行。

2. 病理变化　病毒性肺炎主要表现为肺间质的炎症，从支气管、细支气管起病，沿肺间质发展。肉眼观，病变肺组织仅因充血水肿而轻度肿大。镜下观，支气管壁、细支气管壁、小叶间隔及肺泡壁等肺间质充血、水肿，淋巴细胞和单核细胞浸润，肺泡壁明显增宽，而肺泡腔内一般无渗出物或仅有少量浆液。重症患者累及肺泡，肺泡腔内出现由浆液、少量纤维蛋白、红细胞及巨噬细胞混合成的炎性渗出物，甚至肺组织也可发生坏死。患者若感染麻疹病毒、流感病毒或腺病毒导致肺炎，肺泡腔内渗出明显，渗出物浓缩形成红染的膜状物贴附于肺泡内表面，即透明膜形成。某些类型的病毒性肺炎，如麻疹病毒性肺炎，患者支气管上皮及肺泡上皮可增生，甚至形成多核巨细胞，在增生的上皮细胞和多核巨细胞的胞质内或胞核内可检见病毒包涵体。病毒包涵体常呈圆形，嗜酸性染色，约红细胞大小，其周围常有一清晰的透明晕，检见病毒包涵体是病理组织学诊断病毒性肺炎的重要依据（图13-10）。病毒性肺炎若由多种病毒混合

考点：病毒性肺炎的基本病理变化

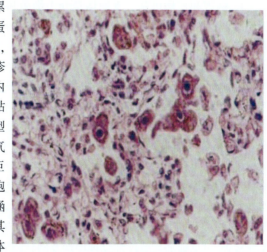
图13-10　病毒性肺炎
（示病毒包涵体）

感染引起，甚至合并细菌感染，则病变更加严重，病灶可呈小叶性、节段性或大叶性分布，支气管和肺组织明显坏死、出血，或混杂化脓性病变，使得病毒性肺炎原来的病变特征被掩盖。

3. 病理临床联系　临床上患者因病毒感染，出现发热及全身中毒症状。因支气管、细支气管壁受炎症刺激，患者出现剧烈咳嗽，因无痰，表现为干咳。病变早期，因肺泡腔内一般无渗出物或仅有少量浆液，肺部无实变体征，听诊无啰音。由于肺泡壁增宽，影响气体交换，患者出现呼吸困难、发绀等缺氧症状。重症患者，由于肺泡内透明膜形成，缺氧及中毒症状明显，可导致心力衰竭、呼吸衰竭甚至死亡。

链接

SARS

2002年冬至2003年春，发生了一场肆虐全球的"传染性非典型肺炎"，世界卫生组织（WHO）将其命名为重症急性呼吸综合征（severe acute respiratory syndromes），简称SARS。SARS是一种由SARS冠状病毒（SARS-CoV）引起的传染性极强的急性呼吸系统疾病，主要传播方式是通过人与人的近距离空气飞沫传播，或接触患者呼吸道分泌物而传染，在家庭和医院有聚集感染现象。潜伏期为1~16天，常见为3~5天，临床上主要有发热、干咳、乏力、全身酸痛、胸闷、气促等症状，重症患者出现快速进展的呼吸

窘迫综合征,因呼吸衰竭而死亡。初期胸部 X 线检查多呈斑片状或网状改变,快速进展为大片浸润性阴影。病理变化主要表现为急性非特异性间质性肺炎伴透明膜形成。

(二)支原体性肺炎

 案例 13-7

　　患者,男性,16 岁。4 天前不明原因出现发热、剧烈咳嗽,性质为干咳,伴乏力、头痛,1 天前症状加重就诊。体格检查:体温 38.8℃,血常规白细胞 $11×10^9/L$,X 线检查可见右肺下叶肺纹理增多,出现小斑片状模糊阴影,经咽拭子培养出肺炎支原体。

　　1. 支原体肺炎主要累及肺组织什么部位?

　　2. 本病诊断依据是什么?

　　支原体肺炎(mycoplasmal pneumonia)是由肺炎支原体引起的一种间质性肺炎,其发病率在各种肺炎中占 5%~10% 。在肺炎支原体被发现之前,该型肺炎又称为原发性非典型肺炎。

　　1. 病因和发病机制　支原体是介于细菌和病毒之间的微生物,其中数十种寄生于人体,但不致病,仅有肺炎支原体能引起呼吸系统疾病。该病多发于秋、冬季节,主要经飞沫传播,儿童和青年发病率较高,通常散发,偶尔流行。

考点:支原体肺炎的基本病理变化

　　2. 病理变化　肺炎支原体感染可侵及整个呼吸道,引起上呼吸道炎、气管炎、支气管炎和肺炎。病灶常仅累及一个肺叶,且下叶多见。病变主要发生于肺间质,呈节段性分布,实变不明显。肉眼观,病灶呈暗红色,切面可有少量红色泡沫状液体溢出,气管或支气管腔内可见黏液性渗出物,胸膜光滑未受累。镜下观,病灶处肺泡间隔明显增宽,血管扩张、充血,间质水肿,有大量淋巴细胞、浆细胞和单核细胞浸润。肺泡腔内无渗出物或仅有少量混有单核细胞的浆液渗出。小支气管和细支气管壁及其周围组织充血、水肿,淋巴细胞及单核细胞浸润,若合并细菌感染,可见中性粒细胞浸润。重症病例,支气管上皮和肺泡上皮甚至坏死、脱落。

　　3. 病理临床联系　临床上,患者起病较急,多有发热、头痛、咽喉痛、剧烈咳嗽、气促及胸痛等症状,病变早期,咳嗽常为干性呛咳,后期伴有咳黏液痰。肺部听诊可闻及干湿性啰音。胸部 X 线检查,可见肺部呈节段性纹理增加及网状或斑片状阴影。外周血白细胞计数有轻度升高,淋巴细胞和单核细胞增多。患者痰、鼻分泌物及咽喉拭子培养出肺炎支原体是本病的诊断依据。

　　4. 结局及并发症　大多数支原体肺炎预后良好,患者可自然痊愈,死亡率为 0.1%~1% 。

第三节　慢性肺源性心脏病

 案例 13-8

　　患者,男性,72 岁。反复咳喘 18 年,气促、心悸 3 年,近一周症状加剧,不能平卧。体格检查:口唇发绀,桶状胸,肝大压痛,双下肢水肿。心率 118 次/分,心律不齐,心界向左下扩大,肺动脉瓣区第二心音亢进,两肺闻及干湿性啰音,血气分析 PaO_2 55mmHg, $PaCO_2$ 60mmHg。

　　1. 慢性肺源性心脏病时心脏的主要病理变化是什么?

　　2. 肺心病出现呼吸功能不全及右心衰竭的临床表现有哪些?

考点:慢性肺源性心脏病的概念

　　慢性肺源性心脏病(chronic cor pulmonale)是因慢性肺、肺血管及胸廓疾病引起肺循环阻力增加、肺动脉压力升高而导致的以右心室壁肥厚、心腔扩张,甚至右心功能不全为特征的心脏病,简称肺心病。我国肺心病的发病率较高,尤其是东北和华北地区,多在冬春寒冷季节发病。

一、病因和发病机制

各种慢性肺及肺血管疾病导致肺循环阻力增加,肺动脉压力增高,是肺心病发病的关键环节。

(一) 原发性肺疾病

慢性阻塞性肺疾病最易导致肺心病,如慢性支气管炎继发阻塞性肺气肿、支气管哮喘、支气管扩张、肺间质纤维化及肺尘埃沉着症等。因肺毛细血管床面积减小,小血管硬化、纤维化甚至闭塞,引起肺循环阻力增加;并且由于细小支气管的阻塞引起通气障碍,肺的血气屏障结构破坏,气体交换面积减少,换气功能障碍,使肺泡气氧分压降低,二氧化碳分压升高,引起肺小动脉痉挛;同时,缺氧引起肺血管结构改建,肺小动脉中膜肥厚、无肌性细动脉肌化,导致肺循环阻力增加和肺动脉高压。

(二) 限制性肺疾病

严重的脊柱畸形、胸廓畸形、胸膜纤维化或胸廓成形术后都可导致胸廓活动受限,引起限制性通气障碍,还可因肺血管受压导致肺血管扭曲,引起肺循环阻力增大,肺动脉压力升高及肺心病。

(三) 肺血管疾病

原发性肺动脉高压症或反复的肺小动脉栓塞,可导致肺泡壁毛细血管床面积减少、肺循环阻力增大及肺动脉高压。

二、病理变化及结局

(一) 病理变化

1. 肺部病变　由于肺心病多继发于慢性阻塞性肺疾病,除肺部原有病变持续存在外,主要的病变是肺小动脉的变化,包括肺内小血管的结构改建,即肌型小动脉中膜肥厚、内膜下出现纵行平滑肌束,无肌型细动脉肌化等;还包括肺小动脉炎,引起管壁增厚、变硬,管腔狭窄,腔内血栓形成和机化;另外,肺泡壁毛细血管数量显著减少。以上病变都使肺循环阻力增大、肺动脉压力增高。

2. 心脏病变　由于肺动脉压力增高导致右心室压力负荷增大、代偿性肥厚,因此,肺心病时心脏主要的病理变化是右心室肥大。表现为心脏体积增大,重量增加。右心室壁肥厚,右心室心腔扩张占据心尖部,心尖钝圆、肥厚。右心室内乳头肌和肉柱显著增粗,肺动脉圆锥显著膨隆。通常以肺动脉瓣下2cm处右心室壁肌层厚度超过5mm(正常为3～4mm)作为诊断肺心病的病理学标准。镜下可见右心室壁心肌细胞肥大,核大深染;也可见心肌因缺氧导致的心肌纤维萎缩、肌浆溶解、横纹消失,间质水肿和纤维化等。

考点:慢性肺源性心脏病的病理变化及结局

(二) 结局

肺心病发展缓慢,病程长,肺部感染常诱发及加重右心衰竭。通常患者因肺、肺血管及心脏病变,逐渐引起肺功能不全,因肺部继发严重感染,导致右心衰竭,甚至全心衰竭,出现心律失常及肺性脑病等最终导致患者死亡。

三、病理临床联系

临床上,患者除原有肺疾病的症状和体征外,主要还有逐渐加重的呼吸功能不全和右心衰竭的症状和体征。呼吸功能不全主要表现为呼吸困难、气急、发绀等;右心衰竭时有心悸、颈静脉怒张、肝脾大、下肢水肿等全身淤血的表现。严重情况下,患者由于继发肺性脑病,出现头痛、烦躁不安、抽搐、嗜睡及昏迷等症状。受凉、呼吸系统感染及劳累等能诱发和加重肺心病,引起心、肺功能的损伤,最终导致呼吸、循环衰竭。

肺心病重在预防,积极诊治呼吸系统的慢性阻塞性肺疾病、戒烟、加强体育锻炼、提高机体免疫力能有效避免和减少肺心病的发生和发展。

<h2 style="text-align:center">第四节　肺　　癌</h2>

案例 13-9

患者,男性,67 岁。患者于 1 个月前不明原因出现刺激性呛咳,呈高调金属音,咳白色黏液痰并伴有血丝,自觉胸痛,咳嗽加剧,经抗感染治疗无效,有吸烟史 30 余年。X 线检查可见右肺门处 3cm×5cm 的占位性病变,痰脱落细胞学检查见肺鳞癌细胞。

1. 导致肺癌最危险的因素是什么?
2. 肺癌最常见的早期症状是什么?
3. 确诊肺癌的依据是什么?

肺癌(lung cancer)为我国常见恶性肿瘤之一,多见于人口密度较高的工业城市,严重威胁患者生命。肺癌多发生于 40 岁以后,发病高峰年龄为 70 ~ 79 岁,男性发病率高于女性,我国男女发病比例约为 4∶1,但由于近年来女性吸烟者数量增多,女性肺癌发病率急剧升高。

<h2 style="text-align:center">一、病　　因</h2>

肺癌的病因较复杂,现认为与下列因素有关。

1. 吸烟　目前各项数据说明,吸烟是导致肺癌最危险的因素之一。吸烟者肺癌发病率比不吸烟者高 25 倍,开始吸烟时年龄越小,日吸烟量越大,肺癌发病风险越大,而戒烟后,随戒烟时间的延长,肺癌发病风险逐渐下降。香烟燃烧产生的烟雾中含有多种化学物质,如尼古丁、3,4-苯并芘、焦油、镍、砷等与肿瘤的发病有关。

2. 大气污染　人口密度较大的城市和工业区肺癌的发病率和死亡率较高,与大气污染有密切关系。工业排放的废气和粉尘、汽车尾气及家庭能源燃烧产生的生活废气等都是导致大气污染的重要原因。污染的空气中 3,4-苯并芘、二乙基亚硝胺和砷等致癌物的含量较高。数据表明,肺癌的发病率及死亡率与空气中 3,4-苯并芘的浓度呈正相关。

3. 职业因素　从事某些职业的人群肺癌的发病率较高,如吸入镍、砷、铬、石棉等化学致癌粉尘的工人,及长期接触放射性物质的人群,如铀矿和锡矿工人等。

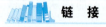

链　接

女性肺癌流行病学特点

肺癌的主要致病原因是吸烟,随着女性吸烟人群的扩大,女性肺癌发病率急剧升高。在美国,20 世纪 60 年代时女性肺癌发病率为 6 例/10 万人,到了 90 年代升至 40 例/10 万人,而至今女性肺癌发病率一直处于上升趋势。这种现象可能受到历史性吸烟模式的影响,由于男性吸烟流行高峰较女性约早 20 年,因此女性肺癌的流行高峰晚于男性,并且与男性相比,女性更容易发生腺癌和小细胞癌,而鳞癌相对少见。统计数据显示,虽然每年死于肺癌的男性远多于女性,但该性别差异正在逐渐缩小并最终将趋于接近,因此,女性吸烟者和女性肺癌患者作为特殊群体日益引起社会关注。

二、病理变化

考点：肺癌的大体类型

1. **大体类型**　根据肺癌的发生部位及大体形态特点,可分为中央型、周围型和弥漫型三种主要类型。这种分型与临床 X 线分型相一致。

（1）中央型:此型最多见,占肺癌总数的 60%～70%。癌块位于肺门部,由主支气管或叶支气管黏膜上皮癌变形成。早期,癌细胞浸润管壁,管壁弥漫增厚、管腔狭窄甚至闭塞;病情进展,癌细胞累及支气管周围肺组织,并经淋巴道转移至支气管肺门淋巴结,在肺门部融合成环绕癌变支气管的巨大肿块,与正常肺组织界限不清(图 13-11)。

（2）周围型:此型占肺癌总数的 30%～40%,发生于肺段或其远端支气管,在靠近脏层胸膜的肺叶周边部形成球形或结节状肿块,无包膜,直径为 2～8cm,与周围正常肺组织界限较清晰。此型发生肺门淋巴结转移较中央型晚,但可侵犯胸膜(图 13-12)。

（3）弥漫型:此型最少见,占肺癌总数的 2%～5%。癌细胞起源于末梢肺组织,沿肺泡管、肺泡弥漫性浸润生长,很快侵及部分肺大叶或全肺叶。癌变肺组织可呈肺炎样外观,或呈大小不等的结节散布于多个肺叶内,需与肺炎和肺转移癌加以鉴别(图 13-13)。

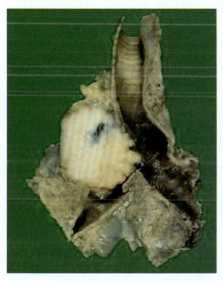
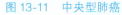
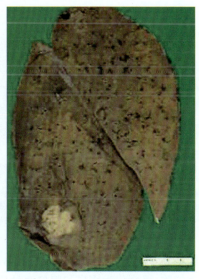

图 13-11　中央型肺癌　　　　　图 13-12　周围型肺癌

近年来,为了实现肺癌的早发现、早诊断和早治疗,国内外都针对早期肺癌和隐性肺癌开展了一系列研究。其中,中央型早期肺癌发生于段支气管以上的大支气管,癌细胞局限于管壁内生长,包括管内型及管壁浸润型,后者不突破基底膜,未侵及肺实质,且无淋巴结转移;周围型早期肺癌发生于小支气管,癌组织呈结节状,直径<2cm,且无淋巴结转移。隐性肺癌是指经临床及 X 线检查阴性,但痰脱落细胞学检查癌细胞阳性,手术切除标本经病理检查证实为原位癌或早期浸润癌而无淋巴结转移者。

2. **组织学类型**　目前通用的肺癌组织学分型是根据 1999 年由世界卫生组织(WHO)提出的肺癌分类确定的,包括鳞状细胞癌、腺癌、腺鳞癌、小细胞癌、大细胞癌和肉瘤样癌六个基本类型。

（1）鳞状细胞癌:为肺癌中最常见的类型,占手术切除病例的 50%～70%,多为中央型肺癌。患者多为老年男性,且多有吸烟史。在致癌因素长期影响下,支气管黏膜上皮经鳞状上皮化生、不典型增生和原位癌等过程发展为浸润癌。

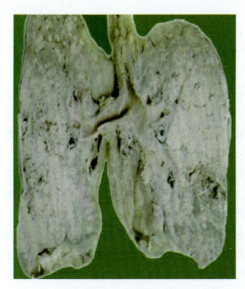

图 13-13　弥漫型肺癌

因该型肺癌肿块多发于段以上或主支气管，经纤维支气管镜检查容易发现，痰脱落细胞学检查阳性率也最高，且肿块生长缓慢，转移较晚。根据癌细胞分化程度，又可分为高分化、中分化和低分化三型(图 13-14)。

（2）腺癌：发病率在肺癌中居于第三位，占总发病率的 15%～20%，近年来其发病率有明显升高。患者多为女性，常见于被动吸烟者。由于肺腺癌多发于细小支气管上皮，所以多为周围型肺癌。肿块多位于胸膜下，直径多在 4cm 以上，常累及胸膜，并常有肺门淋巴结转移。肺腺癌也分为高分化、中分化和低分化三型。细支气管肺泡细胞癌是肺腺癌的特殊类型，肉眼观，肿块呈弥漫性或多结节性生长；镜下观，肺泡管和肺泡异常扩张，内壁被覆单层或多层柱状癌细胞，形成腺样结构，肺泡间隔大多保存完整(图 13-15)。

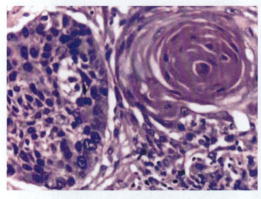

图 13-14　肺鳞状细胞癌

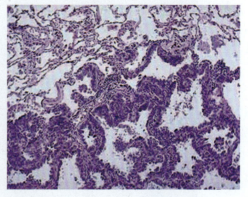

图 13-15　肺腺癌

（3）腺鳞癌：少见，约占肺癌总数的 10%。该型肺癌细胞发生于支气管上皮具有多向分化潜能的干细胞，可分化为鳞癌和腺癌两种癌细胞类型。

（4）小细胞癌：发病率在肺癌中居于第二位，占肺癌总数的 15%～25%。患者多为中老年男性，与吸烟密切相关。小细胞癌是一种具有异源性神经内分泌功能的肿瘤，故又称为小细胞神经内分泌癌。该型肺癌多为中央型，恶性程度高，生长迅速，早期即可发生转移，手术切除效果差，对化疗及放疗敏感，5 年存活率仅 1%～2%，大多不超过 1 年即死亡。镜下可见癌细胞很小，呈圆形或卵圆形，形似淋巴细胞，胞质少，核浓染，形似裸核；也可呈短梭形，形似燕麦，称为燕麦细胞癌。癌细胞常弥漫分布，由结缔组织分隔包绕；也可环绕小血管形成假菊形团或管状结构(图 13-16)。

（5）大细胞癌：占肺癌总数的 15%～20%，又称为大细胞未分化癌。多发于大支气管，癌细胞形成实体癌巢，肿块较大。镜下可见癌细胞体积大，胞质丰富，癌细胞异型性高，核分裂象多见，还可见多核癌巨细胞或胞质空亮的透明细胞(图 13-17)。大细胞肺癌恶性程度高，生长迅速，可早期侵入血管导致广泛转移，生存期多在 1 年以内。

（6）肉瘤样癌：少见，癌细胞分化差，恶性程度极高。根据细胞形态及构成成分，可分为多形性癌、梭形细胞癌、巨细胞癌和癌肉瘤等亚型。

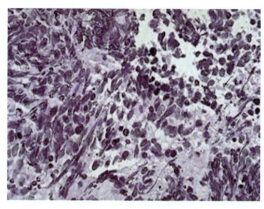

图 13-16　肺小细胞癌

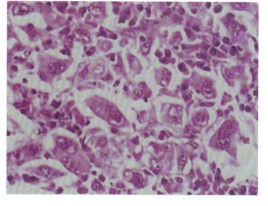

图 13-17　肺大细胞癌

三、扩 散 途 径

1. 直接蔓延　中央型肺癌常直接侵及纵隔、心包及周围血管,或沿支气管向同侧甚至对侧肺组织蔓延。周围型肺癌可直接侵犯胸膜并侵入胸壁。

2. 转移　肺癌在早期即可发生转移,且扩散速度快。癌细胞经淋巴道转移时,首先到达支气管肺门淋巴结,再扩散到纵隔、锁骨上、腋窝和颈部淋巴结。血道转移常见于脑、肾上腺及骨等组织器官,也可转移到肝、肾、胰、甲状腺和皮肤等处。临床上患者常因转移灶症状就诊而确诊肺癌。

考点：肺癌转移途径

四、病理临床联系

肺癌发病隐匿,早期临床症状不明显,容易被患者忽视。通常患者会因咳嗽、痰中带血、胸痛、气急和咯血而就诊,其中咯血是促使患者就诊的主要原因。肺癌患者临床症状及体征与肿块所在部位、大小及转移浸润范围有关。

肿块压迫或阻塞支气管时,可导致远端肺组织发生局限性萎陷或肺气肿,合并感染则引起肺的化脓性炎及脓肿形成;癌组织侵及胸膜,可引起胸痛及癌性胸腔积液;侵蚀食管可引起支气管-食管瘘;侵及纵隔可压迫上腔静脉,导致上腔静脉综合征,表现为面、颈部水肿及颈、胸部静脉曲张;肺尖部的肿块易侵犯交感神经,引起患侧眼睑下垂、瞳孔缩小和胸壁皮肤无汗等交感神经麻痹综合征（Horner 综合征）;侵犯臂丛神经引起上肢疼痛和手部肌肉萎缩。有异位内分泌作用的小细胞肺癌,可因 5-羟色胺分泌过多而引起类癌综合征,表现为哮鸣样支气管痉挛,阵发性心动过速,水样腹泻和皮肤潮红等。另外,患者还可出现肺性骨关节病、肌无力综合征、库欣综合征及男性乳房发育症等副肿瘤综合征的表现。

肺癌患者预后大多不良,早发现、早诊断和早治疗对于提高肺癌的治愈率和生存率至关重要。对于 40 岁以上,特别是有长期吸烟史的人群,若出现咳嗽、胸痛、痰中带血、气急,或干咳、刺激性呛咳的患者,应提高警惕,及时进行 X 线、痰脱落细胞学检查、肺纤维支气管镜检查或病理活检,以便早确诊。

第五节　呼 吸 衰 竭

 案例 13-10

患者,男性,65 岁。20 余年来反复咳嗽、咳白色泡沫状痰,5 年前诊断为慢性阻塞性肺气肿,7 个月前出现活动后气短、胸闷,1 个月前症状进行性加重,出现气急、呼吸困难等症状,加重 7 天出现发绀入院。体格检查:呼吸困难,发绀,桶状胸,心率115 次/分,心律齐,呼吸24 次/分,双肺叩诊呈过清音,触诊语音震颤减弱,听诊双肺底有细湿性啰音,呼吸音减弱,呼气延长。肺活量 1200ml(正常成年男性肺活量为 3500ml),血气分析 PaO_2 50mmHg,$PaCO_2$ 64mmHg,pH 为 7.3。

1. 该患者发生了哪型呼吸衰竭?
2. 发生呼吸困难的机制是什么?
3. 该患者发生了哪种类型的酸碱平衡紊乱?

考点:呼吸衰竭的概念及诊断标准

　　呼吸衰竭是指由于外呼吸功能严重障碍,导致动脉血氧分压(PaO_2)降低,伴有或不伴有动脉血二氧化碳分压($PaCO_2$)增高的病理过程。正常人 PaO_2 随年龄、运动及所处海拔高度而异,而 $PaCO_2$ 极少受年龄影响。呼吸衰竭的诊断标准为成年人在海平面静息状态下,PaO_2 低于 60mmHg(8kPa),伴有或不伴有 $PaCO_2$ 高于 50mmHg(6.67kPa)。

考点:I型呼衰和II型呼衰的血气变化特点

　　呼吸衰竭必定有 PaO_2 的降低,根据 $PaCO_2$ 是否升高,可将呼吸衰竭分为低氧血症型呼吸衰竭(Ⅰ型呼吸衰竭)和低氧血症伴高碳酸血症型呼吸衰竭(Ⅱ型呼吸衰竭);根据主要发病机制的不同,也可分为通气性和换气性呼吸衰竭;根据原发病变部位不同,又可分为中枢性和外周性呼吸衰竭;根据病程经过不同,还可分为急性和慢性呼吸衰竭。

一、病因和发生机制

(一) 病因

　　直接或间接影响肺的呼吸功能,导致呼吸衰竭的疾病种类很多,概括起来主要包括以下内容。

1. 中枢或周围神经的器质性病变　脑或脊髓外伤、脑肿瘤、脑血管意外、脑水肿、脑炎、多发性神经炎、脊髓灰质炎、脑部感染等。
2. 呼吸中枢抑制　镇静药、安眠药、严重缺氧、麻醉药过量等。
3. 胸廓骨骼病变　多发性肋骨骨折、脊柱后侧凸等严重胸廓畸形。
4. 呼吸肌活动障碍　多发性肌炎、重症肌无力、周期性瘫痪、低钾血症、肌营养不良、酸中毒、缺氧、呼吸肌疲劳等。
5. 胸膜病变　张力性气胸、胸腔大量积液、胸膜粘连、胸膜纤维化等。
6. 气道病变　支气管哮喘、慢性支气管炎、慢性阻塞性肺气肿等引起的外周气道狭窄或阻塞,也可见于喉头水肿、气管异物、炎症、肿瘤等所致中央气道狭窄或阻塞。
7. 肺组织病变　肺部炎症、肺气肿、肺不张、弥漫性肺间质纤维化、肺肿瘤等。
8. 肺循环病变　肺栓塞、肺淤血、肺水肿、肺动脉灌流不足等。

考点:呼吸衰竭的发生机制

(二) 发生机制

　　外呼吸功能严重障碍导致呼吸衰竭,外呼吸包括肺通气和肺换气两个基本环节。肺通气是指肺泡气与外界气体交换的过程,肺换气是指肺泡气与血液之间的气体交换过程。肺通气和(或)肺换气功能严重障碍导致机体呼吸衰竭。

1. 肺通气功能障碍　肺泡通气量即有效通气量,正常成年人在静息状态下约为 4L/min。当肺通气功能严重障碍使肺泡通气不足时可导致呼吸衰竭,分为限制性通气不足(restrictive hypoventilation)和阻塞性通气不足(obstructive hypoventilation)。

(1) 限制性通气不足:吸气时肺泡扩张受限所引起的肺泡通气不足称为限制性通气不足,发生机制有:

1) 呼吸肌活动障碍:中枢或周围神经的器质性病变,如脑血管意外、脑炎、脑外伤、脊髓灰质炎、多发性神经炎等;由过量镇静药、安眠药、麻醉药导致呼吸中枢抑制;呼吸肌本身的收缩功能障碍,如呼吸肌疲劳、呼吸肌萎缩等;低钾血症、酸中毒、缺氧等导致呼吸肌无力。

2) 胸廓的顺应性降低:胸廓顺应性高低取决于其活动度大小,严重的胸廓畸形、胸膜纤维化、肋骨骨折等可减小胸廓的活动度而使肺的扩张受限。

3）肺的顺应性降低：严重的肺纤维化，如硅沉着病（矽肺）、肺结核病等；肺泡表面活性物质合成或分泌不足，如新生儿呼吸窘迫综合征、急性呼吸窘迫综合征等；肺泡表面活性物质破坏或消耗增加，如肺水肿等。

4）胸腔积液和气胸：胸腔大量积液或张力性气胸压迫肺，使肺扩张受限。

（2）阻塞性通气不足：呼吸道狭窄或阻塞导致气道阻力增加引起肺泡通气不足称为阻塞性通气不足。通气过程中主要的气道阻力是非弹性阻力，呼气时略高于吸气时。生理情况下，气道阻力的80%以上存在于直径大于2mm的支气管与气管，而不足总阻力的20%存在于直径小于2mm的外周小气道。影响气道阻力的因素有气道内径、长度、形态、气流速度和形式（层流、湍流）等，其中最主要的是气道内径。气管腔被黏液、渗出物、异物或肿瘤等阻塞，气管壁痉挛、肿胀或纤维化，肺组织弹性降低以致对气道管壁的牵引力减弱等，均可使气道内径变窄或不规则而增加气流阻力，引起阻塞性通气不足。气道阻塞有中央性和外周性两类。

1）中央性气道阻塞：指气管分叉处以上的气道阻塞。若阻塞位于胸外（如异物、声带麻痹、炎症、喉头水肿等），吸气时气体流经病灶引起压力下降，使气道内压明显低于大气压，导致气道更加狭窄；呼气时则因气道内压大于大气压而使阻塞减轻，此类患者吸气更为困难，表现为吸气性呼吸困难（inspiratory dyspnea）。若阻塞位于中央气道的胸内部分，则由于吸气时气道内压大于胸膜腔内压，使得阻塞减轻；用力呼气时则可因胸膜腔内压升高，大于气道内压，压迫气道而加重阻塞，患者表现为呼气性呼吸困难（expiratory dyspnea）。

2）外周性气道阻塞：内径小于2mm的细支气管无软骨支撑，管壁薄，又与气管周围的肺泡结构紧密相连，随着呼吸运动，跨壁压发生改变，气管内径也随之扩大和缩小。吸气时胸膜腔内压降低，而且随着肺泡的扩张，细支气管受周围弹性组织的牵拉，其口径变大，管道伸长；呼气时则相反，小气道缩短变窄。该型气道阻塞主要见于慢性阻塞性肺疾病，如慢性支气管炎、支气管哮喘、慢性阻塞性肺气肿等。病变主要侵犯小气道，常出现管腔变窄而不规则，气道阻力增加，因此，呼气时小气道被压出现闭合阻塞，患者常发生呼气性呼吸困难。

由于以上因素导致肺通气功能障碍，肺泡通气量下降，肺泡气氧分压降低，二氧化碳分压增高，导致PaO_2降低和$PaCO_2$增高，发生Ⅱ型呼吸衰竭。

2. 肺换气功能障碍　肺换气是肺泡气与肺泡壁毛细血管中血液经肺泡-毛细血管膜（简称肺泡膜）进行气体交换的过程，这是一个物理性弥散过程。肺换气功能障碍包括弥散障碍、肺泡通气与血流比例失调及解剖分流增加。

（1）弥散障碍：弥散障碍（diffusion impairment）是由肺泡膜面积减少或肺泡膜异常增厚和弥散时间缩短所引起的气体交换障碍。单位时间内气体的弥散量取决于肺泡膜两侧的气体分压差、肺泡膜的面积与厚度、气体的分子量和溶解度，此外，气体总弥散量还取决于血液与肺泡接触的时间。

1）肺泡膜面积减少：正常成年人肺泡总面积约为$80m^2$，静息状态下，呼吸时参与换气的肺泡表面积为$35 \sim 40m^2$，运动时增加。由于储备量大，只有当肺泡膜面积减少一半以上时，才会引起换气功能障碍。肺泡膜面积减少可见于肺实变、肺实变、肺不张或肺叶切除等疾病状态下。

2）肺泡膜厚度增加：肺泡膜是肺泡内气体与肺泡周围毛细血管内血液进行气体交换的部位，包括肺泡表面液体层、肺泡上皮细胞和基底膜、薄层结缔组织、毛细血管基底膜和内皮。其中，肺泡膜的薄部为气体交换的部位，其厚度小于$1\mu m$，虽然气体从肺泡腔到达红细胞内还需经过肺泡表面的液体层、血管内血浆层和红细胞膜，但总厚度也不超过$5\mu m$，故正常情况下气体交换很快。当稀血症导致血浆层变厚、肺泡透明膜形成、肺纤维化、肺水肿或肺泡毛细血管扩张等时，都可因肺泡膜通透性降低或弥散距离增宽而导致气体弥散障碍。

3）血液与肺泡接触时间过短：正常静息状态下，血液流经肺泡毛细血管的时间约为 0.75 秒，而血液氧分压仅需 0.25 秒就可升至肺泡气氧分压水平，当血液流经肺泡毛细血管的时间过短时，气体弥散量将减少。肺泡膜面积减少和厚度增加时，虽然弥散速度减慢，但在静息状态下，肺内气体交换仍可在 0.75 秒内达到血气和肺泡气的平衡，而不致产生低氧血症，只有在体力负荷增加时，因心排血量增加和肺血流加快，血液和肺泡接触时间过短而发生明显的弥散障碍，从而引起低氧血症。

由于二氧化碳的弥散能力比氧气强 20 倍，单纯因弥散障碍而引起的肺换气功能障碍主要导致 PaO_2 降低，而 $PaCO_2$ 在正常范围内，属于 I 型呼吸衰竭。

考点：保证肺泡有效气体交换的通气血流比为 0.8

（2）肺泡通气与血流比例失调：肺泡有效的气体交换，能保证血液摄入足够的氧和充分地排出二氧化碳，这不仅要求肺的通气量和血流量正常，而且两者应保持一定的比例。正常成年人在静息状态下，肺泡通气量（VA）约为 4L/min，肺血流量（Q）约为 5L/min，两者的比率（VA/Q）约为 0.8。如肺的总通气量和总血流量正常，但肺通气和（或）肺血流分布不均匀，引起部分肺泡通气与血流比例失调（ventilation-perfusion imbalance），也会导致气体交换障碍，甚至呼吸衰竭。肺泡通气与血流比例失调有以下两种基本形式：

1）部分肺泡通气不足（VA/Q 比率降低）：慢性支气管炎、支气管哮喘、阻塞性肺气肿等引起的气道狭窄或阻塞，以及肺纤维化、肺水肿等引起的限制性通气障碍，均可导致肺泡通气的严重不足。病变较重的肺组织肺泡通气明显减少，而血流量无相应减少，甚至还因炎性充血而增多，导致 VA/Q 比率显著降低，则流经这部分肺泡的静脉血未经充分动脉化便掺入动脉血内，导致 PaO_2 下降。这种情况类似肺动-静脉短路，故称功能性分流（functional shunt），又称静脉血掺杂（venous admixture）。正常成年人由于肺内通气分布不均，形成功能性分流，但仅占肺血流量的 3% 左右。严重的慢性阻塞性肺疾病患者，功能性分流增加，可占肺血流量的 30%~50%，从而严重地影响换气功能，PaO_2 降低，导致呼吸衰竭。

2）部分肺泡血流不足（VA/Q 比率增高）：某些肺部疾病，如肺动脉栓塞、肺动脉压降低、肺血管受压扭曲、弥散性血管内凝血或肺泡壁毛细血管床减少等时，引起部分肺泡血流量减少，而肺泡通气量无变化，导致 VA/Q 比率增高。由于患部肺泡血流量少而通气多，肺泡通气不能被充分利用，相当于生理无效腔气量，称为无效腔样通气（dead space-like ventilation）。因此，流经患部肺泡的血液氧分压显著升高，但氧含量增加很少；而健康肺区由于血流量增加使得 VA/Q 比率下降，这部分血液不能被充分动脉化，其氧分压和氧含量显著下降，而二氧化碳分压和含量显著增高。因此，混合而成的动脉血 PaO_2 降低，$PaCO_2$ 的变化则取决于代偿性呼吸增强的程度，最终导致呼吸衰竭。

（3）解剖分流增加：生理情况下，肺内存在解剖分流，即有一部分静脉血经支气管静脉和极少数的肺内动-静脉短路直接流入肺静脉，这些解剖分流（anatomic shunt）的血流量占心排血量的 2%~3%，由于静脉血未经动脉化即掺入动脉血中，又称为静脉血掺杂。支气管扩张症时，由于支气管血管扩张和肺内动-静脉短路开放，解剖分流增加，静脉血掺杂显著增多；而肺实变和肺不张时，病变肺泡完全不通气，但仍有血流，流经的血液完全未经气体交换而掺入动脉血，类似于解剖分流。解剖分流增加，引起 PaO_2 显著降低，最终导致呼吸衰竭。

在呼吸衰竭的发病机制中，由单一因素作用导致的情况是较为少见的，往往是多种因素同时存在或相继发生作用。如慢性阻塞性肺气肿时，不仅有阻塞性通气障碍、限制性通气障碍，还有弥散功能障碍和肺泡通气与血流比例失调，共同作用导致呼吸衰竭。

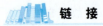 **链　接**

急性呼吸窘迫综合征

急性呼吸窘迫综合征是指在某些疾病过程中，如严重创伤、烧伤、感染等，特别是休克初期复苏后，突然出现以进行性缺氧、呼吸困难和难以纠正的低氧血症为特征的急性呼吸衰竭综合征，因其临床过程与新生儿呼吸窘迫综合征类似，又称为成人呼吸窘迫综合征（adult respiratory distress syndrome, ARDS）。病理变化主要表现为急性肺泡-毛细血管膜损伤引起肺水肿和继后的细胞增生、纤维化。临床表现为败血症、休克、严重创伤或误吸等，患者突然发生进行性呼吸困难，吸入高浓度氧也难以纠正的顽固性低氧血症，胸廓肺顺应性降低。胸部 X 线检查可见肺纹理增加，发展为斑片状，甚至为弥漫性毛玻璃状阴影。该病发病率高，起病急，发展快，预后差，病死率高。

二、机体的代谢和功能变化

呼吸衰竭是外呼吸功能严重障碍的结果，患者血气变化为 PaO_2 降低伴或不伴 $PaCO_2$ 增高，此时，机体各系统的功能和代谢变化主要是由低氧血症和高碳酸血症所致。在病情进展过程中，特别是病程迁延的慢性呼吸衰竭患者，常首先出现一系列代偿适应性反应，以改善组织的供氧，并调节酸碱平衡，或改变组织器官的功能代谢以适应新的内环境。严重时，机体组织失代偿，出现严重的代谢功能紊乱，甚至导致患者死亡。

（一）酸碱平衡及电解质代谢紊乱

呼吸衰竭时，不仅因外呼吸功能严重障碍引起酸碱平衡紊乱，还可因继发的肾功能障碍、感染、休克及某些治疗措施不当等因素而导致不同类型的酸碱平衡紊乱。Ⅰ型呼吸衰竭时因低氧血症，可引起代谢性酸中毒；Ⅱ型呼吸衰竭时不仅有低氧血症，还有高碳酸血症，可引起代谢性酸中毒和呼吸性酸中毒；呼吸衰竭患者治疗过程中若人工呼吸机使用不当、过量使用利尿药或 $NaHCO_3$ 等可引起医源性代谢性碱中毒。通常，呼吸衰竭引起混合性酸碱平衡紊乱。

考点：Ⅰ型呼衰及Ⅱ型呼衰时主要的酸碱平衡紊乱类型

1. 代谢性酸中毒　呼吸衰竭时由于严重缺氧，无氧糖酵解加强，乳酸等酸性代谢产物增多，可引起代谢性酸中毒。若患者合并肾功能不全、感染或休克等，则因肾小管排酸保碱功能障碍或体内酸性代谢产物增多，而加重代谢性酸中毒，此时血清钾浓度和氯浓度都可明显增高。

2. 呼吸性酸中毒　Ⅱ型呼吸衰竭时，由于肺通气功能障碍，大量二氧化碳潴留，引起高碳酸血症，导致呼吸性酸中毒，此时血清钾浓度增高，血清氯浓度降低，碳酸氢根离子增多。

3. 呼吸性碱中毒　Ⅰ型呼吸衰竭患者，由于缺氧引起代偿性过度通气，二氧化碳排出过多，发生低碳酸血症，导致呼吸性碱中毒。

（二）呼吸系统变化

很多引起呼吸衰竭的原发疾病都会影响呼吸的节律、频率和深度。如阻塞性通气障碍的患者，由于气流受阻，呼吸运动加深，频率减慢，若阻塞部位位于胸外段，则表现为吸气性呼吸困难，而阻塞部位位于胸内段，则表现为呼气性呼吸困难；限制性通气障碍的患者，呼吸变浅变快；中枢性呼吸衰竭的患者呼吸浅慢，可出现潮式呼吸、抽泣样呼吸、下颌呼吸、间歇呼吸、吸气样呼吸等呼吸节律紊乱，其中潮式呼吸最常见。

外呼吸功能严重障碍引起的低氧血症或高碳酸血症可进一步影响呼吸功能。PaO_2 降低作用于颈动脉体与主动脉体化学感受器，尤其是颈动脉体化学感受器，反射性增强呼吸运动，但此反应在 PaO_2 低于 60mmHg 时才明显，PaO_2 为 30mmHg 时呼吸运动最强；二氧化碳潴留引起 $PaCO_2$ 升高，主要作用于中枢化学感受器，使呼吸中枢兴奋，引起呼吸加深加快，使得肺泡通气量增加。但过度缺氧或二氧化碳潴留则直接抑制呼吸中枢，当 PaO_2 低于 30mmHg 或 $PaCO_2$ 超过 80mmHg 时，患者发生呼吸抑制。

慢性Ⅱ型呼吸衰竭患者出现严重的低氧血症和高碳酸血症，对二氧化碳的敏感性因中枢

考点：呼吸衰竭时氧分压对呼吸运动的影响

化学感受器被抑制而降低,呼吸运动主要靠缺氧对外周化学感受器的刺激得以维持。此时氧疗只能吸入浓度为30%的氧,避免因缺氧得以缓解而导致进一步的呼吸抑制,呼吸运动更弱,从而加重高碳酸血症使病情进一步恶化。

(三) 循环系统变化

轻度的PaO_2降低和$PaCO_2$升高可反射性兴奋心血管运动中枢,使心率加快,心肌收缩力增强,心排血量增加,同时因外周皮肤及腹腔内脏血管收缩,血流重分布,血压可轻度升高,从而代偿缺氧及二氧化碳潴留导致的机体损伤。严重的低氧血症和高碳酸血症可直接抑制心血管中枢和心脏活动,导致心肌收缩力降低、血压下降、心律失常等严重后果。

呼吸衰竭可累及心脏,因肺动脉高压和心肌受损导致右心肥大,甚至右心衰竭,即肺源性心脏病。其发病机制:①肺泡气氧分压降低所致缺氧引起肺小动脉收缩,若合并二氧化碳潴留,血液氢离子浓度增高,使肺小动脉进一步收缩,肺循环的阻力增大,肺动脉压力增高;②肺小动脉长期收缩和缺氧的直接作用,使血管壁平滑肌细胞和成纤维细胞肥大增生,管壁增厚变硬,管腔狭窄,导致持久而稳定的慢性肺动脉高压;③慢性呼吸衰竭患者出现代偿性红细胞增多症,血液黏滞性增高,肺循环阻力和右心负荷增大;④某些肺部疾病如肺栓塞、肺毛细血管床大量破坏、肺小动脉炎等引起肺血管狭窄阻塞,导致肺动脉高压;⑤缺氧、高碳酸血症、酸中毒和电解质代谢紊乱等可损害心肌,降低心肌舒缩功能;⑥慢性呼吸衰竭导致呼吸困难,用力呼气使胸膜腔内压异常增高,心脏受压,影响心脏舒张功能,用力吸气使胸膜腔内压异常降低,增大右心收缩的负荷,加重右心衰竭。

(四) 中枢神经系统变化

呼吸衰竭发生低氧血症和(或)高碳酸血症,引起中枢神经系统功能的明显变化。中枢神经系统对缺氧很敏感,当PaO_2降至60mmHg时,患者可出现智力和视力轻度减退。若PaO_2迅速降至40~50mmHg以下,即引起一系列神经精神症状,如头痛、不安、定向与记忆障碍、精神错乱、嗜睡,以致惊厥和昏迷。而PaO_2低于20mmHg时,只需几分钟就可造成神经细胞的不可逆性损害。二氧化碳潴留发生迅速而严重时,也将引起严重的中枢神经系统功能紊乱。当$PaCO_2$超过80mmHg时,患者出现头痛,头晕、烦躁不安、言语不清、扑翼样震颤、精神错乱、嗜睡、昏迷、抽搐、呼吸抑制等症状,称为二氧化碳麻醉(carbon dioxide narcosis)。呼吸衰竭时,因中枢神经功能障碍而导致一系列神经精神症状的病理过程,称为肺性脑病(pulmonary encephalopathy),其发病机制为缺氧和酸中毒不仅引起脑血管扩张,形成脑水肿甚至脑疝,还可引起脑细胞酸中毒,导致中枢抑制。

(五) 肾功能变化

呼吸衰竭可损伤肾功能,轻者尿中出现蛋白质、红细胞、白细胞及管型等,重者可发生急性肾衰竭,出现少尿、氮质血症和代谢性酸中毒等症状,此时肾脏结构往往无明显变化,为功能性肾衰竭,一旦外呼吸功能好转,肾功能即可较快恢复。肾衰竭的发病机制为缺氧和高碳酸血症通过反射性兴奋交感神经引起肾血管收缩,导致肾血流量严重减少。

(六) 胃肠变化

呼吸衰竭导致严重缺氧和(或)二氧化碳潴留,破坏胃黏膜的屏障作用,导致胃肠道黏膜糜烂、坏死、出血与溃疡形成等病变。

三、呼吸衰竭防治的病理生理学基础

(一) 防治和消除原发疾病

积极预防和治疗引起呼吸衰竭的原发疾病是关键。如慢性阻塞性肺疾病患者应积极参加适当的体育锻炼,增强体质,预防感冒,一旦发生呼吸道感染应积极进行抗感染治疗。

(二) 改善缺氧,提高 PaO_2

考点:慢性呼吸衰竭患者氧疗原则

呼吸衰竭时必定有低张性缺氧发生,因此改善缺氧,提高 PaO_2 水平是非常必要的,应通过适当的氧疗,使 PaO_2 尽快升至50mmHg以上,动脉血氧饱和度升至85%左右。Ⅰ型呼吸衰竭的患者,只有缺氧而无二氧化碳潴留,可吸入较高浓度的氧(一般不超过50%)。慢性Ⅱ型呼吸衰竭患者,宜持续吸入低浓度低流量的氧,氧浓度不宜超过30%,流速控制在 1～2L/min,使 PaO_2 水平上升至 50～60mmHg 即可。在氧疗过程中,若出现二氧化碳分压进行性上升,则需辅以人工通气以促进二氧化碳的排出。

(三) 畅通气道改善通气,降低 $PaCO_2$

解除呼吸道阻塞,畅通气道,改善肺通气功能,增加肺泡通气量可降低 $PaCO_2$。如及时清除气道内异物或分泌物;用平喘药解除支气管痉挛,扩张支气管;给予呼吸中枢兴奋剂,增强呼吸肌动力;必要时进行气管插管或气管切开术;掌握适应证,正确使用人工呼吸机;补充营养,改善呼吸肌功能。

(四) 综合治疗,改善重要器官功能

注意及时纠正酸碱平衡紊乱和水电解质紊乱;维持心、脑、肾等重要器官的功能;积极预防和治疗慢性肺源性心脏病、肺性脑病、肾衰竭等严重并发症。

 目 标 检 测

1. 慢性阻塞性肺病最常见于(　　)
   A. 支气管哮喘　　　　　B. 慢性支气管炎
   C. 肺脓肿　　　　　　　D. 肺结核病
   E. 支气管扩张

2. 慢性支气管炎患者咳痰的病变基础是(　　)
   A. 支气管壁充血、水肿和以淋巴细胞为主的慢性炎细胞浸润
   B. 支气管壁瘢痕形成
   C. 软骨萎缩、钙化或骨化
   D. 支气管黏膜上皮细胞变性、坏死
   E. 支气管壁腺体肥大、增生、浆液腺的黏液化

3. 慢性支气管炎的最常见的并发症是(　　)
   A. 肺脓肿
   B. 肺炎
   C. 支气管扩张症和肺源性心脏病
   D. 肺结核和肺源性心脏病
   E. 肺气肿和肺源性心脏病

4. 引起肺气肿的最重要原因是(　　)
   A. 慢性阻塞性细支气管炎
   B. 空气污染
   C. 小气道感染
   D. 吸烟
   E. 肺尘埃沉着病

5. 下列有关肺源性心脏病的描述,哪项是错误的
(　　)
   A. 肺肌型小动脉壁增厚
   B. 持续性肺动脉高压是发病基础
   C. 大循环淤血
   D. 肺淤血
   E. 多由慢性阻塞性肺气肿引起

6. 最常引起肺源性心脏病的是下列哪一项(　　)
   A. 支气管哮喘　　　　　B. 支气管扩张症
   C. 原发性肺血管疾病　　D. 肺结核病
   E. 慢性支气管炎

7. 男性,72岁,反复咳喘26年,气促、心悸11年,近一周症状加剧,不能平卧。体检:桶状胸、两肺闻及干湿性啰音,心率118次/分,心律不齐,心界向左下扩大。血气分析:$PaO_2$50mmHg,$PaCO_2$55mmHg。可能诊断是(　　)
   A. 急性左心衰竭慢性支气管炎
   B. 支气管哮喘急性发作
   C. 心源性哮喘
   D. 肺心病、呼吸衰竭
   E. 冠心病合并心力衰竭

8. 大叶性肺炎主要由下列哪种病原微生物感染引起(　　)
   A. 腺病毒　　　　　　　B. 肺炎支原体
   C. 大肠埃希菌　　　　　D. 肺炎杆菌

E. 肺炎链球菌

9. 下列关于小叶性肺炎的叙述,哪项不正确
（　　）
A. 严重者形成融合性支气管肺炎
B. 可并发肺脓肿和脑脓肿
C. 病灶周围肺组织充血
D. 两肺散在病灶,以上叶多见
E. 细支气管和肺泡的化脓性炎

10. 下列哪项不符合病毒性肺炎的表述（　　）
A. 上皮细胞内可见病毒包涵体
B. 间质性肺炎
C. 以中性粒细胞浸润为主
D. 常见病因是流感病毒
E. 可有透明膜形成

11. 下列关于支原体肺炎的叙述,哪项是不正确的
（　　）
A. 由肺炎支原体引起　　B. 预后较差
C. 胸膜光滑　　D. 慢性炎细胞浸润
E. 间质性肺炎

12. 下列哪项符合大叶性肺炎的临床表现（　　）
A. 刺激性呛咳、痰中带血
B. 咯血、咳脓痰
C. 咳铁锈色痰
D. 长期咳嗽、咳白色泡沫痰
E. 鼻出血、乳突尖下方无痛性硬结节

13. 能检测到细胞内包涵体的肺炎是（　　）
A. 军团菌肺炎　　B. 小叶性肺炎
C. 大叶性肺炎　　D. 支原体肺炎
E. 病毒性肺炎

14. 患者骤起畏寒、高热、胸痛、咳嗽、咳铁锈色痰
时,最有可能是（　　）
A. 小叶性肺炎　　B. 军团菌性肺炎
C. 病毒性肺炎　　D. 大叶性肺炎
E. 支原体性肺炎

15. 诊断呼吸衰竭最重要的血气分析指标是
（　　）
A. 动脉血氧分压低于 60mmHg
B. 动脉血二氧化碳分压高于 50mmHg
C. pH 低于 7.35
D. 二氧化碳结合力高于 30mmol/L

E. BE<-2.3mmol/L

16. 慢性阻塞性肺疾病产生呼气性呼吸困难主要
机制是（　　）
A. 中央性气道阻塞
B. 胸膜腔内压升高压迫气道,气道狭窄加重
C. 呼气时气道内压大于大气压
D. 肺泡扩张,小气道口径变大,管道伸长
E. 小气道阻力增加

17. 男性,56 岁,吸烟患者,因刺激性咳嗽 2 个月,痰中带血 1 周来院门诊。查体:T37.5℃,双侧颈后可触及多个肿大淋巴结,活动度差,胸片示右上肺 3cm×4cm 占位性病灶,最可能的诊断是（　　）
A. 原发型肺结核
B. 血行播散型肺结核
C. 肺气肿
D. 支气管肺癌
E. 支气管扩张

18. 肺癌的淋巴道转移最先发生于（　　）
A. 颈部淋巴结　　B. 肺门淋巴结
C. 纵隔淋巴结　　D. 锁骨上淋巴结
E. 腋下淋巴结

19. 严重Ⅱ型呼吸衰竭患者宜低浓度氧疗这是由于（　　）
A. PaO_2 低于 60mmHg 对外周化学感受器作用才明显
B. 低浓度氧疗能增强呼吸动力
C. $PaCO_2$ 超过 80mmHg 时呼吸运动主要靠低氧刺激
D. 缺氧对呼吸中枢抑制作用大于反射兴奋作用
E. PaO_2 为 30mmHg 时肺通气量最大

20. 呼吸衰竭时最常发生的酸碱平衡紊乱是
（　　）
A. 代谢性碱中毒
B. 混合性酸碱平衡紊乱
C. 代谢性酸中毒
D. 呼吸性碱中毒
E. 呼吸性酸中毒

（石娅莉）

第十四章　消化系统疾病

消化管和消化腺组成了消化系统。其基本功能是摄取食物，消化、吸收营养物质，排出剩余食物残渣，同时还具有解毒和内分泌等功能。消化管是由口腔、食管、胃、肠及肛门组成的连续的管道系统。消化腺包括涎腺、肝、胰及消化管的黏膜腺体等。

消化系统是体内最容易发生疾病的部位，其表现也是多种多样，既可以是器质性的，也可以是功能性的，既可以局限于本系统，也可以延及全身，既可以是原发的，也可以是继发的。其中胃炎、消化性溃疡、肠炎、肝炎、肝硬化、胃癌等是临床上最常见的疾病。本章将重点阐述消化系统的一些常见病和多发病。

第一节　慢性胃炎

胃炎（gastritis）是各种病因引起胃黏膜的炎症性变化，是消化系统最常见的疾病，可分为急性胃炎和慢性胃炎。近年来，随着对胃镜技术的广泛应用，对胃炎的认识和诊断水平有了很大提高。

考点：慢性胃炎的分类

📚 链　接

胃镜检查

胃镜检查是利用一条直径约 1cm 的黑色塑胶包裹导光纤维的细长管子，前端装有内视镜由嘴中伸入受检者的食管→胃→十二指肠，借由光源器所发出的强光，经由导光纤维可使光转弯，让医师从另一端清楚地观察上消化道内各部位的健康状况。必要时，可由胃镜上的小洞伸入夹子做切片检查。全程检查时间约 10 分钟，若做切片检查则需 20~30 分钟。注意检查前至少 8 小时不得进食、进水。

一、病因和发病机制

慢性胃炎的病因及发病机制较复杂，目前尚未完全明了，可由急性胃炎反复发作迁延而来，也可由其他全身性因素及胆汁反流至胃内引起，目前认为与下列因素有关。

考点：慢性胃炎的病因

1. 幽门螺杆菌感染　幽门螺杆菌（helicobacter pylori，HP）是一微弯曲棒状革兰阴性杆菌，存在于多数慢性胃炎患者的胃黏膜上皮和胃腺体内的黏液层（图14-1）。HP 可分泌尿素酶、蛋白溶解酶、细胞毒素相关蛋白、细胞空泡毒素等致病。如尿素酶能水解尿素，产生氨和二氧化碳，可抵御胃酸对细菌的杀灭作用。另外 HP 还与消化性溃疡、胃恶性肿瘤（如腺癌）、淋巴瘤等有关。

📚 链　接

HP 在各种胃病中的检出率

慢性胃炎：53%~95%；胃溃疡病：60%~100%，平均 84%；十二指肠溃疡：90%~100%，平均 95%；胃癌：43%~78%；胃淋巴瘤（尤其是 MALT）90% 以上。

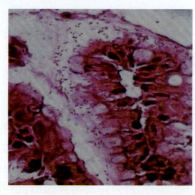

图 14-1 幽门螺杆菌

2. 长期的不良饮食和生活习惯 如长期饮酒、吸烟、滥用水杨酸类药物、喜食热烫或浓碱及刺激性食物、急性胃炎反复发作等。

3. 十二指肠液反流 胃动力学异常或胃手术后正常生理通道的改变可引起十二指肠液的反流,碱性肠液和胆汁反流可破坏胃黏膜屏障,引发胃炎。

4. 自身免疫性损伤 常累及胃体,血清中可检测到抗壁细胞和抗内因子抗体,引起不同程度的胃酸缺乏和恶性贫血。

二、类型及病理变化

 案例 14-1

患者,男性,60 岁。上腹隐痛 1 年,饭后腹胀,食欲减退,体检一般情况尚可。测定基础胃酸排出量减少,胃镜见胃皱襞少,黏膜粗乱。

最有可能的诊断是什么?

考点:浅表性胃炎及慢性萎缩性胃炎的病理变化

慢性胃炎分类方法很多,根据组织学变化可分为浅表性、萎缩性和肥厚性胃炎。

(一) 慢性浅表性胃炎

慢性浅表性胃炎(chronic superficial gastritis)又称慢性单纯性胃炎,是最常见的胃黏膜疾病之一。国内胃镜检出率高达 20%~40%,多见于胃窦,呈灶性或弥漫性。胃镜见,病变区胃黏膜充血、水肿,呈淡红色,可伴有点状出血和糜烂,表面可有灰黄或灰白色黏液性渗出物覆盖(图 14-2)。镜下观,病变主要位于黏膜浅层即黏膜层上 1/3,呈灶状或弥漫分布,胃黏膜充血、水肿、表浅上皮坏死脱落,胃小凹之间的固有层内有淋巴细胞、浆细胞浸润,急性期见中性粒细胞浸润,腺体无减少或破坏。

大多数慢性浅表性胃炎经治疗或合理饮食可痊愈,少数转变为慢性萎缩性胃炎。

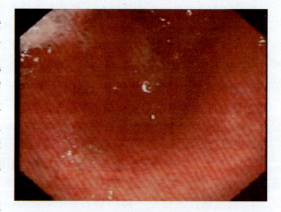

图 14-2 浅表性胃炎胃镜观

(二) 慢性萎缩性胃炎

慢性萎缩性胃炎(chronic atrophic gastritis)近些年发病率逐年增多,与胃黏膜活检增多有关。慢性萎缩性胃炎的病因和发病机制较复杂,根据发病是否与自身免疫有关及是否伴有恶性贫血,将本型胃炎分 A、B、C 三型。A 型属于自身免疫性疾病,患者血中抗壁细胞抗体和内因子抗体检查阳性,并伴有恶性贫血,病变主要在胃体和胃底部;B 型病变多见于胃窦部,与 HP 感染密切相关,无恶性贫血。我国患者多属于 B 型;C 型又称反流性胃炎,与肠液化学刺激相关。

A、B 两型胃黏膜病变基本类似,主要以胃黏膜萎缩性变化和化生改变为主要病变,胃窦部最常见。大体观,病变区胃黏膜由橘红色变为灰白色或灰黄色,黏膜变薄,皱襞变平或消失,表面呈细颗粒状,黏膜下血管清晰可见,可伴有渗出、糜烂(图14-3)。镜下观,病变黏膜胃小凹变浅,黏膜全层淋巴细胞、浆细胞浸润,病程长者可形成淋巴滤泡;黏膜固有层腺体萎缩、稀疏,腺体变小,部分腺体可呈囊性扩张;在胃体和胃底部壁细胞和主细胞消失,以黏液分泌细胞取代,称为假幽门腺化生。胃窦部幽门腺萎缩或消失出现分泌黏液的杯状细胞、有刷状缘的吸收细胞及帕内特细胞,胃黏膜上皮被肠黏膜上皮取代,形态结构与肠黏膜相似,故称肠上皮化生(图14-4)。目前认为肠上皮化生的出现与胃癌发生关系密切。

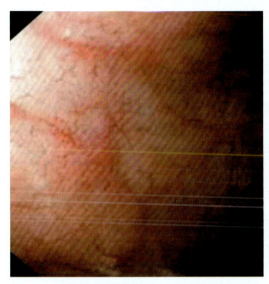

图 14-3　慢性萎缩性胃炎胃镜观

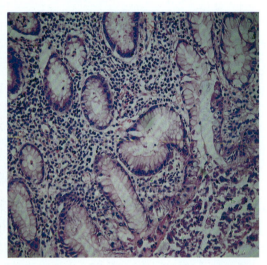

图 14-4　肠上皮化生镜下观

慢性萎缩性胃炎主要表现消化不良,食欲不佳,上腹部不适或触痛、贫血等症状,临床检查可有胃酸减少或缺乏。少数慢性萎缩性胃炎患者反复发作,迁延不愈可发生癌变。

(三) 慢性肥厚性胃炎

慢性肥厚性胃炎(chronic hypertrophic gastritis)又称 Menetrier 病。病因和发病机制不清。病变主要在胃底及胃体部,呈局灶性或弥漫性。大体观,胃黏膜皱襞粗大加深变宽如脑回状,黏膜皱襞上可见横裂,有多数疣状隆起的小结;黏膜隆起的顶端常伴有糜烂(图14-5)。镜下观,腺体肥大

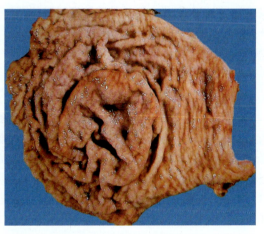

图 14-5　肥厚性胃炎肉眼观

增生,腺管延长,有时增生的腺体可穿过黏膜肌层,黏膜表面黏液分泌细胞数量增多,黏液分泌增多,无明显炎细胞浸润。临床上多数患者有消化不良的表现,同时因大量蛋白从胃液丢失而出现低蛋白血症。

第二节　消化性溃疡

案例 14-2

患者,男性,75 岁。10 余年前开始无明显诱因间断上腹胀痛,餐后半小时明显,持续 2～3 小时,可自行缓解。2 周来加重,6 小时前突觉上腹胀痛、恶心、头晕,先后两次解柏油样便,共约 700g,并呕吐咖啡样液 1 次,约 200ml。体格检查:上腹中轻压痛,其余(-)。实验室检查:大便潜血试验强阳性。

1. 可能的诊断是什么? 依据是什么?
2. 导致此病理过程的原因和机制是什么?
3. 患者发生出血的原因和机制是什么?

消化性溃疡(peptic ulcer)指发生于胃和十二指肠的溃疡。以慢性最多见,因其与胃液自我消化有关,故又称慢性消化性溃疡。该病多见于青壮年,胃溃疡较十二指肠溃疡发病年龄晚约 10 年。十二指肠溃疡较胃溃疡多见,两者之比为 3:1,两个部位均有者称复合性溃疡。约占全部溃疡的 5%。本病多反复发作呈慢性经过,患者常出现周期性上腹部疼痛、反酸、嗳气等。

一、病因和发病机制

考点:溃疡病的病因

消化性溃疡病的病因与发病机制复杂,尚未完全清楚。目前认为,胃、肠黏膜防御屏障的破坏,导致了酸和各种消化酶对胃肠黏膜的消化,是形成消化性溃疡的主要原因。

正常的胃黏膜防御屏障包括:①黏液-碳酸氢盐屏障,正常胃和十二指肠黏膜通过胃黏膜分泌的黏液(黏液屏障)和黏膜上皮细胞的脂蛋白(黏膜屏障)保护黏膜不被胃液所消化。胃黏膜分泌的黏液形成黏液膜覆盖于黏膜表面,可以避免和减少胃酸和胃蛋白酶同胃黏膜的直接接触(胃酸和胃蛋白酶是从腺体通过腺体开口处陷窝以喷射的方式分泌到表面黏液层),碱性黏液还具有中和胃酸的作用;②黏膜上皮屏障,黏膜上皮完整和较强的再生能力构成第二道防线,黏膜上皮细胞膜的脂蛋白可阻止胃酸中氢离子逆向弥散入胃黏膜内;③丰富的黏膜血流可清除损伤因子,提供分泌和再生的营养物质,以保证屏障功能。

(一) 正常黏膜防御屏障受损

在某些因素(如胃酸分泌过多,胃排空延缓和胆汁反流,解热镇痛药、抗癌药、非甾体抗炎药等)长期作用下,胃黏液分泌不足或黏膜上皮受损时,胃黏膜的屏障功能减弱,抗消化能力降低,胃液中的氢离子可以逆向弥散入胃黏膜,损伤黏膜中的毛细血管,促使黏膜中的肥大细胞释放组胺,引起局部血液循环障碍,黏膜组织受损伤。还可触发胆碱能效应,促使胃蛋白酶原分泌,加强胃液的消化作用,导致溃疡形成。氢离子由胃腔进入胃黏膜的弥散能力在胃窦部为胃底的 15 倍,而十二指肠又为胃窦部的 2～3 倍。故溃疡好发于十二指肠和胃窦部可能与此有关。

(二) 幽门螺杆菌感染

HP 可释放一种细菌型血小板激活因子,促进表面毛细血管内血栓形成而导致血管阻塞、黏膜缺血等,从而破坏胃十二指肠黏膜的防御屏障;其可通过分泌的酶(尿素酶、蛋白酶、磷脂酶等)和炎症介质(白细胞三烯、趋化因子等),导致黏膜上皮和血管内皮的损伤。

(三) 神经内分泌失调

长期精神因素,如烦恼、忧郁、过度紧张等引起神经内分泌功能紊乱。十二指肠溃疡患者由于迷走神经兴奋性增高,导致胃酸和胃蛋白酶分泌增多,增强胃液的消化作用,而胃溃疡则因迷走神经兴奋性降低,胃蠕动减弱,食物在胃内潴留刺激胃窦部,导致促胃液素分泌增多,使胃酸分泌增多。

(四)环境因素

如吸烟、受寒和不良饮食习惯等,可影响胃黏膜血液循环,进而损害黏膜防御系统。

(五)遗传因素

十二指肠溃疡中 O 型血者较多,其发病与 ABO 血型和血型物质 ABH 分泌状态的基因特性有关。

二、病 理 变 化

胃溃疡多发生于胃小弯近幽门处,以胃窦部多见,直径一般小于 2cm。肉眼观,典型的溃疡呈圆形或卵圆形,边缘整齐,底部平坦,深浅不一。浅者仅累及黏膜下层,深者可达肌层或浆膜层。切面呈漏斗状或潜掘状,溃疡周围黏膜皱襞呈放射状向溃疡处集中(图 14-6)。十二指肠溃疡多发生于球部的前壁或后壁,直径一般小于 1cm。发生于球部以下的溃疡称球后溃疡,球部前、后壁同时发生称对吻溃疡。胃和十二指肠均有溃疡时称复合性溃疡。

镜下观,活动性溃疡的底部由表面至深层分四层(图 14-7)。①渗出层:由不等量的急性炎性渗出物如中性粒细胞和纤维素等构成;②坏死层:由坏死的细胞、组织碎片和纤维蛋白样物质构成的凝固性坏死;③肉芽组织层:大量新生的毛细血管、少量的炎细胞和成纤维细胞构成;④瘢痕层:瘢痕层内可见中小动脉管壁增厚、管腔狭窄及血栓形成(增生性动脉炎),这可造成局部血供不足,妨碍组织再生,使溃疡不易愈合。但这种变化却可防止溃疡血管破裂、出血。另外,溃疡底部的神经节细胞及神经纤维常发生变性和断裂及小球状增生。这种变化可能是患者产生疼痛原因之一。根据病程的不同,各层厚薄有所不同,各层之间相移行的界限也不清楚。另外,溃疡壁处可见黏膜肌层和肌层的粘连或融合。

考点:溃疡病的病理变化

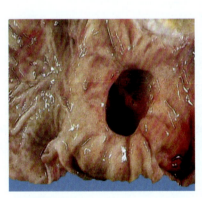

图 14-6　胃溃疡

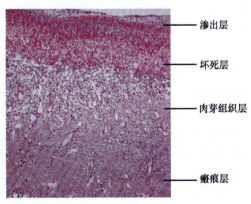

图 14-7　胃溃疡(镜下观)

渗出层
坏死层
肉芽组织层
瘢痕层

三、病理临床联系

1. 上腹部长期性、周期性和节律性疼痛　是溃疡病的主要临床特征。可呈钝痛、烧灼痛或饥饿样痛。剧痛常提示穿孔。疼痛与饮食之间的关系具有明显的相关性和节律性。十二指肠溃疡患者迷走神经兴奋性增高,空腹或夜间时胃酸分泌增多,刺激溃疡面神经,导致空腹痛、夜间痛,进食后中和胃酸疼痛缓解。胃溃疡患者迷走神经兴奋性降低,进食后胃蠕动减

考点:溃疡病的病理临床联系

弱,食物潴留刺激胃泌素释放,胃酸分泌增加,刺激神经末梢导致疼痛,1~2小时后胃逐渐排空,疼痛缓解,至下餐进食后重复上述规律。疼痛常因精神刺激、过度疲劳、饮食不规则、气候骤变等诱发或加重。

2. 上腹饱胀感、反酸、嗳气和呕吐　因胃酸分泌增多,刺激幽门括约肌引起胃逆蠕动,胃内容物反流,引起反酸及呕吐。因消化不良及胃幽门括约肌痉挛使胃内容物排空困难,食物发酵而产气,引起上腹部饱胀感及嗳气。

考点:溃疡病的并发症

四、结局和并发症

溃疡病呈慢性经过,在其形成和发展过程中,始终存在着损伤和抗损伤的相互斗争,如果后者占优势,溃疡底部的渗出物及坏死组织逐渐被吸收、排出,同时肉芽组织不断增生,填补缺损并逐渐纤维化,进而形成瘢痕,相邻黏膜上皮再生,覆盖表面而愈合。但若损伤占优势,溃疡病变则可向周围或深处发展,侵蚀血管,穿透胃、十二指肠壁而出现下列并发症。

1. 出血　最常见的并发症,发生率为10%~35%。溃疡底部毛细血管破裂,溃疡面有少量出血。此时患者大便潜血试验阳性。少数因溃疡底部大血管破裂后大出血,可表现为呕血或柏油样大便,严重者因失血性休克而死亡。因血液中的血红蛋白经胃液消化释放出铁与胃酸结合形成氯化铁,故呕出的血液呈咖啡色。

2. 穿孔　发生率约为5%。溃疡穿透浆膜达游离腹腔致急性穿孔,引起急性弥漫性腹膜炎,导致剧痛、板状腹,甚至休克。如溃疡穿透较慢,且穿透前已与相邻器官和组织粘连、包裹,则称慢性穿孔,可形成局限性腹膜炎。

3. 幽门梗阻　发生率约为3%。溃疡周围组织充血、水肿或反射性痉挛可形成功能性梗阻。由溃疡愈合、瘢痕形成和组织收缩可引起器质性梗阻即狭窄,使食物通过困难,继发胃扩张。临床可出现胃潴留、呕吐,长期可致水、电解质失衡和代谢性碱中毒。

4. 癌变　发生率一般小于1%,多与胃溃疡相关。十二指肠溃疡通常不发生癌变。癌变来自溃疡边缘的黏膜上皮或腺体,因不断受到破坏及反复再生,在此过程中在某种致癌因素作用下细胞发生癌变。

第三节　肝　硬　化

 案例 14-3

患者,女性,40岁。慢性肝炎多年,近年感到腹胀、乏力、低热、体重减轻,常有鼻出血、紫癜。两周前出现黄疸和昏迷,住院10多天后死亡。尸检见腹腔积液约3000ml,食管下段静脉曲张,脾淤血肿大,肝脏体积小,重约1000g,质硬,表面及切面见弥漫性、大小0.15~1cm结节,呈黄褐色或淡黄色,结节间为纤维间隔。肝组织学检查见假小叶。

1. 可能的诊断是什么? 依据是什么?

2. 简述患者鼻出血、紫癜、昏迷、黄疸、腹腔积液、食管下段静脉曲张、脾大的发生机制。

3. 患者死亡的主要原因?

肝硬化(liver cirrhosis)是一种常见的慢性肝病,可由多种原因引起。主要表现为肝细胞弥漫性变性坏死,继而出现纤维组织增生和肝细胞结节状再生,这三种改变反复交错进行,引起肝小叶结构和血液循环途径逐渐被改建,使肝变形、变硬而形成肝硬化。本病早期可无明显症状,后期则出现一系列不同程度的门静脉高压和肝功能障碍,对人体危害很大。大多数发病年龄为20~50岁,男女发病率无明显差异。由于引起肝硬化的病因及其发病较为复杂,因而至今尚无统一分类方法。我国常采用的是结合病因、病变特点及临床表现的综合分类方法。常分为门脉性肝硬化、坏死后性肝硬化、胆汁淤积性肝硬化、淤血性肝硬化、酒精性肝硬化等,其中门脉性肝硬化最常见,其次是坏死后性肝硬化。

一、门脉性肝硬化

门脉性肝硬化为各型肝硬化中最常见的,相当于国际形态学分类中的小结节型肝硬化。

(一)病因和发病机制

肝硬化的病因和发病机制较为复杂,至今尚不清楚。门脉性肝硬化与以下几种因素有关。

1. 病毒性肝炎　在我国病毒性肝炎(尤其是乙型和丙型)是引起肝硬化的主要原因,其中大部分发展为门脉性肝硬化。肝硬化患者的肝细胞常显 HBsAg 阳性,其阳性率高达 76.7% 。丙肝有 50%~60% 为慢性化,其中 1/3 发展为肝硬化。

2. 慢性乙醇中毒　在欧美国家因酒精性肝病引起的肝硬化可占总数的 60%~70% 。乙醇在体内可以氧化成乙醛,对肝细胞有毒害作用,可使肝细胞发生脂肪变性进而逐渐进展为肝硬化。

3. 营养缺乏　动物实验表明,饲喂缺乏胆碱或蛋氨酸食物的动物,可经过脂肪肝发展为肝硬化。

4. 毒物中毒　某些化学毒物如砷、四氯化碳、黄磷等对肝长期作用可引起肝硬化。

上述各种因素均可引起肝细胞弥漫性损害,如长期作用,反复发作,可导致肝内广泛的进行性纤维化。正常肝组织间质的胶原蛋白(Ⅰ和Ⅲ型)主要分布在门管区和中央静脉周围。肝硬化时Ⅰ型和Ⅲ型胶原蛋白明显增多并沉着于小叶各处。随着窦状隙内胶原蛋白的不断沉积,内皮细胞窗孔明显减少,使肝窦逐渐演变为毛细血管,导致血液与肝细胞间物质交换障碍。肝硬化时大量胶原蛋白来自位于窦状隙的储脂细胞,该细胞增生活跃,可转化成成纤维细胞样细胞。初期增生的纤维组织虽形成小的条索但尚未互相连接形成间隔而改建肝小叶结构时,称为肝纤维化。如果继续进展,广泛增生的胶原纤维一方面向肝小叶内伸展,分割肝小叶,另一方面与肝小叶内的胶原纤维接成纤维间隔包绕原有的或再生的肝细胞团,形成假小叶。这些病变随着肝细胞不断坏死与再生而反复进行,最终形成弥漫全肝的假小叶,并导致肝内血液循环改建和肝功能障碍而形成肝硬化。

(二)病理变化

肉眼观,早、中期肝体积正常或略增大,质地正常或稍硬。后期肝体积缩小,重量减轻,由正常的 1500g 减至 1000g 以下。肝硬度增加,表面呈颗粒状或小结节状,大小相仿,最大结节直径不超过 1.0cm 。切面见小结节周围由纤维组织条索包绕(图14-8)。镜下观,正常肝小叶结构被破坏,由广泛增生的纤维组织将肝小叶分割包绕成大小不等、圆形或椭圆形肝细胞团,称为假小叶(图14-9)。假小叶内肝细胞排列紊乱,可有变性、坏死及再生现象。再生的肝细胞体积较大,核大染色较深,常出现双核肝细胞;中央静脉缺如、偏位或有两个以上。假小叶外周增生的纤维组织中有多少不等的慢性炎症细胞浸润,小胆管受压而出现胆汁淤积现象,同时也可见到新生的细小胆管和无管腔的假胆管。

(三)病理临床联系

肝硬化的发生发展是一个连续反复的过程,早期因肝脏的代偿能力很强,可不出现症状或仅有消化不良的表现。随着病情进展,肝脏的代偿能力逐渐丧失,患者出现一系列临床症状,表现为门脉高压症和肝功能不全的症状。

考点:门脉性肝硬化的病因

考点:门脉性肝硬化的病理变化

考点:门脉性肝硬化的病理临床联系

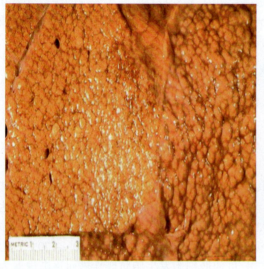

图 14-8　门脉性肝硬化

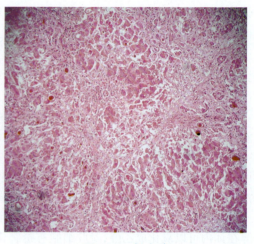

图 14-9　假小叶

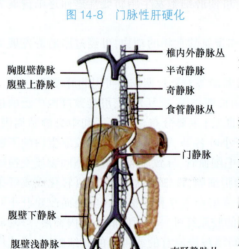

图 14-10　门静脉高压侧支循环模式图

1. 门脉高压症　正常门静脉压为 0.93 ~ 1.33kPa,当门静脉压力超过 1.96kPa(200mmHg) 以上时,形成门静脉高压(图 14-10)。

这主要是由于肝的正常结构被破坏,肝内血液循环被改建造成的。其机制主要是:①窦性阻塞,由于肝内广泛的结缔组织增生,肝血窦闭塞或窦周纤维化,使门静脉循环受阻;②窦后性阻塞,假小叶及纤维结缔组织压迫小叶下静脉,使肝窦内血液流出受阻,继而阻碍门静脉血液流入肝血窦;③窦前性阻塞,肝动脉小分支与门静脉小分支在汇入肝窦前形成异常吻合,使压力高的动脉血流入门静脉。门静脉压升高后,胃、肠、脾等器官的静脉血回流受阻;④小叶中央静脉周围纤维化和管腔闭塞加重等。

肝硬化晚期患者因代偿失调,患者常发生门静脉高压,出现一系列的症状和体征,主要临床表现如下。

(1) 脾大:70% ~ 85% 患者会出现慢性淤血性脾大。肉眼观,脾大,重量多在 500g 以下(正常 140 ~ 180g),少数可达 800 ~ 1000g。质地变硬,包膜增厚,切面呈褐红色。镜下观,脾窦扩张,窦内皮细胞增生、肿大,脾小体萎缩。红髓内有含铁血黄素沉着及纤维组织增生,形成黄褐色的含铁结节。脾大后可引起脾功能亢进,对红细胞和血小板破坏增多,患者表现为贫血和出血倾向。

(2) 胃肠淤血:门静脉高压造成胃肠静脉回流受阻,胃肠黏膜淤血、水肿,皱襞增宽,影响胃肠的消化、吸收功能,导致患者出现腹胀、食欲不振等症状。

(3) 腹腔积液:多发生在肝硬化晚期,为淡黄色透明的漏出液,量较大,以致腹部明显膨隆。腹腔积液形成原因:①门静脉高压使门静脉系统的毛细血管流体静压升高,管壁通透性增加,部分液体经肝包膜漏入腹腔;②肝细胞合成白蛋白功能降低,导致低蛋白血症,使血浆胶体渗透压降低;③肝灭活作用降低,血中醛固酮、抗利尿素水平升高,引起水钠潴留。

（4）侧支循环形成：门静脉压升高使部分门静脉血经门体静脉吻合支绕过肝脏直接通过上、下腔静脉回到右心。主要的侧支循环和合并症：①食管下段静脉丛曲张、出血：途径是门静脉→胃冠状静脉→食管静脉丛→奇静脉→上腔静脉。如食管下段静脉丛曲张发生破裂可引起大呕血，是肝硬化患者常见的死因之一；②直肠静脉（痔静脉）丛曲张：途径是门静脉→肠系膜下静脉→痔静脉→髂内静脉→下腔静脉。该静脉丛曲张形成痔疮，破裂常发生便血，长期便血可引起贫血；③脐周及腹壁静脉曲张：途径是门静脉→脐静脉→脐周静脉网→腹壁上、下静脉→上、下腔静脉。脐周静脉网高度扩张，形成"海蛇头"现象。

2. 进行性肝功能不全 肝功能不全的发生与肝细胞长期反复受损和肝内血液循环障碍有关，其主要表现为：

（1）对激素的灭活作用减弱：由于肝对雌激素灭活作用减弱，导致雌激素水平升高，体表的小动脉末梢扩张形成蜘蛛状血管痣和肝掌（图 14-11），蜘蛛痣常出现在患者的颈部、胸部、面部等。此外，男性患者可出现睾丸萎缩、乳腺发育症；女性患者出现月经不调、不孕等。

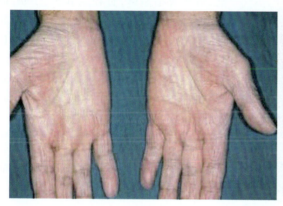
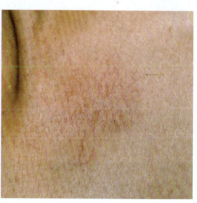

图 14-11 肝掌和蜘蛛痣

（2）出血倾向：患者有鼻出血、牙龈出血、黏膜出血、浆膜出血及皮下瘀斑等。主要由于肝合成凝血酶原、凝血因子和纤维蛋白原减少；以及脾大、脾功能亢进，造成血小板破坏过多所致。

（3）胆色素代谢障碍：因肝细胞坏死及肝内胆管胆汁淤积而出现肝细胞性黄疸，多见于肝硬化晚期。

（4）蛋白质合成障碍：肝细胞受损伤后，合成蛋白质的功能降低，使血浆蛋白减少。同时由于从胃肠道吸收的一些抗原性物质不经肝细胞处理，直接经过侧支循环进入体循环，刺激免疫系统合成球蛋白增多，故出现血浆白蛋白/球蛋白比值降低甚至倒置现象。

（5）肝性脑病：是肝功能极度衰竭的结果，主要由于肠内含氮物质不能在肝内解毒而引起的氨中毒，是导致肝硬化患者死亡的重要原因。

（四）结局

肝硬化早期如能及时治疗消除病因，病变可相对静止。此时肝细胞的变性、坏死基本消失，成纤维细胞的增生也可停止。如病变持续进展，最终可导致肝功能衰竭，患者可因肝性脑病而死亡。此外，常见的死因还有食管下段静脉丛破裂引起的上消化道大出血，合并肝癌及感染等。

二、坏死后性肝硬化

坏死后性肝硬化，相当于大结节型肝硬化和大小结节混合型肝硬化，是在肝实质发生大片坏死的基础上形成的。

(一) 病因和发病机制

1. **病毒性肝炎**　多由亚急性重型肝炎迁延而来,常见于乙型和丙型肝炎发生的亚急性重型肝炎逐渐转变成坏死后性肝硬化。另外,慢性肝炎反复发作严重时也可发展为坏死后性肝硬化。

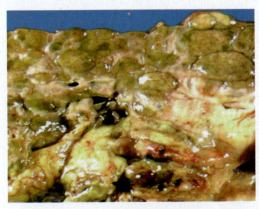

图 14-12　坏死后性肝硬化

2. **药物及化学物质中毒**　某些药物或化学物质可引起肝细胞弥漫性中毒性坏死,继而出现结节状再生而发展成为坏死后性肝硬化。

(二) 病理变化

肉眼观,肝体积缩小,重量减轻,质地变硬,结节大小悬殊,直径为 0.5～1cm,最大结节直径可达 6cm。切面见结节周围的纤维间隔明显增宽,并且厚薄不均(图 14-12)。镜下观,正常肝小叶结构消失,取而代之的是大小不等的假小叶。假小叶内肝细胞常有不同程度的变性和胆色素沉着;假小叶间的纤维间隔较宽阔且厚薄不均,其内有较多的炎细胞浸润及小胆管增生明显。

(三) 结局

坏死后性肝硬化因肝细胞坏死较严重,病程较短,故肝功能障碍较门脉性肝硬化重而且出现较早,但门静脉高压较轻而且出现较晚。此外,其癌变率也较高。

第四节　消化道肿瘤

一、食 管 癌

食管癌(carcinoma of esophagus)是食管黏膜上皮或腺体发生的恶性肿瘤。以北方发病率较高,是我国较常见的、重点防治的恶性肿瘤之一。发病年龄以 40 岁以上,男性发病较多,60～64 岁年龄组最高。早期常缺乏明显症状,中、晚期以进行性吞咽困难为主要临床表现。

(一) 病因和发病机制

环境因素、某些致癌物、不良的饮食习惯和病毒感染是重要的相关因素。我国高发区地质土壤中缺钼,饮水和粮食中硝酸盐、亚硝酸盐和二级胺含量明显增多,导致致癌物亚硝酸胺合成增多,被认为是引起食管癌的重要因素。食物中缺维生素 B_2、维生素 A 及锌可能是诱发因素。饮食过热、饮酒及吸烟所引起食管上皮的损伤与食管癌发生相关。近年来,人乳头状瘤病毒(HPV)与食管癌的关系引起关注,病毒基因整合入宿主细胞基因组,有可能活化癌基因引起肿瘤发生。

考点:食管癌的病理变化

(二) 病理变化

食管癌好发于食管中段,下段次之、上段较少。可分为早期癌和中晚期癌。

1. **早期癌**　病变较局限,仅累及黏膜层或黏膜下层,未侵及肌层,无淋巴结转移。临床症状不明显,易被忽视。肉眼观,可分为四型:隐伏型、糜烂型、斑块型和乳头型。镜下观,绝大部分是鳞癌(图 14-13)。

早期癌临床表现不明显,治疗预后较好。但容易被忽视,发现率低而错过好的治疗时机。

2. 中、晚期癌　患者多出现吞咽困难等典型的临床症状,就诊和发现机会较多。肉眼观可分四型,①髓质型:较多见,累及食管周径全部或大部,管壁内浸润生长,造成管壁增厚,管腔狭窄。切面癌组织质地较软,似脑髓,色灰白。癌组织表面常有溃疡;②蕈伞型:圆形或卵圆形向腔内突起,呈蘑菇状突入管腔,表面有浅溃疡,边缘外翻。瘤体底部常仅波及食管浅肌层;③溃疡型:多见,大小不等,外形不整,周边隆起,底部不平,出血、坏死及转移多见,梗阻较晚(图14-14);④缩窄型:较少见,多累及食管全周,管壁内浸润生长,因纤维组织增生形成环形狭窄,近端食管扩张,出现梗阻较早,出血和转移较晚。镜下观,组织学分型:①鳞状细胞癌最常见,达90%,依分化程度分高、中、低三级;②腺癌不多见,与 Barrett 食管相关,亦依分化程度不同分三级;③腺鳞癌较少见,恶性程度高。

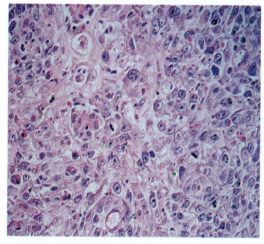

图 14-13　食管鳞癌　　　　　图 14-14　溃疡型食管癌

(三) 扩散和转移

1. 直接浸润　食管上段癌可侵及喉、气管和颈部软组织;中段癌可侵及支气管、肺;下段癌可侵及贲门、膈肌和心包等处。

2. 淋巴道转移　常见,转移部位与食管淋巴引流途径一致。上、中段癌可转移至食管旁、纵隔淋巴结和肺门淋巴结;下段癌可转移至食管旁、胃左动脉旁和腹腔上部淋巴结等。

3. 血道转移　晚期患者可转移至肝、肺和骨等处。

(四) 病理临床联系

早期食管癌症状不明显,可表现为咽下梗噎感,胸骨后和剑突下疼痛、食物滞留感和异物感、咽喉部干燥和紧缩感,与病变类型有关。中、晚期患者表现为进行性吞咽困难及食物反流,如累及相邻组织、器官可出现相应表现如压迫喉返神经出现声音嘶哑,侵及气管或支气管出现呛咳、呼吸困难等。

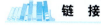　链　接

Barrett 食管

食管下端括约肌水平以上的一段远端食管,出现胃黏膜柱状上皮化生,内镜检查可见该段食管正常苍白的鳞状上皮黏膜变成橙红色,黏膜区充血、水肿呈斑块状突起,有时伴有糜烂,甚至形成深溃疡,食管与胃交界的齿状线数厘米以上所取黏膜为单层柱状上皮时,可诊断为 Barrett 食管。该处可发生溃疡、狭窄、出血、非典型增生和腺癌。

二、胃　癌

案例 14-4

患者,男性,52 岁。2 个月前开始出现上腹部隐痛不适,进食后明显,伴饱胀感,食欲逐渐下降,无明显恶心、呕吐及呕血。近半月自觉乏力,体重较 2 个月前下降 3 公斤,近日出现大便色黑,来我院就诊。实验室检查:大便潜血试验(+)。胃镜检查:胃窦小弯侧见约 2cm 大小溃疡,周围黏膜僵硬粗糙,呈火山口状。

1. 可能的诊断是什么? 有何诊断依据?

2. 病变是如何发展的?

胃癌(gastric carcinoma)是由胃黏膜上皮和腺上皮发生的恶性肿瘤,是消化系统常见的恶性肿瘤之一,好发于 40~60 岁,男性多于女性,年轻者发病率有增加趋势。胃癌的预后与胃癌的病理分期、部位、组织类型、生物学行为及治疗措施有关。

考点:胃癌的病因

(一) 病因及发病机制

1. **幽门螺杆菌感染**　越来越多的研究表明,HP 与胃癌的发生密切相关。HP 感染致黏膜损伤,腺体萎缩,胃酸分泌减少,诱发慢性萎缩性胃炎、胃息肉、胃溃疡伴异型性增生等与胃癌相关疾病的发生。另外,研究表明幽门螺杆菌感染可以导致胃黏膜上皮细胞肿瘤相关基因的 cpG 岛甲基化、细胞凋亡等。

2. **环境因素**　胃癌发病可能与土壤地质因素、饮食习惯和食物构成成分的差异有密切关系。高盐饮食、好食熏制鱼肉食品、真菌感染食物及环境和体内 N-亚硝基化合物前体成分如亚硝酸盐等增多,均与胃癌发生呈不同程度的相关。

胃癌的发生有一定的地理分布特点,如日本、匈牙利、哥伦比亚、中国的某些地区发病率明显较高,提示胃癌的发生可能与当地的生活饮食习惯及土壤地质因素有关。

考点:胃癌的病理类型

(二) 病理变化和类型

胃癌好发于胃窦部、胃小弯,其次为贲门部和胃体部。依据癌组织侵及深度,将其分为早期胃癌和进展期胃癌。

1. **早期胃癌**　是指癌组织只限于黏膜层或黏膜下层,不论范围大小及是否有周围淋巴结转移,均称为早期胃癌。局限于黏膜固有膜者称黏膜内癌,浸润至黏膜下层者称黏膜下癌。病变直径小于 0.5cm 者称微小癌,直径为 0.6~1.0cm 者称小胃癌。早期胃癌术后 5 年生存率高于 90%,微小癌和小胃癌术后 5 年生存率达 100%。

早期胃癌肉眼观可分三种类型:

(1) 隆起型:病变隆起如息肉状,高出黏膜相当于黏膜厚度 2 倍以上,有蒂或无蒂。

(2) 表浅型:病变无明显隆起和凹陷,局部黏膜变化轻微。此型可再细分为:①表浅隆起型(IIa 型);稍隆起,但高度小于黏膜厚度的 2 倍;②表浅平坦型(IIb 型);③表浅凹陷型(IIc 型),较周围黏膜稍凹陷伴糜烂。

(3) 凹陷型:病变有明显凹陷或溃疡,但限于黏膜下层,此型多见。

组织学分型,管状腺癌最多见,次为乳头状腺癌及印戒细胞癌,未分化癌少见。

2. **进展期胃癌**　癌组织侵达肌层或更深者,不论其是否有淋巴结转移,均称为进展期胃癌,也称为中、晚期癌。侵犯越深,预后越差,转移可能性越大。

肉眼观分为三种类型:

(1) 息肉型或蕈伞型:多为早期隆起型发展而致,病变向腔内生长,呈结节状、息肉状或菜花状,表面常有溃疡形成。

（2）溃疡型:多为早期凹陷型发展而致。癌组织坏死脱落形成溃疡。底部常浸润性生长,边缘隆起呈火山口状,质脆,易出血(图14-15)。需与慢性消化性溃疡鉴别(表14-1)。

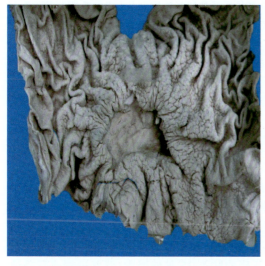

表14-1　消化性溃疡与溃疡型胃癌的肉眼区别

特征	消化性溃疡(良性)	溃疡型胃癌(恶性)
外观	圆形或椭圆形	不规则、火山口状
大小	直径常小于2cm	直径常大于2cm
深度	较深,常低于周围黏膜	较浅,常高于周围黏膜
边缘	平整、少隆起	不规则、常隆起
底部	平坦、清洁	不平、易出血、坏死
周围黏膜	皱襞向溃疡集中	皱襞中断、增粗呈结节状

图14-15　溃疡型胃癌

（3）浸润型:癌组织在胃壁内局限性或弥漫性浸润生长,与周围组织无明显界限,弥漫浸润时胃壁增厚、变硬、皱襞大多消失、弹性减退、胃腔缩小,形状如同皮革制成的囊袋,称为革囊胃。

组织学类型按分化程度分为乳头状腺癌或管状腺癌,伴不同程度(高、中、低)分化、黏液腺癌、印戒细胞癌和未分化癌等。

（三）扩散途径

1. 直接扩散　癌组织浸润到浆膜层后可直接扩散至邻近器官和组织,如向食管、大网膜、肝和胰腺等处转移。

2. 淋巴道转移　顺淋巴回流方向,由近及远,由浅及深发生淋巴结转移。以胃小弯侧胃冠状静脉旁和幽门下淋巴结最多见。晚期可发生左锁骨上淋巴结转移。早期胃癌可经淋巴道转移,但少见。

3. 血道转移　多于晚期发生,常经门静脉转移到肝,其次为肺、骨及脑。

4. 种植性转移　胃癌,尤其是胃黏液腺癌或印戒细胞癌浸透浆膜后脱落,似播种样种植于大网膜、直肠膀胱陷凹及盆腔器官的腹膜等处。最常种植部位为卵巢,多为双侧,称Krukenberg瘤(克鲁根博瘤),即转移性卵巢黏液癌,也可经淋巴道或血道转移而致。

（四）病理临床联系

早期胃癌多无明显临床症状。进展期胃癌患者可出现食欲不振、消瘦、无力、贫血等表现。上腹部疼痛逐渐加重,且与进食无明确关系或进食后加重。侵及血管可出血、呕血或便血,甚至大出血。扩散或转移可引起如腹腔积液、黄疸等相应症状。

三、原发性肝癌

原发性肝癌(primary carcinoma of liver)是由肝细胞或肝内胆管上皮细胞发生的恶性肿瘤,简称肝癌。为我国常见的恶性肿瘤之一,发病年龄多在中年以上,男性多于女性。肝癌发

考点:胃癌的转移途径及Krukenberg瘤的概念

考点:原发性肝癌的概念

病隐匿,早期无临床症状,发现时多已是晚期,死亡率较高。

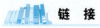 **链　接**

AFP 与肝癌的早期诊断

广泛应用血中甲胎蛋白(AFP)测定和影像学检查可提高早期肝癌的检出率。因肝癌患者甲胎蛋白阳性率占 70%～98%。当肝细胞癌变时,甲胎蛋白(AFP)出现且逐渐增高,在患者的血清、腹腔积液或肝癌组织提取液中均可测出 AFP。此外,睾丸或卵巢畸胎瘤和少数其他肿瘤(如胃癌、肺癌等)患者血清中也可检出 AFP;孕妇及部分急性肝炎、肝硬化患者血清 AFP 含量也可轻度升高。但在分娩后及肝炎病情好转后可恢复正常。我国肝癌患者中,有 60%～70% AFP 高于正常值,如 AFP 400ng/ml 持续 1 个月,或 200ng/ml 持续 2 个月,无活动性肝炎证据,并排除妊娠和生殖腺胚胎癌,即可做出肝癌的诊断,假阳性率约为 2%。

考点:原发
性肝癌的
病因

(一) 病因及发病机制

肝癌的发生与以下因素有关。①病毒性肝炎:主要是乙型与丙型肝炎病毒感染,尤其是乙肝与乙肝病毒携带者,其原发性肝癌的发生率要比正常人高出 2～100 倍;②肝硬化:肝硬化与肝癌之间有密切关系,其中以坏死后性肝硬化为最多,肝炎后肝硬化次之;③真菌及其毒素:黄曲霉菌、青霉菌、杂色曲霉菌等都可引起实验性肝癌,其中以黄曲霉菌最为重要;④化学致癌物质:以 N-亚硝基化合物为主,如亚硝胺和亚硝酸胺等;⑤其他因素:营养过剩或营养缺乏、寄生虫感染及遗传等,也是诱发肝癌的危险因素。

考点:原发
性肝癌的病
理类型

(二) 病理变化及病理类型

1. 早期肝癌　是指单个癌结节直径在 3cm 以下或结节数目不超过 2 个,其直径的总和在 3cm 以下,患者常无临床症状,而血清 AFP 阳性的原发性肝癌,又称小肝癌。肉眼观,结节呈球形或分叶状,灰白色质较软,切面无出血坏死,与周围组织界限清楚。

2. 中晚期肝癌　肝体积明显增大可达 2000g 以上。以肝右叶多见,也可弥散于全肝且大多合并肝硬化。肉眼观,可分三型。①巨块型:肿瘤呈圆形,直径常大于 15cm,多位于肝右叶,质地较软,中心部常有出血坏死,瘤体周边常有散在的卫星状瘤结节;②多结节型:最多见,常合并肝硬化,瘤结节多个散在,呈圆形或椭圆形,大小不等,有的相互融合形成较大的结节(图 14-16);③弥漫型:癌组织在肝内弥漫分布,无明显结节。常发生在肝硬化基础上,此型少见。

按组织发生可将肝癌分为三大类:

(1) 肝细胞癌:最多见,是由肝细胞发生的肝癌。分化好者癌细胞类似肝细胞。可排列成巢状,血管多,间质少。分化差者癌细胞异型性明显,癌细胞大小不一。常有巨核及多核瘤细胞。有的癌细胞排列成条索状,有的可呈腺管样,有时癌组织中有大量纤维组织分割(图 14-17)。

(2) 胆管上皮癌:较为少见,是由肝内胆管上皮发生的癌。癌细胞呈腺管样排列,癌组织间质成分较多。其组织结构多为腺癌或单纯癌。一般不合并肝硬化。有时继发于华支睾吸虫病。

(3) 混合性肝癌:具有肝细胞癌及胆管上皮癌两种结构,最少见。

(三) 蔓延和转移

肝癌首先在肝内蔓延和转移,在肝内形成转移癌结节,还可逆行蔓延至肝外通过淋巴道转移至肝门淋巴结、上腹部淋巴结和腹膜后淋巴结。晚期可转移到肺、肾上腺、脑及骨等处。有时肝癌细胞可直接种植到腹膜和卵巢表面,形成种植性转移。

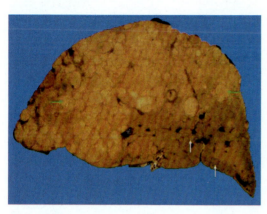
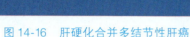

图 14-16 肝硬化合并多结节性肝癌

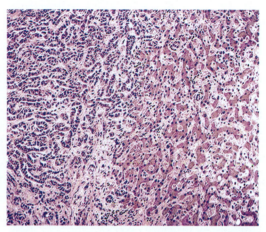

图 14-17 肝细胞癌

（四）病理临床联系

临床上多有肝硬化病史，患者可有进行性消瘦、肝区疼痛、肝迅速增大、黄疸及腹腔积液等表现。有时由于肝表面癌结节自发性破裂或侵破大血管而引起腹腔内大出血。由于肿瘤压迫肝内外胆管及肝组织广泛破坏而出现黄疸。

四、大 肠 癌

大肠癌（carcinoma of the large intestine）是大肠黏膜上皮和腺体发生的恶性肿瘤，又可称结直肠癌。发病年龄多为 40～60 岁，且有年轻化趋势。男性发病率高于女性。

（一）病因及发病机制

环境因素和遗传因素与大肠癌的发生密切相关。环境因素中，高脂肪、高蛋白和低纤维饮食与大肠癌的发生密切相关。遗传因素中，家族性腺瘤性息肉与大肠癌的发生密切相关。另外，某些癌前病变或慢性疾病与大肠癌关系密切，如管状腺瘤、绒毛状腺瘤及管状绒毛状腺瘤，尤其是绒毛状腺瘤，癌变率可达 40%；慢性溃疡性结肠炎、肠血吸虫病及 Crohn 病等可通过黏膜上皮异常增生而发生癌变。

（二）病理变化及分型

大肠癌好发部位为直肠和乙状结肠，其次为盲肠和升结肠，再次为降结肠和横结肠。少数患者呈多发性，常与多发性息肉癌变所致。

1. 早期大肠癌　癌限于黏膜下层，无淋巴结转移。

2. 中晚期大肠癌　癌组织侵犯至肌层。肉眼观可分为四型。①浸润型：肿瘤在肠壁各层浸润性生长，伴纤维组织增生，致肠壁增厚、狭窄，好发于直肠和乙状结肠；②溃疡型：肿瘤表面形成溃疡，可深达肌层，外形如火山口状，伴坏死，好发于直肠和乙状结肠（图 14-18）；③隆起型或称息肉型、蕈伞型：肿瘤向腔内外生性生长，有蒂或无蒂，好发于右半结肠；④胶样型：外观及切面均呈半透明胶冻状，好发于右侧结肠和直肠。

组织学类型：腺癌（乳头状或管状）、黏液腺癌、印戒细胞癌、未分化癌、腺鳞癌、鳞癌等。以腺癌（图 14-19）最多见。

（三）扩散和转移

1. 局部扩散　癌侵及浆膜后可直接累及相邻组织和器官，如腹膜、腹膜后组织、膀胱、子宫和输尿管等，与癌所在部位相关。

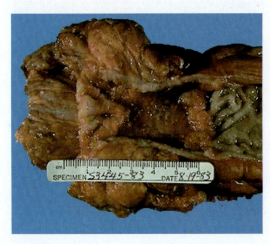
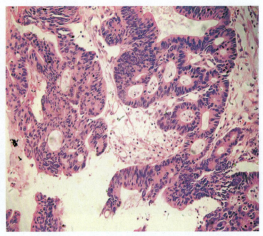

图 14-18　直肠癌溃疡型　　　　　　　　　　图 14-19　直肠腺癌

2. 淋巴道转移　先转移至肠旁淋巴结,再至肠系膜周围及根部淋巴结,晚期可转移到腹股沟、直肠前凹及锁骨上淋巴结。

3. 血道转移　晚期易通过门静脉转移至肝,也可经体循环到肺、脑、骨骼等处。

4. 种植性转移　癌组织穿透肠壁后脱落种植,常见部位为膀胱直肠凹和子宫直肠凹。

(四) 病理临床联系

早期多无明症状,随肿瘤增大和并发症而出现排便习惯与粪便形状的变化,如便秘和腹泻交替、腹部疼痛及腹部肿块,后期出现贫血、消瘦、腹腔积液及恶病质等表现。各种症状中以便血最多见。

第五节　肝 性 脑 病

 案例 14-5

患者,男性,42 岁。患慢性乙型肝炎 13 年,2010 年年初在医院行脾切除,脾肾静脉分流术及食管胃底静脉断流术,术后出现高热及神志模糊、烦躁。体格检查:双眼向上方斜视,双手扑翼样震颤(+)。实验室检查:血糖 3.7mmol/L,血氨 150mg/L,白蛋白 28g/L。

1. 该患者患何种疾病?

2. 患者血氨浓度为何升高?

3. 该病可能的发病机制是什么?

考点:肝性脑病的概念

肝性脑病(hepatic encephalopathy,HE)常继发于严重的肝病,是以中枢神经系统功能障碍为主要特征的神经精神综合征。临床上早期出现人格改变,智力减退、意识障碍等特征,为可逆改变;晚期发生不可逆性肝昏迷,甚至死亡。

一、病因与分类

任何急、慢性肝病发展至肝功能衰竭阶段,均可导致肝性脑病的发生,特别是肝炎后肝硬化是引起肝性脑病最常见的原因,部分可由改善门静脉高压的门体分流术引起。小部分肝性脑病见于重症病毒性肝炎、中毒性肝炎和药物性肝炎的急性或暴发性肝衰竭阶段。少数还可由原发性肝癌、妊娠期急性脂肪肝、严重胆道感染等引起。上述情况造成肝功能受到严重损害时,不能消除血液中有毒的代谢产物,从而引起中枢神经系统功能紊乱。

　　根据病程发展缓急分类:①急性型肝性脑病,起病急骤,常由重症病毒性肝炎或严重急性中毒性肝炎引起,迅速出现躁动、谵妄以致昏迷,大多数患者可在短期内死亡。血氨水平大多正常(<59μmol/L);②慢性型肝性脑病,起病较缓,此型脑病的发生通常有明显的诱发因素,去除诱因,脑病常可获得改善,受到诱因的作用又可复发。该型患者中多数伴有血氨升高。

二、发 生 机 制

　　关于肝性脑病的发生机制至今尚未完全阐明。大量医学资料表明,肝性脑病患者死亡后其中枢神经系统的形态学变化很少,而且缺乏特异性。目前关于肝性脑病的发生机制有多种学说,主要有氨中毒学说、假性神经递质学说、血浆氨基酸失衡学说和γ-氨基丁酸学说。

考点: 肝性脑病的发病机制

(一) 氨中毒学说

　　半个世纪以来,氨中毒(ammonia intoxication)学说在肝性脑病的发生机制中一直占有支配地位。大量临床资料表明,80%~90%的肝性脑病患者有血氨升高。动物实验也证明,给予大剂量氨盐引起高血氨后,可诱发与人类肝性脑病相似的表现。另外,慢性肝病患者摄入高蛋白膳食或含铵药物,常可诱发肝性脑病。这些依据都表明肝性脑病的发生与氨代谢紊乱有密切关系。

　　1. 血氨升高的原因　正常人血氨(NH_3)含量甚微,低于59μmol/L,肝性脑病患者可高达118~590μmol/L,并且脑脊液中氨浓度也升高,有时还可看到血氨增高与神经精神症状严重程度相平行。在生理情况下,人体内氨的生成和清除始终保持着动态平衡,从而使血氨水平维持在正常范围。因此,肝性脑病时血氨增高,既可由于氨的清除不足,也可由于氨的生成过多(产氨增加)所致。血氨升高主要见于:

　　(1) 氨的清除不足:①肝脏清除氨的功能减弱。通常,肝脏生成1.0mol的尿素能清除2.0mol的氨,同时消耗3.0mol的ATP。肝功能障碍时,ATP供应不足,尿素合成降低,氨清除减少。此外,肝硬化时,门静脉高压形成侧支循环或门-体分流,使来自肠道的氨绕过肝脏,直接进入体循环,导致血氨升高;②肾排氨减少。肝功能障碍特别是伴有碱中毒时,肾小管上皮细胞分泌氢离子减少,致使肾排氨减少。

　　(2) 产氨增加:氨的来源主要取决于肠道蛋白质及尿素肠肝循环的量,氨的生成取决于细菌酶的作用,氨的吸收则取决于肠道内的pH;其次,肾和肌肉也能少量产氨。肝功能障碍时,产氨增加的途径有:①肠道内含氮成分增多,肝硬化时,由于门静脉回流受阻,消化道淤血致使胃肠蠕动减弱和消化液分泌减少,食物的消化、吸收及排空发生障碍,引起细菌繁殖增加,其分泌的氨基酸氧化酶及尿素酶增多,使氨产生增多;②尿素的肠肝循环增加,慢性肝病晚期常伴有肾功能不全,由此引起氮质血症,血液中的尿素等非蛋白氮含量增高,因而弥散到肠腔的尿素大大增加,在肠道细菌尿素酶的作用下分解生成氨;③肾产氨增加,临床上肝硬化腹腔积液患者可发生呼吸性碱中毒或用排钾利尿剂时,可使肾小管上皮细胞排钾增加,氢离子排出减少,尿液酸度降低,因而同氨结合生成的铵也减少,氨弥散入血增加;④肌肉产氨增加,目前认为,肌肉组织中腺苷酸分解是产氨的主要方式之一。当肌肉收缩加强时,这种分解代谢增强,产氨增加。肝性脑病昏迷前期,患者高度不安、躁动、肌肉活动增强,使产氨增加。

　　2. 血氨增高对中枢神经系统的毒性作用机制

　　(1) 干扰脑细胞的能量代谢:氨进入脑组织后与α-酮戊二酸结合生成谷氨酸,一方面使α-酮戊二酸耗竭,三羧酸循环受阻;另一方面又消耗大量还原型辅酶Ⅰ(NADH),妨碍呼吸链中递氢过程,影响高能磷酸键的形成;氨还可抑制丙酮酸脱羧酶的活性,丙酮酸氧化脱羧障碍,使乙酰辅酶A生成减少,影响三羧酸循环的正常进行,使ATP生成减少。另外,氨进一步与谷氨酸结合形成谷氨酰胺,消耗大量 ATP(图 14-20)。

(2)影响脑内神经递质的平衡:血氨增高可引起脑内谷氨酸、乙酰胆碱等兴奋性神经递质减少,而谷氨酰胺、γ-氨基丁酸等抑制性神经递质增多,从而造成中枢神经系统功能障碍。肝性脑病患者初期的狂躁、精神错乱及抽搐等症状和晚期的嗜睡及昏迷等表现,与抑制性递质 γ-氨基丁酸先少后多相关。

(3)对神经细胞膜有抑制作用:血氨增高干扰神经细胞膜上的 Na^+-K^+-ATP 酶的活性,使复极后膜的离子转运障碍,导致膜电位改变和兴奋性异常;与 K^+ 有竞争作用,以致影响 Na^+、K^+ 在神经细胞膜上的正常分布,从而干扰神经传导活动。

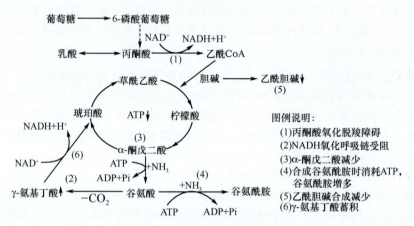

图 14-20　大脑氨中毒的生化过程

(二)假性神经递质学说

考点:假性神经递质的概念

正常食物中蛋白质在肠道中分解成氨基酸,再经肠道细菌的脱羧酶作用形成胺类。其中芳香族氨基酸,如苯丙氨酸和酪氨酸转变为苯乙胺和酪胺,这些胺类经门静脉输送到肝,经单胺氧化酶作用而被分解清除。另外,也有极少量胺类进入中枢神经系统。在中枢、交感神经末梢及肾上腺髓质,苯丙氨酸在苯丙氨酸羟化酶的作用下生成酪氨酸;酪氨酸在酪氨酸羟化酶的作用下生成多巴;多巴在多巴脱羧酶的作用下形成多巴胺;多巴胺进入突触囊泡内经 β-羟化酶作用合成去甲肾上腺素。多巴胺与去甲肾上腺素作用于儿茶酚胺神经元,参加情绪、行为和运动的调节。肝功能严重障碍或有门-体分流时,胺类即可通过体循环而进入中枢神经系统,在脑细胞非特异性 β-羟化酶作用下被羟化,形成苯乙醇胺和羟苯乙醇胺,其化学结构与真性神经递质去甲肾上腺素和多巴胺极为相似,但传递信息的生理功能却远较去甲肾上腺素为弱,故称假性神经递质。

脑干网状结构中假性神经递质增多时,则竞争性地取代正常神经递质而被神经末梢所摄取和储存,每当发生神经冲动时再释放出来。因假性神经递质传递信息的功能远不及正常神经递质强,致使网状结构上行激动系统功能失常,传至大脑皮质的兴奋冲动受阻,以致大脑功能发生抑制,患者出现意识障碍乃至昏迷。

(三)氨基酸代谢失衡学说

正常血浆及脑内各种氨基酸的含量有适当的比例。近年来,许多研究者发现,肝性脑病发生前与发生过程中,患者血浆内假性神经递质和(或)抑制性神经递质增多。这种增多与血浆氨基酸含量异常变化有关。在慢性复发型肝性脑病患者中血浆氨基酸浓度明显异常。支链氨基酸减少,芳香族氨基酸升高,导致支链氨基酸与芳香族氨基酸的比值明显下降,血浆氨基酸失去正常的平衡。由于芳香族氨基酸增多,使假性神经递质在脑内增加。支链氨基酸的代谢主要在骨骼肌中进行,胰岛素可促进肌肉摄取和利用支链氨基酸。芳香族氨基酸主要在肝脏代谢。正常人血浆支链氨基酸/芳香族氨基酸的比值接近 3～3.5,而肝性脑病患者可明显降低,为 0.6～1.2。肝功能严重障碍时血中胰岛素水平增高,支链氨基酸进入肌肉组织增多,导致血浆支链氨基酸减少;而肝脏对胰岛素和胰高血糖素的灭活减弱,使两者水平升高,其中胰高血糖素的增高更为明显,蛋白质分解代谢增强,使大量芳香族氨基酸释放入血,而肝脏对其分解降低,致使血浆芳香族氨基酸含量增加,则芳香族氨基酸竞争进入脑组织增多。苯丙氨酸、酪氨酸在脑内经脱羧酶和 β-羟化酶的作用下,生成苯乙醇胺和羟苯乙醇胺,使脑内假性神经递质增多。脑内增多的色氨酸,经羟化酶和脱羧酶的作用下,形成 5-羟色胺(5-HT),5-羟色胺是中枢神经系统中重要的抑制性神经递质,同时 5-羟色胺又可取代儿茶酚胺神经元摄取、储存的去甲肾上腺素,所以也可以认为它是一种假性神经递质。氨基酸失衡学说,实际上是对假性神经递质学说的补充和发展。

(四) γ-氨基丁酸学说

γ-氨基丁酸(γ-amino butyric acid,GABA)是哺乳动物中枢神经系统最主要的抑制性神经递质。通常,脑内的 GABA 储存在突触前神经元的囊泡内,并无生物活性,只有被释放到突触间隙,才能通过一系列过程发挥生物学效应。血中 γ-氨基丁酸主要来源于肠道,由谷氨酸经肠道细菌脱羧酶催化形成,并在肝脏分解。当肝脏功能严重障碍时,由于 γ-氨基丁酸分解减少或通过侧支循环绕过肝脏,使其在血中含量增加,特别是如果伴有上消化道出血时,由于血液是细菌形成 γ-氨基丁酸的良好底物,来自肠道的 γ-氨基丁酸增多,使血中 γ-氨基丁酸浓度明显增多。正常情况下,γ-氨基丁酸不能通过血脑屏障,但在严重肝病时,血脑屏障的通透性增加,血中 γ-氨基丁酸易进入脑,导致中枢神经系统功能抑制,产生肝性脑病。

三、诱 发 因 素

考点:肝性脑病的诱发因素

1. 高蛋白饮食　摄入过量的蛋白质是诱发肝性脑病的常见原因。尤其是有门-体分流的患者,对肠内蛋白质代谢产物的毒性作用更为敏感。

2. 上消化道出血　上消化道出血是肝硬化患者最常见的合并症,也是肝性脑病的重要诱因。食管静脉破裂、外伤、手术、产后大出血等,常促使肝性脑病的发生。

3. 感染　严重肝脏疾病若并发肺炎、胆囊炎及胃肠道感染时,蛋白质分解加强,可导致血浆氨基酸失衡和产氨增多;感染引起的发热、缺氧可加强氨的毒性。

4. 其他　镇静剂使用不当、大量放腹腔积液、酗酒等,均可诱发肝性脑病。

四、肝性脑病的预后

轻微型肝性脑病,患者常常无明显异常,经积极治疗多能好转,重型肝性脑病可能会由于中枢抑制而危及生命;反复发作或治疗依赖性肝性脑病的预后较差,肝昏迷程度越深,预后越差,死亡率越高,其中Ⅲ期、Ⅳ期肝性脑病的存活率小于 30%。

五、肝性脑病防治的病理生理学基础

肝性脑病是严重肝病或门-体分流时复杂代谢紊乱的结果,治疗需在多环节采取综合性的措施。主要包括以下几方面:

1. 确认并去除诱因　在肝硬化基础上的急、慢性肝性脑多有各种各样的诱因。积极寻找诱因并及时排除可有效地制止肝性脑病的发展。如食管曲张静脉破裂大出血后可发展成肝性脑病,积极止血、纠正贫血、清除肠道积血等可以制止肝性脑病的发生;其他如积极控制感染、纠正水电解质紊乱、消除便秘、限制蛋白饮食、改善肾功能等措施有利于控制肝性脑病的发展。

2. 营养支持　开始数日要禁食蛋白质,供给足够的热量(1200～1600kcal),热量以糖类为主,不能进食者可予以鼻饲,脂肪能延缓胃的排空应少用。如果胃不能排空者可进行深静脉插管灌注25%葡萄糖,每日入液量控制在1500～2500ml。蛋白种类以植物蛋白为主,因植物蛋白含甲硫氨酸,芳香族氨基酸较少,而支链氨基酸较多,且能增加粪氮的排出;同时植物蛋白中含有非吸收的纤维素,被肠菌酵解产酸有利于氨的排出。低血钾、碱中毒是诱发肝性脑病的重要因素,应尽量避免发生,保持水、电解质和酸碱平衡。维生素和能量合剂:宜给予各种维生素,如维生素B、维生素C、维生素K。此外,可给予ATP、辅酶A。适当补充血浆、白蛋白以维持胶体渗透压、促进肝细胞的修复。

3. 减少或拮抗氨及其他有害物质,改善脑细胞功能　减少肠道内氨及其他有害物质的生成和吸收。可导泻或灌肠来清除肠道内的积血、积食及其他毒性物质。或用乳果糖、乳山梨醇等口服或灌肠,使肠腔pH降低,减少NH_3的形成并抑制氨的吸收;有机微粒的增加使肠腔渗透压增加及酸性产物对肠壁的刺激作用可产生轻泻的效果,有利于肠道内氨及其他毒性物质的排出;同时还可抑制产氨、产尿素酶的细菌的生长,减少氨的产生。

4. 肝移植　对于肝硬化、慢性肝功能衰竭基础上反复发作的肝性脑病,肝移植可能是唯一有效的治疗方法。

 目 标 检 测

1. 食管癌多发生在(　　)
　　A. 食管上段　　　　　　B. 食管下段
　　C. 食管中段　　　　　　D. 食管肌肉
　　E. 食管软骨

2. 早期胃癌最多见的类型是(　　)
　　A. 隆起型　　　　　　　B. 表浅型
　　C. 表浅凹陷型　　　　　D. 表浅平坦型
　　E. 凹陷型

3. 我国门脉性肝硬化的常见原因是(　　)
　　A. 慢性乙醇中毒　　　　B. 营养缺乏
　　C. 毒物中毒　　　　　　D. 病毒性肝炎
　　E. 药物中毒

4. 下列哪项不是胃溃疡的并发症(　　)
　　A. 穿孔　　　　　　　　B. 出血
　　C. 反复发作　　　　　　D. 癌变
　　E. 幽门狭窄

5. Krukenberg瘤是指(　　)
　　A. 卵巢的交界性黏液性囊腺瘤
　　B. 卵巢腺癌
　　C. 卵巢黏液性腺囊癌
　　D. 腺癌伴广泛转移
　　E. 卵巢的转移性黏液腺癌

6. 引起肝性脑病发病机制的学说中,下述哪一项是错误的(　　)
　　A. 氨中毒学说　　　　　B. 假性神经递质学说

C. 血浆氨基酸失衡学说　D. GABA学说
　　E. 矫枉失衡学说

7. 胃溃疡病的好发部位是(　　)
　　A. 胃小弯　　　　　　　B. 幽门
　　C. 胃窦部　　　　　　　D. 胃大弯
　　E. 胃底

8. 下列哪项不属于门脉高压症的表现(　　)
　　A. 脾大　　　　　　　　B. 肝大
　　C. 食管静脉曲张　　　　D. 痔核形成
　　E. 腹腔积液

9. 肝性脑病时,脑内γ-氨基丁酸主要来源于(　　)
　　A. 肝脏产生增多　　　　B. 脑内谷氨酸脱羧
　　C. 肠道细菌分解产生　　D. 肌肉释放
　　E. 肝内精氨酸代谢产生

10. 溃疡病通常是(　　)
　　A. 边缘糜烂,不成形
　　B. 有多个溃疡
　　C. 边缘整齐,深达肌层
　　D. 不可能达到肌层
　　E. 只发生在胃

11. 肝性脑病时的假性神经递质是(　　)
　　A. 苯乙胺　　　　　　　B. 酪胺酸
　　C. 羟苯乙醇胺　　　　　D. 血氨
　　E. 5-羟色胺

12. 晚期胃癌,最常发生转移的远处淋巴结为
（ ）
A. 颈部 B. 腋窝
C. 腹股沟 D. 左锁骨上
E. 胃窦部小弯处
13. 十二指肠溃疡主要表现为（ ）
A. 溃疡位置多在十二指肠降部
B. 溃疡大小多为1cm以上
C. 前壁的溃疡易出血
D. 后壁的溃疡易穿孔
E. 以上都不是
14. 肝性脑病最常见的诱因（ ）
A. 上消化道出血 B. 酸中毒
C. 便秘 D. 感染
E. 酗酒
15. 胃溃疡病的合并症最常见的是（ ）
A. 梗阻 B. 穿孔
C. 出血 D. 癌变
E. 粘连
16. 肝癌一般不转移至（ ）
A. 淋巴结 B. 脾
C. 腹膜 D. 肺
E. 脑
17. 慢性萎缩性胃炎好发于（ ）
A. 胃窦部 B. 胃大弯
C. 胃小弯 D. 贲门
E. 胃底部
18. 肠上皮化生多见于（ ）
A. 慢性肠炎 B. 慢性胃炎
C. 慢性胃溃疡 D. 肠腺瘤
E. 肠腺癌
19. 下列病变中癌变可能性较大的是（ ）
A. 十二指肠溃疡 B. 慢性萎缩性胃炎
C. 浅表性胃炎 D. 肥厚性胃炎
E. 疣状胃炎
20. 目前认为与肝癌发生关系较为密切的原因有
（ ）
A. 乙型病毒性肝炎 B. 肝硬化
C. 黄曲霉毒素 D. 亚硝胺
E. 以上都是
21. 某男,常感胃疼痛不适,诊断为胃溃疡。其不

加重视,忽一日暴亡,尸检发现腹腔有大量积
血。则该患者的死因可能是（ ）
A. 肝腹腔积液
B. 肝动脉硬化
C. 肾出血
D. 胃溃疡造成的大出血
E. 以上各项都不可能
22. 某患者食欲不振,消化不良,有腹腔积液,呕
血,腹壁浅静脉曲张出现海蛇头。形成此症状
的原因是（ ）
A. 胃出血 B. 肠出血
C. 肺淤血 D. 肝炎
E. 各种原因引起的门静脉高压
23. 男性,患肝硬化多年,食管吞钡X线显示食管
下段静脉曲张。患者突然出现面色苍白,血压
90/40mmHg,检查时双手出现扑翼样震颤,大便
呈柏油样。继后发生昏迷,血氨106.7μmol/L。
则该患者发生肝性脑病的诱因是（ ）
A. 上消化道出血 B. 酸中毒
C. 高脂饮食 D. 感染
E. 酗酒
24. 男性,52岁,上腹部隐痛不适2个月伴饱胀感,
无明显恶心、呕吐及呕血。近半月自觉乏力,
体重较2个月前下降3公斤。近日大便色黑,
查2次大便潜血试验(+),查血Hb96g/L,上消
化道造影:胃窦小弯侧似见约2cm大小龛
影,位于胃轮廓内,周围黏膜僵硬粗糙,则该患
者最可能的疾病是（ ）
A. 肝硬化 B. 肝癌
C. 胃癌 D. 慢性萎缩性胃炎
E. 胃溃疡
25. 男性,38岁,突然上腹剧痛,并放射到肩部,呼
吸时疼痛加重。20多年前开始上腹部疼痛,
以饥饿时明显,伴泛酸、嗳气,有时大便隐血试
验(+)。检查:腹壁紧张,硬如木板,全腹压
痛,反跳痛。腹部透视:双膈下积气。则患者
最可能的疾病是（ ）
A. 溃疡穿孔 B. 胃溃疡
C. 上消化道出血 D. 慢性萎缩性胃炎
E. 胃癌

(付玉环)

第十五章 泌尿系统疾病

泌尿系统由肾脏、输尿管、膀胱和尿道四部分组成。其中肾脏是泌尿系统中最重要的器官。而肾单位是肾的结构单位和功能单位。肾单位由肾小球及其所属的肾小管组成。

肾小球的结构：①肾小球的血管球，起自入球动脉，形成20～40个毛细血管袢，终于出球小动脉；②系膜组织，由系膜细胞和系膜基质组成，系膜位于毛细血管之间，构成肾小球小叶的中轴；③肾小囊，由脏层上皮细胞（内层）和附着于球囊壁上的壁层上皮细胞（外层）构成的球状囊。肾小管包括近曲小管、髓袢、远曲小管。

链接

肾小球疾病在我国患病率为0.2%～4%，尤好发于生活、劳动条件较差的青少年，占我国慢性肾衰竭病因的3/4以上。自20世纪50年代开创了经皮肾穿刺活检技术及电子显微镜、免疫荧光显微镜的应用，显著地改变了人们对肾小球疾病的认识。

第一节 肾小球肾炎

肾小球肾炎（glomerulonephritis，GN）是以肾小球损害和改变为主的一组疾病。临床可出现蛋白尿、血尿、水肿、高血压及轻重不等的肾功能障碍。它是引起肾衰竭最常见的原因。分为原发性和继发性肾小球肾炎两类。

原发性肾小球肾炎是原发于肾，以肾小球为唯一或主要损伤部位的疾病。继发性肾小球肾炎是其他疾病引起的肾小球病变，作为全身疾病的一个组成部分，如过敏性紫癜、系统性红斑狼疮、糖尿病。本节主要介绍原发性肾小球肾炎。

一、病因与发病机制

考点：肾小球肾炎发病机制

大多数肾小球肾炎由免疫因素引起，主要机制为抗原抗体反应引起的变态反应性炎症。抗原抗体复合物主要通过以下两种方式引起肾小球肾炎。

（一）循环免疫复合物性肾炎

由非肾小球性内源性抗原（如DNA、免疫球蛋白、肿瘤抗原、甲状腺球蛋白）或外源性可溶性抗原（如细菌、病毒、异种蛋白、药物）引起，抗原刺激机体产生相应抗体，抗体与抗原在循环血液中形成免疫复合物，随血流运行并沉积于肾小球，激活补体引起肾小球肾炎，称为循环免疫复合物性肾炎（图15-1）。免疫荧光检查显示沿基底膜或系膜区出现不连续的颗粒状荧光（图15-2）。

免疫复合物在肾小球内的沉积受其体积大小与所带电荷的影响。当抗原稍多于抗体或者是抗原与抗体等量时所形成的中等大小免疫复合物方能沉积在肾小球，引起肾小球肾炎；当抗体明显多于抗原形成大分子复合物时，可被巨噬细胞吞噬；当抗原明显多于抗体形成小分子复合物，则从肾小球滤过，不引起病变。

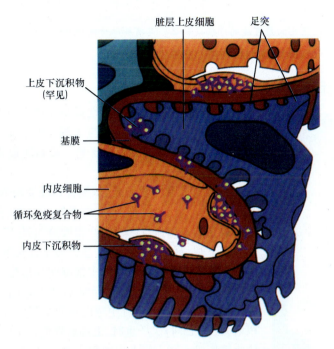

图 15-1　循环免疫复合物性肾炎示意图

（二）原位免疫复合物性肾炎

肾小球本身的固有成分,在某些因素作用下成为抗原或非肾小球性抗原进入肾小球形成植入性抗原(免疫球蛋白、细菌、病毒、寄生虫、药物),均可刺激机体产生相应抗体,抗体与抗原在肾小球原位结合形成免疫复合物,引起肾小球肾炎,称为原位免疫复合物性肾炎。

1. 抗肾小球基底膜肾炎　可能由于感染造成基底膜结构改变或由于基底膜与某些病原微生物具有共同抗原性,以致发生交叉反应。免疫荧光检查呈连续的线性荧光。

2. Heymann 肾炎　病变与人膜性肾小球肾炎相似。抗原位于足突膜部位,抗体在基底膜外侧足突膜处与抗原结合,并激活补体,形成典型

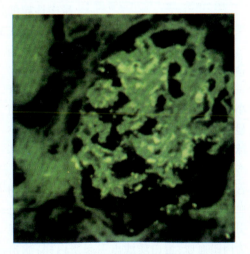

图 15-2　免疫荧光染色

的上皮(足细胞)下沉积物。电镜显示足细胞与基底膜间有许多小块状的电子致密沉积物。免疫荧光检查呈不连续的颗粒状荧光。

二、常见肾小球肾炎类型

案例 15-1

患儿,男性,7 岁。5 天前发现双侧眼睑肿胀,同时尿量减少,每天 2～3 次。半个月前曾有过咽喉疼痛史。体格检查:血压 160/100mmHg,面色稍苍白,眼睑水肿,咽红,两侧扁桃体Ⅱ度肿大,其余(-)。实验室检查:尿量 450ml/24h,蛋白(++),红细胞(++),透明管型(+),白细胞总数 $6.5×10^9$/L,中性粒细

胞 0.65。

1. 根据上述资料该患儿的最可能的诊断是什么？具有哪些诊断依据？

2. 为何出现高血压、水肿、少尿、血尿、蛋白尿等改变？

（一）弥漫性毛细血管内增生性肾小球肾炎

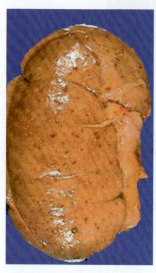

图 15-3　急性肾小球肾炎

弥漫性毛细血管内增生性肾小球肾炎简称为急性肾小球肾炎，多数与感染有关，特别与 A 族乙型溶血性链球菌感染有关，又称为链球菌感染后性肾炎。是临床最常见的类型。多发生于儿童，成人也可发病。

1. 病理变化　肉眼观，双侧肾弥漫性轻或中度肿大，包膜紧张，表面充血变红，称为"大红肾"。有的病例肾表面及切面可见散在的小出血点，又称为"蚤咬肾"（图 15-3）。

镜下观，肾小球改变属于急性增生性炎症，主要是肾小球毛细血管丛的系膜细胞和内皮细胞明显增生、肿胀，使毛细血管受压或阻塞，引起肾小球呈缺血状态。同时，中性粒细胞、单核细胞等浸润，导致肾小球内细胞数目明显增多、肾小球体积增大（图 15-4）。严重时，毛细血管壁发生纤维素样坏死，可伴血栓形成。肾小管上皮细胞水肿、脂肪变性及玻璃样变性，肾小管腔内可见各种管型。肾间质血管扩张充血、水肿、有少量中性粒细胞、淋巴细胞等浸润。免疫荧光法检查：肾小球毛细血管壁有免疫球蛋白（IgG、IgM）和补体 C3 沉积，呈颗粒状荧光。

2. 病理临床联系　表现为急性肾炎综合征。

（1）尿的变化：①少尿或无尿，由于肾小球毛细血管丛的系膜细胞和内皮细胞明显增生、肿胀，毛细血管受压或阻塞，肾小球滤过率降低，同时肾小管重吸收功能基本正常，引起少尿或无尿；②血尿、蛋白尿、管型尿，由于免疫复合物沉积，肾小球毛细血管壁损害，引起通透性增高，红细胞漏出引起血尿，轻者表现为镜下血尿，重者表现为肉眼血尿；蛋白质滤出引起蛋白尿；滤出

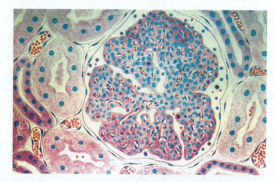

图 15-4　急性弥漫性增生性肾小球肾炎

的蛋白质、细胞或细胞碎片在肾小管中凝集形成的管型，随尿液排出，称为管型尿。

（2）水肿：由于肾小球增生性改变，使肾小球滤过率降低，同时肾小管重吸收功能基本正常，引起水钠潴留；其次变态反应使毛细血管壁通透性增高，导致轻或中度肾性水肿的发生。早期表现为面部、眼睑等疏松部位的水肿，严重时引起全身性水肿，如胸腔积液、腹腔积液。

（3）高血压：主要是水钠潴留引起的血容量增加，导致高血压的发生，属于继发性高血压，患者出现轻或中度高血压，严重者可引起心力衰竭、高血压脑病等。

3. 结局　多数儿童预后较好，极少数转为新月体性肾小球肾炎，少数发展为硬化性肾小球肾炎。成人预后较差。

（二）弥漫性新月体性肾小球肾炎

弥漫性新月体性肾小球肾炎因发病急，进展快，病情重，预后差，常死于急性肾衰竭，又称

为快速进行性肾小球肾炎。

1. 病理变化　肉眼观，双侧肾肿大、颜色苍白，皮质表面可见散在点状出血。

镜下观，一般认为基底膜损伤严重出现裂孔或缺损，纤维蛋白大量渗出，刺激肾小囊壁层上皮细胞明显增生和单核细胞等渗出堆积成层，在球囊壁层呈新月状或环状分布(图 15-5)。早期以细胞成分为主，称细胞性新月体或环状体；以后纤维成分增多，形成纤维-细胞性新月体或环状体；最后全部发生纤维化，称为纤维性新月体或环状体。新月体或环状体形成后，肾小球囊腔狭窄及闭塞，使毛细血管丛受压、缺

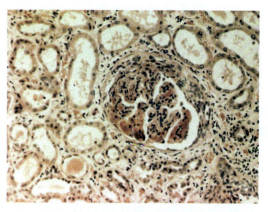

图 15-5　急进性肾小球肾炎

血，最后肾小球发生纤维化及玻璃样变，肾小管萎缩、消失。肾间质水肿、炎性细胞浸润、纤维组织增生。免疫荧光法检查：Ⅰ型呈连续线形荧光；Ⅱ型呈颗粒状荧光；Ⅲ型很少或不见阳性荧光反应。

2. 病理临床联系　临床上表现为急进性肾炎综合征。

发病时常表现为血尿，伴红细胞管型、中度蛋白尿，并有不同程度的高血压和水肿。由于新月体形成和球囊腔阻塞，患者迅速出现少尿、无尿和氮质血症。

3. 结局　预后较差。80% 以上肾小球有新月体形成时，常于数周至数月死于急性肾衰竭引起的尿毒症。肺出血-肾炎综合征患者可死于肺部大出血或急性肾衰竭引起的尿毒症。

(三) 弥漫性膜性肾小球肾炎

弥漫性膜性肾小球肾炎又称为膜性肾病。是引起成人肾病综合征最常见的原因，多见中老年人发病。

1. 病理变化　肉眼观，双侧肾体积增大、颜色苍白称为"大白肾"。

镜下观，主要病变是肾小球毛细血管基底膜弥漫性增厚，在基底膜与足细胞之间有免疫复合物沉积，增多基底膜样物质形成钉状突起。六胺银染色显示增厚的基底膜与垂直的钉状突起形成梳齿状结构。晚期由于毛细血管壁增厚，引起管腔狭窄，闭塞，最终导致肾小球纤维化及玻璃样变性。免疫荧光法检查，肾小球毛细血管壁有免疫球蛋白 IgG 和补体 C3 沉积，呈典型颗粒状荧光。

2. 病理临床联系　由于肾小球基底膜严重损伤，通透性明显增高，出现大量非选择性蛋白尿，临床表现主要是肾病综合征，即"三高一低"。

(1) 大量蛋白尿：由于肾小球基底膜严重损伤，通透性显著增高，包括大分子蛋白在内的大量血浆蛋白从肾小球滤过、排出，引起严重非选择性蛋白尿。每日尿蛋白超过 3.5g。

(2) 低蛋白血症：由于大量蛋白随尿排出，导致血浆蛋白减少，引起低蛋白血症。

(3) 高度水肿：低蛋白血症使血浆胶体渗透压降低，有效滤过压增大，血管内液体渗入组织间隙，引起水肿。同时，血浆外渗导致血容量减少，使醛固酮和抗利尿激素分泌增多，引起水钠潴留，水肿进一步加重。故患者的水肿很严重，常为全身性的，以眼睑和身体低垂部位最明显，甚至出现胸腔积液和腹腔积液。

(4) 高脂血症：机制尚不完全清楚，可能与低蛋白血症刺激，使肝脏合成含有胆固醇的脂蛋白代偿性增多有关。

3. 结局　用肾上腺皮质激素治疗效果不佳，病程较长，约 50% 的患者在 10 年内发展为

硬化性肾小球肾炎及慢性肾衰竭。

（四）弥漫性硬化性肾小球肾炎

弥漫性硬化性肾小球肾炎因绝大多数肾小球发生纤维化和玻璃样变性，导致肾硬化，故名硬化性肾小球肾炎，又称为慢性肾小球肾炎。多数患者有肾炎病史，少数患者起病隐匿，无明显症状，发现时已为晚期。本病多见成人，临床表现为慢性肾炎综合征，预后较差。

1. 病理变化　肉眼观，双侧肾体积缩小、重量减轻、质地变硬、颜色苍白、表面呈弥漫性细颗粒状外观、切面皮质变薄及皮髓质分界不清。慢性肾小球肾炎的大体病变改变称为继发性颗粒性固缩肾（图 15-6）。

镜下观，早期可见原来肾炎类型残存的病变特点（如新月体结构），后期大部分（50% 以上）肾小球纤维化及玻璃样变性，所属肾小管萎缩、消失；肾间质大量纤维结缔组织增生，有浆细胞、淋巴细胞等慢性炎症细胞浸润，小动脉和细动脉硬化，由于间质纤维化，使肾小球相互靠拢，有"肾小球集中"现象之称（图 15-7）；残存肾小球代偿性肥大和所属肾小管代偿性扩张，管腔内有各种管型。免疫荧光法检查多无特异性发现。

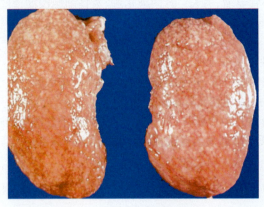

图 15-6　硬化性肾小球肾炎

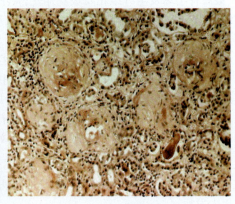

图 15-7　硬化性肾小球肾炎

2. 病理临床联系　主要表现为慢性肾炎综合征。

（1）尿变化：多尿、夜尿、低比重尿由于肾单位大量破坏及丧失，血流通过残存肾单位的滤过速度加快，尿液通过肾小管的速度也加快，而肾小管重吸收功能有限，造成肾浓缩功能降低，出现多尿、夜尿、低渗尿。另外，残存肾单位的结构和功能基本正常，故蛋白尿、管型尿、血尿不明显。

（2）高血压：由于肾单位大量破坏及丧失，肾组织严重缺血，肾素分泌增加，引起高血压（属于继发性高血压），增加左心室的后负荷，导致左心室向心性肥大，失代偿后引起心力衰竭。还可引起脑出血。

（3）贫血：肾大量单位破坏，促红细胞生成素减少及体内大量代谢产物堆积，抑制骨髓造血功能和促进溶血引起患者出现贫血。

（4）氮质血症：肾单位大量破坏，肾小球滤过率明显下降，大量代谢产物在体内蓄积，引起尿素氮、肌酐等非蛋白氮（NPN）在血液中含量增高。患者有恶心、呕吐、头痛等症状。

（5）尿毒症：患者除了氮质血症的表现外，最终引起水电解质、酸碱平衡紊乱，肾脏内分泌功能障碍，多器官多系统病变，还伴有自身的中毒，引起尿毒症。

3. 结局　早期合理治疗，控制病情发展，可使病情稳定。有效的治疗方法是长期的透析疗法（腹膜透析、间歇性血液透析或连续性肾脏替代治疗）或进行肾移植。预后较差，晚期多死于慢性肾衰竭引起尿毒症、心力衰竭、脑出血、继发感染等。常见各型肾小球肾炎的比较见

表 15-1。

表 15-1　常见各型肾小球肾炎的比较

类型	临床表现	光镜	电镜	免疫荧光	结局
弥漫性毛细血管内增生性肾小球肾炎	急性肾炎综合征	弥漫性内皮细胞和系膜细胞大量增生	基底膜与足细胞间有驼峰状沉积物	毛细血管壁 IgG、C3 沉积呈颗粒状荧光	儿童预后较好,成人较差
弥漫性新月体性肾小球肾炎	急进性肾炎综合征	壁层上皮细胞增生为新月体	基底膜不规则增厚、断裂缺损	Ⅰ型线形、Ⅱ型颗粒状、Ⅲ型阴性	预后差,死于尿毒症
弥漫性膜性肾小球肾炎	肾病综合征	基底膜弥漫性增厚形成钉状突起	基底膜增厚、与足细胞间有沉积物、足突融合	毛细血管壁 IgG、C3 沉积呈典型颗粒状荧光	50% 发展为慢性肾炎及慢性肾衰
弥漫性硬化性肾小球肾炎	慢性肾炎综合征	大量肾小球纤维化、玻璃样变性和硬化	多无特异性发现	多无特异性发现	预后较差,死于慢性肾衰引起尿毒症、心力衰竭、脑出血等

第二节　肾盂肾炎

肾盂肾炎(pyelonephritis)是一种由细菌感染引起的主要累及肾盂、肾间质和肾小管的化脓性炎症性疾病。是泌尿系统的常见疾病,女性发病率为男性的 9～10 倍,肾盂肾炎可分为急性肾盂肾炎和慢性肾盂肾炎。

一、病因与发病机制

(一)病因

肾盂肾炎主要由革兰阴性细菌感染引起,特别是大肠埃希菌感染最常见,占 60%～80%,属于内源性感染,其次为变形杆菌、产气杆菌、肠杆菌、葡萄球菌等。急性肾盂肾炎多由一种细菌感染引起,而慢性肾盂肾炎则由多种细菌感染引起。

考点: 肾盂肾炎病因及感染途径

(二)感染途径

1. 上行性感染　肾盂肾炎最常见的感染途径。当发生膀胱炎、尿道炎等下尿路感染时,细菌沿输尿管或输尿管周围淋巴管上行,首先到达肾盂、肾盏、肾髓质间质、肾小管,最后到达肾皮质间质引起化脓性炎。病变可累及一侧或双侧肾,病原菌主要为大肠埃希菌。

2. 血源性感染　由败血症、感染性心内膜炎等引起,细菌随血液流经肾,首先引起肾皮质间质、肾小管、肾髓质间质的化脓性炎,后引起肾盏及肾盂的化脓性炎。病变同时累及两侧肾,多由金黄色葡萄球菌感染引起。

(三)诱因

正常情况下,通过尿液的冲洗作用和膀胱分泌的有机酸和 IgA 的抗菌作用等泌尿道的防御功能,可使尿道处于无菌状态。当机体的防御功能受到某些诱因削弱或破坏时,细菌乘虚而入引起肾盂肾炎。常见的诱因如下。

1. 尿路阻塞　是最主要的诱因,见于泌尿道结石、妊娠子宫、前列腺肥大及肿瘤压迫等引起。由于尿道不完全性或完全性阻塞,一方面影响尿液的冲洗作用,削弱泌尿道的防御功能;

另一方面引起尿液潴留,有利于细菌繁殖,诱发本病发生。

2. 医源性因素　尿道插管、膀胱镜检及其他尿道手术、器械操作等,特别是长期留置导尿管是诱发本病的重要因素。由于上述操作时,易损伤尿道黏膜或将细菌带入诱发泌尿道的感染。

3. 原患者有下尿道感染,如膀胱炎、尿道炎等。

4. 尿液反流　儿童主要见于先天性输尿管开口异常及输尿管插入膀胱的部分缺失或变短,成人见于脊髓损伤出现膀胱弛缓;另外,尿路阻塞等,尿液从膀胱输尿管反流,有利于细菌的生长繁殖,细菌再被带到肾盂、肾间质,诱发肾盂肾炎的发生。

5. 局部或全身抵抗力降低　当患者出现上述情况,同时伴有其他疾病时,导致局部或全身抵抗力降低,更容易诱发本病的发生。

二、类型和病理变化

 案例 15-2

患者,女性,38 岁。因劳累后出现寒战、发热 2 天,尿频、尿急、尿痛及血尿一天来医院就诊。体格检查:双肾区叩痛。实验室检查:白细胞总数 $13×10^9/L$,尿白细胞(+++),红细胞(++),尿培养为大肠埃希菌生长。

请结合病史,说出本病例最可能的病理诊断及诊断依据。

考点:急慢性肾盂肾炎病理变化及病理临床表现

(一) 急性肾盂肾炎

急性肾盂肾炎是指由细菌感染引起的肾盂、肾间质和肾小管的急性化脓性炎症。女性多于男性,病原菌主要为大肠埃希菌,感染途径主要见于上行性感染。

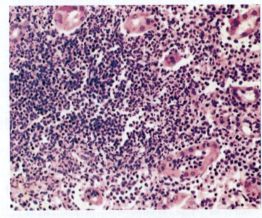

图 15-8　急性肾盂肾炎

1. 病理变化　肉眼观,肾体积增大、充血,表面散在大小不等的黄白色的脓肿,周围有暗红色的充血出血带。切面上肾盂黏膜充血、出血点,可见脓性渗出物覆盖,甚至积脓;髓质可见黄白色条纹(脓性浸润带)伸向皮质,并融合形成大小不等的脓肿。

镜下观,上行性感染时,肾盂黏膜充血、水肿、坏死或出血,大量中性粒细胞或脓细胞浸润。肾间质充血、水肿,大量中性粒细胞或脓细胞浸润,伴脓肿形成,肾小管坏死和积脓,肾小球一般很少受累(图 15-8)。血源性感染时,首先累及肾皮质的肾小球、肾小管及周围的肾间质,形成多发性散在脓肿,以后可蔓延至肾盂。

2. 病理临床联系

(1) 起病急,寒战、发热、白细胞增多等全身中毒症状。

(2) 由于肾肿大、包膜紧张引起腰部酸痛和肾区叩击痛。

(3) 膀胱和尿道刺激征:由于膀胱和尿道的急性炎症刺激,患者出现尿频、尿急和尿痛等膀胱和尿道刺激征。

(4) 脓尿、菌尿和管型尿:由于肾间质的化脓性炎症破入肾小管,沿着肾小管蔓延时,大量的中性粒细胞、脓细胞和细菌随尿排出体外,引起脓尿、菌尿、蛋白尿、管型尿及血尿,其中白细胞管型对于急性肾盂肾炎的诊断有临床意义,而尿中的细菌培养有助于本病的确诊。另外,肾小球一般很少受累,故患者不会出现高血压、氮质血症、肾衰竭。

3. 预后　急性肾盂肾炎如能用抗生素积极合理治疗,大多数患者可痊愈。若治疗不当或不彻底时,特别伴有尿道梗阻等诱因持续存在,可转变为慢性肾盂肾炎。

(二) 慢性肾盂肾炎

慢性肾盂肾炎是指由细菌感染引起的肾盂、肾间质和肾小管的慢性化脓性炎症。主要由急性肾盂肾炎未得到及时治疗或者治疗不彻底,特别伴有尿路梗阻未完全解除,反复发作而转为慢性。

1. 病理变化　肉眼观,病变发生在一侧或双侧肾,双侧肾病变不对称性的体积变小、重量减轻、质地变硬、表面出现不规则凹陷性瘢痕,切面肾盂肾盏黏膜粗糙增厚,肾盂肾盏因瘢痕收缩而引起变形,肾乳头萎缩,皮髓质分界不清(图 15-9)。

镜下观,主要为肾间质和肾小管慢性炎症,表现为有大量的淋巴细胞、浆细胞及巨噬细胞的浸润和间质纤维化、瘢痕形成,小动脉和细动脉发生硬化;部分肾小管发生萎缩、消失,部分肾小管发生代偿性扩张,管腔内含均匀红染的胶样管型,类似甲状腺滤泡。早期肾小球囊周围纤维化

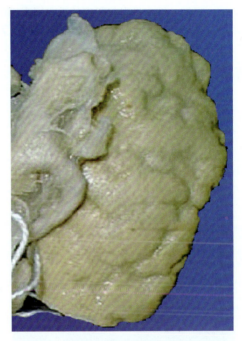

图 15-9　慢性肾盂肾炎

和囊壁呈同心层状纤维化,晚期多数肾小球纤维化及玻璃样变性,相对正常肾小球发生代偿性肥大。肾盂黏膜纤维组织增生伴慢性炎细胞浸润;若慢性肾盂肾炎急性发作时,在肾间质中出现大量的中性粒细胞浸润和小脓肿形成。

2. 病理临床联系

(1) 多尿、夜尿及菌尿:由于肾小管功能严重损害,尿浓缩功能下降,出现多尿、夜尿的表现;当细菌从肾小管随尿排出时,患者出现菌尿。

(2) 高血压:由于肾组织纤维化和细、小动脉硬化,使肾缺血,引起肾素分泌增加而致。严重时可引起心力衰竭和脑出血。

(3) 慢性肾衰竭:晚期由于大量肾组织严重破坏,引起肾小球滤过面积减少,患者出现氮质血症、尿毒症。由于肾小管重吸收功能障碍,可引起低钠血症、低钾血症及代谢性酸中毒。

(4) X 线肾盂造影检查:肾不对称性缩小,伴有不规则瘢痕形成和肾盂肾盏的变形,有助于临床的诊断。

(5) 慢性肾盂肾炎急性发作时,患者可出现急性肾盂肾炎的临床表现。

3. 预后　慢性肾盂肾炎早期及时合理治疗,可控制病情发展,肾功能处于代偿阶段。晚期预后较差,多死于慢性肾衰竭引起尿毒症、高血压引起心力衰竭和脑出血等。

第三节　泌尿系统常见恶性肿瘤

一、肾细胞癌

肾细胞癌简称肾癌,是肾原发肿瘤中最多见的,占肾恶性肿瘤的 80%~90%。多发生于

60 岁左右的老年人。男性多于女性,男女之比为 2∶1。

(一) 病因

其原因目前尚不清楚。据近年来研究认为肾癌的发生与下列因素有关。

1. 吸烟　烟草是引起肾癌的重要因素,据初步统计吸烟者肾癌的发生率是非吸烟者的 2 倍。

2. 其他危险因素　肥胖、高血压、接触石棉、石油产物和重金属等。

3. 与遗传因素的作用和基因改变有关　发病与位于染色体上的 3p25～26 抑癌基因丢失有关。

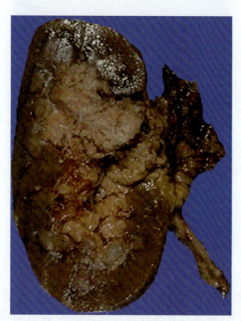

图 15-10　肾细胞癌

(二) 病理变化

肾细胞癌多见于肾的两极,尤以上极更为多见。一般为单个圆形,大小差别很大,小者直径为 1～2cm,大者可重达数公斤,多数直径为 3～10cm。切面癌组织呈淡黄色或灰白色,其间常有出血、坏死、软化和钙化区,故常呈红、黄、灰白相间的多种色彩(图 15-10)。癌组织与邻近的肾组织分界明显,常有假包膜形成。肿瘤逐渐生长可侵入肾盂、肾盏,引起阻塞,导致肾盂肾盏扩张和肾盂积水。此外,肾细胞癌常侵入肾静脉,并可在静脉腔内生长呈条索状向下腔静脉延伸,甚至可达右心。有时候癌组织也可穿破肾包膜,侵犯肾上腺和肾周围软组织。

肾细胞癌的组织学类型主要有以下三种。

1. 透明细胞癌　为最常见的类型,占肾细胞癌的 70%～80%。镜下观,癌细胞体积较大、多角形、轮廓清楚、胞质透明,其间有丰富的血管。

2. 乳头状癌　占 10%～15%。镜下观,癌细胞为立方或矮柱状,特征为乳头结构形成。

3. 嫌色细胞癌　约占 5%。镜下观,细胞具有明显的胞膜,胞质淡染或咯嗜酸性,核周常有空晕。

(三) 病理临床联系

肾细胞癌早期常无症状,或只有发热、乏力等全身症状,肿瘤体积增大时才被发现。临床主要表现为血尿、肾区疼痛和肿块。血尿多因癌组织浸润血管或侵及肾盂、肾盏而引起。肿瘤体积大侵犯包膜时,可引起腰部疼痛,并可触及肿块。

(四) 转移

肾细胞癌除直接蔓延向邻近组织扩散外,还可通过血道和淋巴道转移。

(五) 预后

如无远处转移,早期彻底手术切除,包括清除肾门、主动脉旁淋巴结,预后较好。若癌细胞侵入肾静脉或侵犯肾周围组织则预后差,5 年生存率降至 15%～20%。

二、膀　胱　癌

膀胱移行细胞癌是起源于膀胱移行上皮细胞的恶性肿瘤,在泌尿系统恶性肿瘤中最为常见。好发年龄是 50 ~ 70 岁，男性发病率为女性的 2 ~ 3 倍。

1. 病因　与化学致癌物、黏膜慢性炎症、吸烟、病毒感染等有关。

2. 病理变化　膀胱侧壁和膀胱三角区近输尿管开口处为肿瘤好发部位。

肉眼观，肿瘤大小不等，单发或多发，切面灰白色。肿瘤形态与分化程度有关，分化好者多呈乳头状、息肉状，有蒂与膀胱黏膜相连；分化差者常呈斑块状、菜花状，无蒂，可向周围组织浸润。镜下观，根据癌细胞分化程度不同，将移行细胞癌分为三级：①移行细胞癌Ⅰ级；②移行细胞癌Ⅱ级；③移行细胞癌Ⅲ级。

3. 病理临床联系　临床最常见的表现为无痛性血尿，系肿瘤乳头断裂、表面坏死或溃疡所致。肿瘤侵犯膀胱壁，膀胱黏膜受刺激或继发感染，可引起尿频、尿急、尿痛。如肿瘤侵及输尿管开口，可导致肾盂、输尿管积水或积脓。

4. 预后　膀胱移行细胞癌患者的预后与其组织学分级有关。移行细胞癌Ⅰ级者，5 年生存率高；移行细胞癌Ⅲ级者，预后最差。

本病应早期诊断，早期治疗。膀胱镜检查与组织活检是诊断的主要方法，有血尿者，脱落细胞学检查有助于诊断。

第四节　肾　衰　竭

当各种原因使肾功能严重障碍，代谢废物不能排出，水、电解质和酸碱平衡发生紊乱，并伴有其内分泌功能障碍时，称为肾衰竭。根据其发病缓急和病程长短分为急性和慢性肾衰竭两类。在急性或慢性肾衰竭的严重阶段，机体会出现严重的全身中毒症状，即尿毒症。

 案例 15-3

患者，女性，30 岁，因剧烈呕吐，进食困难 3 天急诊入院。患者患慢性肾小球肾炎 9 年，近年来，尿量增多，夜间尤甚。入院检查：血清 K^+ 3.45mmol/L，内生肌酐消除率为正常值的 24%，pH7.39，$PaCO_2$5.9kPa(43.8mmHg)，HCO_3^-26.3mmol/L，Na^+142mmol/L，CL^-96.5mmol/L。

试分析该患者有无肾衰竭、酸碱平衡和钾代谢紊乱？判断依据是什么？

一、急性肾衰竭

急性肾衰竭(acute renal failure，ARF)是指各种原因引起肾泌尿功能短期内严重受损、机体代谢产物蓄积、内环境严重紊乱的病理过程。其中心环节是肾小球滤过率迅速降低。临床上主要表现为少尿或无尿、氮质血症、高钾血症和代谢性酸中毒等。

考点：急性肾衰竭病因及对机体的影响

(一) 病因与分类

按急性肾衰竭的病因分为肾前性、肾性和肾后性三种类型。根据肾衰竭时是否发生器质性损害，分为功能性和器质性两类。

1. 肾前性因素　能使肾血液灌流量急剧下降，从而导致肾泌尿功能障碍的因素为肾前性因素。常见于各型休克早期，如严重创伤、大出血、感染、急性心力衰竭等引起循环血量减少的各种原因。此类患者的肾多无实质性损害，如果肾的血液灌流能够被及时恢复，肾功能可迅速恢复正常，为功能性急性肾衰竭。

2. 肾性因素　由肾本身的病变引起的急性肾衰竭，为肾性因素。在临床上较常见。主要见于肾持续性缺血和肾毒物中毒(重金属、药物、细菌毒素、蛇毒、毒蕈等)所致的急性肾小管坏死；肾疾病(急性肾小球肾炎、肾盂肾炎等)、低钾血症、异型输血等广泛性肾损伤。此类患者的肾病变主要累及肾实质，为器质性急性肾衰竭。

3. 肾后性因素 从肾盂到尿道外口的尿路梗阻而引起急性肾衰竭的因素,为肾后性因素。常见于双侧尿路结石、肿瘤或前列腺病变等引起的尿路梗阻。此类患者早期并无肾实质损害,为功能性急性肾衰竭,及时解除梗阻,肾功能可恢复。

(二) 发病机制

1. 肾缺血 休克、重度脱水、心力衰竭等因素的作用,使有效循环血量减少,肾血流灌注压下降,并刺激血管活性物质产生增多,引起肾血管收缩,而缺氧使"钠泵"功能障碍,造成肾血管内皮细胞肿胀和管腔狭窄,也引发肾缺血,最终导致肾小球滤过率下降,出现少尿或无尿,是 ARF 初期的主要发病机制。

2. 肾小管阻塞 因肾缺血、异型输血和挤压综合征等因素,导致肾小管内脱落的上皮细胞、血红蛋白和肌红蛋白阻塞管腔,使管腔内压升高,原尿不易通过,有效滤过压降低,肾小球滤过率减少。

3. 原尿漏入肾间质 肾小管上皮细胞广泛坏死、脱落,原尿经受损的肾小管壁漏入周围肾间质,导致尿量减少,同时水肿的间质压迫肾小管,原尿通过受阻,囊内压升高,致肾小球滤过率下降。

(三) 机体功能和代谢变化

急性肾衰竭根据尿量的改变将其分为少尿型急性肾衰竭与非少尿型急性肾衰竭。临床以少尿型多见。少尿型急性肾衰竭的发展过程可分为以下三个阶段。

1. 少尿期 是急性肾衰竭病程中最危险的阶段,持续 1~2 周,持续时间越长,预后越差。在此期间,机体的机能与代谢主要出现以下变化。

(1) 尿的改变:①由于肾小球滤过率下降、肾小管阻塞,患者出现少尿(<400ml/24h)或无尿(<100ml/24h);②由于急性肾小管坏死时,肾小管上皮细胞重吸收钠和水的功能降低,出现相对低密度尿和尿钠离子浓度增高;③由于肾小球滤过功能障碍和肾小管受损,尿中可出现红细胞、白细胞、蛋白质和脱落的肾小管上皮细胞等,尿沉渣检查可见透明管型、颗粒管型和细胞管型。

功能性 ARF 与器质性 ARF 均可致尿量减少,但尿液改变有明显差异(表 15-2),功能性与器质性急性肾衰竭的鉴别对临床的治疗及预后都有重要意义。

表 15-2 功能性与器质性急性肾衰竭的区别

	功能性急性肾衰竭	器质性急性肾衰竭
尿相对密度	>1.020	<1.015
尿钠含量(mol/L)	>40	<20
尿/血肌酐比值	高,>40	低,<20
尿蛋白	+~+++	±~+
尿沉渣镜检	阴性	阳性(各种管型)
补液原则	迅速扩容	严格控制入水量
补液后反应	尿量增加	尿量持续下降

(2) 水中毒:由于尿量急剧减少,以及机体分解代谢增强导致内生水增多,引起机体内水潴留,出现水中毒,细胞外水分转移至细胞内导致细胞水肿。严重时,机体可出现心功能不全、急性肺水肿和脑水肿等。

(3) 高钾血症:高钾血症是 ARF 患者最危险、死亡率最高的并发症。其发生机制为:①肾小球滤过率下降,肾排钾减少;②组织损伤时分解代谢增强,细胞内的钾大量释放;③低钠血症时,远曲小管的钾-钠交换减少;④酸中毒时,细胞内的钾转出;⑤输入库存血或摄入含钾量高的食物或药物。严重的高钾血症易导致心律失常甚至心脏骤停。

(4) 代谢性酸中毒:主要由于肾小球滤过率降低、肾小管排酸保钠能力下降、机体分解代谢增强及体内固定酸产生增多所致。酸中毒可抑制心血管系统和中枢神经系统,应及时纠正。

(5) 氮质血症:血中尿素、肌酐、尿酸等非蛋白氮(NPN)含量显著升高,称氮质血症。氮质血症主要由肾脏排泄功能障碍和体内蛋白质分解增强所致。随着氮质血症的进行性加重,患者可出现尿毒症。

2. 多尿期　当机体的尿量增加到400ml/24h以上时,提示病程已进入多尿期。尿量增多说明肾功能开始恢复,病情开始好转。此期持续1~2周。

多尿的机制:①肾血流量和肾小球滤过功能逐渐恢复正常;②新生肾小管上皮细胞功能尚不成熟,尿的浓缩功能仍较差;③肾间质水肿消退,肾小管阻塞解除;④血中大量尿素等代谢产物经肾小球大量滤出,增加原尿渗透压,产生渗透性利尿作用。

多尿期早期,肾功能逐渐恢复,氮质血症、高钾血症和酸中毒并未完全改善,仍需积极监测。多尿期后期,因大量水、电解质随尿液排出,应注意防止脱水、低钾血症和低钠血症的发生。

3. 恢复期　急性肾衰竭持续1个月左右,其病程进入恢复期,尿量开始减少并逐渐恢复正常,血中非蛋白氮含量下降,水、电解质和酸碱平衡紊乱得到纠正。但肾小管上皮细胞的浓缩功能恢复较慢,需要数月甚至更长时间才能完全恢复。少数患者由于肾小管上皮细胞和基底膜破坏严重,出现肾组织纤维化而转变为慢性肾衰竭。

二、慢性肾衰竭

考点:慢性肾衰竭病因及对机体的影响

慢性肾衰竭(chronic renal failure,CRF)是由各种慢性肾疾病引起肾单位的进行性破坏,以致残存的肾单位不能充分排出代谢产物和维持内环境稳定,进而发生泌尿功能和肾内分泌功能严重障碍的病理过程。是常见的临床综合征,其发展呈渐进性,病情复杂,迁延不愈,常导致尿毒症而死亡。

(一) 病因

凡能引起肾实质渐进性破坏的疾患,均可引起CRF。

1. 肾疾病　慢性肾小球肾炎、慢性肾盂肾炎、肾结核、多囊肾等,以慢性肾小球肾炎最为常见。

2. 肾血管疾病　原发性高血压性肾硬化、结节性动脉周围炎等。

3. 尿路慢性阻塞　尿路结石、前列腺肥大等。

4. 全身性疾病　系统性红斑狼疮、糖尿病等。其中以高血压病和糖尿病最常见。

(二) 发病过程及其机制

1. 发病过程　肾具有强大的储备和代偿能力,根据肾功能损害程度和临床特点可分为以下四个阶段。

(1) 肾功能代偿期:肾实质破坏尚不严重,肾功能通过代偿能基本维持内环境稳定,内生肌酐清除率仍在正常值的30%以上,无临床症状。

(2) 肾功能不全期:受损肾单位超过50%时,内生肌酐清除率降至正常值的25%~30%。患者可出现多尿、夜尿、轻度贫血,以及轻、中度氮质血症和酸中毒等表现。

(3) 肾衰竭期:随着肾实质的进一步破坏,肾功能显著恶化,内生肌酐清除率降至正常值的20%~25%。临床出现较重的氮质血症、酸中毒、高磷血症、低钙血症、严重贫血、多尿、夜尿等,并伴有部分尿毒症中毒的症状。

（4）尿毒症期：内生肌酐清除率降至正常值的 20% 以下，血肌酐和尿素氮浓度明显上升，有明显的水、电解质和酸碱平衡紊乱，并出现一系列尿毒症中毒症状。

2. 发病机制　关于 CRF 的发病机制，目前尚不清楚，可能与以下机制有关。

（1）健存肾单位学说：在慢性肾单位进行性破坏而丧失功能的过程中，肾功能只能由健存（正常或轻度受损）肾单位代偿完成。随着疾病的发展，健存肾单位日益减少，最终无法完成代偿时，临床上即出现肾衰竭的症状。

（2）矫枉失衡学说：机体在肾小球滤过率降低的代偿过程中发生新的失衡，进而加重机体的损害称为矫枉失衡。典型的是钙、磷代谢障碍。当肾损害引起肾单位进行性减少时，磷排泄减少，出现高磷血症和低钙血症，后者可促进甲状旁腺素（PTH）分泌增多，减少肾小管上皮细胞对磷的重吸收以增加磷的排泄，使血磷水平趋向正常。显然这种适应性反应具有稳定内环境，而起到"矫正"的作用；但是，PTH 分泌过多，使溶骨活动增强而引起肾性骨营养不良，并相继出现软组织坏死、皮肤瘙痒与神经传导障碍等。

（三）机体功能和代谢变化

1. 泌尿功能障碍

（1）夜尿、多尿：CRF 早期常出现夜尿、多尿（>2000ml/24h）。其机制为：①健存肾单位血流量代偿性增加，原尿生成增多，流速快；②原尿中溶质（尿素）增多引起渗透性利尿；③肾小管浓缩功能降低。但是在 CRF 晚期，肾单位极度减少时，肾小球滤过率显著降低，出现少尿。

（2）低渗尿、等渗尿：CRF 早期，肾小管浓缩功能降低，稀释功能正常，尿呈低渗。随着病情进展，肾小管浓缩功能及稀释功能均减退，终尿的渗透压接近血浆的晶体渗透压，尿相对密度维持在 1.010，称为等渗尿。

此外，肾小球滤过膜通透性增强或肾小管上皮细胞受损，患者还可出现轻、中度蛋白尿、血尿和管型尿等。

2. 氮质血症　CRF 晚期，肾小球滤过率逐渐降低，出现氮质血症。临床上常用内生肌酐清除率（尿中肌酐浓度×每分钟尿量/血浆肌酐浓度）来判断病情的严重程度，因为它与肾小球滤过率的变化呈平行关系。

3. 水、电解质和酸碱平衡紊乱

（1）钠水代谢障碍：CRF 时，肾对钠水调节的适应能力降低，若水摄入过多，易出现水钠潴留或水肿；若摄入过少，又因多尿、利尿剂的使用则易发生脱水。若剧烈呕吐、腹泻、利尿剂的长期使用及长期限制钠盐的摄入，易出现低钠血症；反之，当钠补充过多，则造成水钠潴留。

（2）钾代谢障碍：CRF 早期因尿量并未减少，血钾维持在正常范围。如持续多尿、呕吐、腹泻及摄钾过少，可出现低钾血症。CRF 晚期，肾小球滤过率显著减少、肾小管泌钾功能障碍及酸中毒又可引起高钾血症。

（3）钙磷代谢障碍：CRF 早期，肾小球滤过率下降，磷排出障碍，血磷升高，相应的血钙降低，反射性刺激甲状旁腺素（PTH）的分泌增多，从而抑制肾小管对磷的重吸收，从而使血磷下降、血钙回升。长期继发性增多的 PTH，还可促进溶骨过程，导致骨质脱钙，骨磷大量释放，出现高磷血症。CRF 晚期，肾实质大量破坏，1,25-$(OH)_2D_3$ 合成减少，肠钙吸收不良，降钙素分泌增多，从而使血钙降低，引发低钙血症。

（4）代谢性酸中毒：发生的原因主要有：①肾小球滤过率下降，使体内酸性代谢产物排出减少；②肾小管功能减退，泌 H^+、泌 NH_3 和重吸收 HCO_3^- 功能降低等因素所引起。

4. 肾性高血压　由各种肾疾病引起的高血压称肾性高血压。其机制如下。

（1）水钠潴留：CRF 时，因肾排钠、排水功能降低，导致水钠潴留，从而引起血容量增加和心排血量增多，血压升高，此种高血压称为钠依赖性高血压。

（2）肾素分泌增多：由慢性肾小球肾炎、肾动脉硬化症等疾病引起的 CRF，常伴有肾素-血管紧张素-醛固酮系统活性增高而导致血压升高，此种高血压称为肾素依赖性高血压。

（3）内源性降压物质减少：肾实质受到破坏时，由肾髓质合成的前列腺素 E_2（PGE_2）、A_2（PGA_2）、缓激肽等扩血管活性物质均减少，从而促进高血压的发生。

5. 肾性贫血和出血倾向　肾性贫血为 CRF 的常见并发症，其主要原因：①促红细胞生成素分泌减少，使骨髓的造血功能受抑制；②体内蓄积的毒性物质（如胍类化合物）可抑制红细胞生成并引起溶血；③出血；④毒性物质使红细胞破坏增加。

约有 20% 的 CRF 患者常有出血倾向，由于体内蓄积的毒性物质（如尿素、肌酐等）导致血小板的功能异常所致。临床主要表现为皮下瘀斑和黏膜出血，如鼻出血、胃肠道出血等。

6. 肾性骨营养不良　机体出现骨质疏松症、骨质软化症及纤维性骨炎等病变，称为肾性骨营养不良或肾性骨病。主要与继发性甲状旁腺功能亢进、维生素 D_3 合成减少及酸中毒等因素有关。

三、尿　毒　症

考点：尿毒症时机体功能和代谢变化

肾衰竭时，代谢产物和内源性物质在体内潴留，水、电解质和酸碱平衡严重紊乱及肾内分泌功能失调，内源性毒性物质蓄积，从而引起一系列机体中毒症状，称为尿毒症。尿毒症是急性和慢性肾衰竭发展的最后阶段。

（一）病因和发病机制

尿毒症的发病机制非常复杂，除与水电解质、酸碱平衡紊乱及某些内分泌障碍有关外，还与体内许多蛋白质代谢产物蓄积有关，目前已从尿毒症患者血中分离到 200 余种代谢产物，其中部分代谢产物具有毒性作用，称为尿毒症毒素。

根据相对分子质量的大小将尿毒症毒物分为以下三种。

1. 大分子毒性物质　PTH、胃泌素、胰岛素等激素在血液中的浓度异常升高。其中 PTH 的毒性作用最为明显，PTH 分泌过多，可导致肾性骨营养不良、皮肤瘙痒、周围神经损伤等，并可刺激胃泌素释放，促进溃疡形成。

2. 中分子毒性物质　主要包括正常代谢产物、多肽及细胞或细菌裂解产物等。高浓度的中分子毒性物质可引起神经系统病变、运动障碍等，对细胞免疫功能及白细胞吞噬功能有抑制作用。

3. 小分子毒性物质　如尿素、肌酐、胍类及胺类等物质。尿素可引起头痛、头昏、厌食、恶心、呕吐、糖耐量降低和出血倾向等症状。胍类物质（甲基胍、胍基琥珀酸等）可引起溶血性贫血、呕吐、肌肉痉挛、抽搐、嗜睡等。胺类（脂肪族胺、芳香族胺和多胺）可引起肌痉挛、扑翼样震颤和溶血、恶心、呕吐等症状，并促进肺水肿和脑水肿的发生。

（二）机体功能和代谢变化

尿毒症时，除水电解质、酸碱平衡紊乱、贫血、高血压等进一步加重外，还可出现各系统的功能和物质代谢障碍。

1. 神经系统　神经系统症状是尿毒症患者的主要表现之一，主要表现为尿毒症性脑病和周围神经病变两种形式。前者表现为头痛、头昏、乏力和记忆力减退等，进而发展为烦躁不安、谵妄、幻觉甚至昏迷。周围神经病变以下肢为甚，常表现为下肢灼痛和痛觉过敏，严重时可出现运动障碍。

2. 消化系统　消化系统的症状是尿毒症患者最早和最突出的表现，早期有厌食、恶心等，晚期出现呕吐、腹泻、口腔黏膜溃疡及消化道出血等症状。其症状可能与过多的尿素经肠道尿素酶分解为氨而刺激胃肠黏膜,引发胃肠黏膜溃疡有关。

3. 心血管系统　由于肾性高血压、酸中毒、高钾血症、水钠潴留、贫血及毒性物质等因素的作用,导致心肌细胞受损、心力衰竭和心律失常。晚期可出现尿毒症性心包炎,患者可有心前区疼痛,体检时可闻及心包摩擦音,是尿毒症最危险的表现之一。

4. 呼吸系统　呼吸性酸中毒可使呼吸加深、加快,严重时呼吸中枢兴奋性降低可出现潮式呼吸或深而慢的呼吸。尿素经唾液酶分解生成氨,因而患者呼出气体有氨味。尿素刺激可引起纤维素性胸膜炎。严重时可发生尿毒症肺炎、肺水肿。

5. 内分泌系统　除肾的激素分泌障碍外,常有性功能障碍。女性出现月经紊乱,男性常有阳痿、精子生成减少或活力降低等表现。

6. 免疫系统　因毒性物质对淋巴细胞分化和成熟有抑制和毒性作用,使患者免疫功能低下,尤其是细胞免疫功能降低,中性粒细胞吞噬和杀菌能力减弱。严重感染是其主要死因之一。

7. 皮肤变化　皮肤瘙痒是尿毒症患者常见的症状,多与毒性产物刺激皮肤神经末梢和继发性甲状旁腺功能亢进有关。高浓度尿素随汗液排出,在汗腺开口处有白色的尿素结晶,称为"尿素霜"。

8. 三大物质代谢紊乱　约50%的患者伴有葡萄糖耐量降低,表现为轻度或中度糖尿病症状,可能与患者机体中胰岛素拮抗物质和尿素、肌酐等毒性物质影响糖代谢酶活性有关。患者常出现消瘦、低蛋白血症、恶病质等负氮平衡的体征,此与患者蛋白质摄入减少、组织蛋白分解加强和经肾丢失有关;患者血中三酰甘油含量增高,导致高脂血症,这与胰岛素拮抗物质使肝脏合成三酰甘油增加,以及脂蛋白酶活性降低使三酰甘油的清除率降低有关。

目 标 检 测

1. 急性肾小球肾炎时肾脏的大体特点是(　　)
   A. 大红肾或蚤咬肾　　B. 颗粒性固缩肾
   C. 大白肾　　　　　　D. 多囊肾
   E. 肾表面及切面散在小脓肿
   B. 肾小球周围纤维化
   C. 肾小球萎缩
   D. 肾小球缺血
   E. 肾小球毛细血管内皮细胞增生

2. 下列哪项不是急性肾小球肾炎的临床表现(　　)
   A. 少尿无尿　　　　　B. 蛋白尿
   C. 高血压　　　　　　D. 水肿
   E. 脓尿

6. 弥漫性毛细血管内增生性肾小球肾炎引起高血压的可能原因是(　　)
   A. 全身小动脉痉挛　　B. 肾小动脉透明变性
   C. 肾小球滤过率减少　D. 肾小管重吸收增加
   E. 肾小管坏死

3. 急性肾盂肾炎时尿检查哪项有诊断意义(　　)
   A. 血尿　　　　　　　B. 蛋白尿
   C. 管型尿　　　　　　D. 脓尿菌尿
   E. 少尿

7. 肾盂肾炎最常见的致病细菌是(　　)
   A. 链球菌　　　　　　B. 大肠埃希菌
   C. 葡萄球菌　　　　　D. 变形杆菌
   E. 流感杆菌

4. 感染后肾炎是一种(　　)
   A. 以渗出为主的肾炎　B. 以变质为主的肾炎
   C. 以出血为主的肾炎　D. 化脓性肾炎
   E. 以增生为主的肾炎

8. 弥漫性毛细血管内增生性肾小球肾炎中增生的细胞主要是(　　)
   A. 肾小球周围的成纤维细胞
   B. 肾球囊壁层上皮细胞及毛细血管内皮细胞
   C. 肾球囊脏层上皮细胞和壁层上皮
   D. 肾小球毛细血管内皮细胞和系膜细胞
   E. 肾球囊脏层上皮细胞及系膜细胞

5. 慢性肾小球肾炎晚期的肾小球变化主要是(　　)
   A. 肾小球纤维化玻璃样变

9. 一侧肾体积缩小,且有瘢痕形成,最可能的诊断

是(　)

A. 肾压迫性萎缩　　B. 原发性肾固缩

C. 慢性肾盂肾炎　　D. 肾动脉粥样硬化

E. 慢性硬化性肾小球肾炎

10. 新月体性肾小球肾炎的预后情况取决于
(　)

A. 性别、年龄

B. 机体的抵抗力

C. 治疗方法

D. 新月体的数量和病变的广泛程度

E. 以上都是

11. 引起肾盂肾炎的最主要诱因是(　)

A. 尿道膀胱镜检查　　B. 导尿

C. 机体抵抗力下降　　D. 尿路阻塞

E. 合并肾脏肿瘤

12. 急性肾盂肾炎的主要病变特点是(　)

A. 多发性肾脓肿

B. 以肾间质为主的化脓性炎和肾小管坏死

C. 单发性肾脓肿

D. 以肾间质为主的非化脓性炎

E. 以肾盂为主的急性化脓性炎

13. 肾病综合征的主要临床表现包括(　)

A. 低蛋白血症　　B. 大量蛋白尿

C. 严重水肿　　D. 高脂血症

E. 以上都是

14. 膀胱癌的最好发部位是(　)

A. 膀胱后壁　　B. 任何部位均可发生

C. 膀胱顶　　D. 膀胱前壁

E. 膀胱侧壁和三角区

15. 肾衰竭是指(　)

A. 持续少尿或无尿的病理过程

B. 引起氮质血症的各种疾病

C. 尿中出现蛋白尿、管型、红细胞和白细胞的病理过程

D. 大量蛋白尿

E. 因肾功能障碍导致代谢产物蓄积，以及肾内分泌和酸碱平衡紊乱的综合征

16. 下述哪些不是急性肾衰竭患者的主要临床表现(　)

A. 高钠血症　　B. 水潴留

C. 高钾血症　　D. 氮质血症

E. 代谢性酸中毒

17. 引起肾前急性肾衰竭的病因是(　)

A. 急性肾炎　　B. 肾血栓形成

C. 休克　　D. 汞中毒

E. 尿路梗阻

18. 慢性肾衰竭患者较早出现的症状是(　)

A. 少尿　　B. 夜尿

C. 高钾血症　　D. 尿毒症

E. 肾性骨营养不良

19. 慢性肾衰竭患者出现等渗尿标志着(　)

A. 健存肾单位极度减少

B. 肾血流量明显降低

C. 肾小管重吸收减少

D. 肾小管泌钾减少

E. 肾小管浓缩和稀释功能均丧失

20. 尿毒症患者最早出现和最突出的症状是(　)

A. 尿毒症心包炎　　B. 外周神经感觉异常

C. 消化道症状　　D. 心力衰竭

E. 尿毒症肺炎

21. 男孩，10岁，2周前患扁桃腺炎，经治疗好转。近2天出现眼睑水肿，少尿，血尿，尿蛋白(+++)，血压升高(150/90mmHg)。患者的临床表现符合(　)

A. 急性肾炎综合征　　B. 慢性肾炎综合征

C. 急进性肾炎综合征　D. 肾病综合征

E. 肾盂肾炎综合征

22. 女性，46岁，数年前曾出现发热、尿频、尿痛、尿急等尿路刺激症状，未彻底治疗。近年来上述症状时轻时重，该患者可能患(　)

A. 急性肾小球肾炎　　B. 慢性肾小球肾炎

C. 急进性肾小球肾炎　D. 急性肾盂肾炎

E. 慢性肾盂肾炎

23. 男性，35岁，多尿、夜尿多年，近年出现高血压、贫血、视力减退、面色苍白，身体虚弱，入院治疗数日后，抽搐、昏迷而死亡。肾的病理表现可能为(　)

A. 蚤咬肾　　B. 大红肾

C. 大白肾　　D. 肾脓肿

E. 颗粒性固缩肾

(朱莉静)

第十六章 生殖系统疾病和乳腺疾病

第一节 子宫颈疾病

 案例 16-1

患者,女性,38 岁。近 1 年来和丈夫同房后有少量阴道流血,白带量增多并有异味。妇科检查发现:宫颈上唇直径 3cm 占位肿块,表面溃疡,阴道壁及穹隆未见异常。进行阴道镜检查,在碘不染色区活检,活检报告提示:宫颈浸润性鳞状细胞癌。

1. 患者白带增多可能的相关疾病有哪些?
2. 从子宫颈上皮内瘤变(CIN)发展为浸润癌,这一过程是不可逆的吗?
3. 子宫颈癌的类型有哪些?

一、慢性子宫颈炎

考点:慢性子宫颈炎的病因和肉眼检查类型

慢性子宫颈炎(chronic cervicitis)是妇科疾病中最为常见的一种疾病,经产妇女较为多见。慢性宫颈炎多由急性宫颈炎转变而来,也有的患者无急性宫颈炎病史,直接表现为慢性宫颈炎,多见于分娩、流产或手术损伤宫颈后,病原体侵入引起。常见的病原体有链球菌、葡萄球菌、大肠埃希菌及厌氧菌,也可由沙眼衣原体、淋球菌、单纯疱疹病毒和人类乳头状瘤病毒等特殊病原微生物引起。临床主要表现为白带增多。

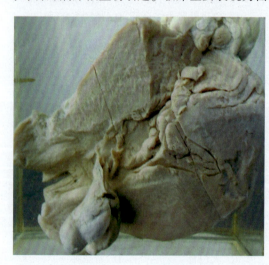

图 16-1 子宫颈息肉

肉眼观,①子宫颈囊肿:也称为纳博特囊肿。是由增生的鳞状上皮覆盖和阻塞子宫颈管腺体的开口,使黏液潴留,腺体逐渐扩大成囊,形成子宫颈囊肿;②子宫颈息肉:是由于子宫颈黏膜上皮、腺体和固有层结缔组织局限性增生形成。直径数毫米到数厘米不等,呈粉白色或粉红色,常有蒂(图 16-1);③子宫颈真性糜烂:覆盖在子宫阴道部的鳞状上皮坏死脱落,形成浅表缺损,称为子宫颈真性糜烂,较少见。临床上常见的子宫颈糜烂实际不是真性糜烂,是子宫颈损伤的鳞状上皮被子宫颈管黏膜柱状上皮增生下移取代,由于柱状上皮薄,上皮下血管较易显露而呈红色,病变黏膜呈边界清楚的红色糜烂样区。镜下观,子宫颈黏膜充血水肿,间质内有淋巴细胞、浆细胞和单核细胞等慢性细胞浸润。子宫颈腺上皮增生及鳞状上皮化生。

二、子宫颈上皮内瘤变和子宫颈癌

子宫颈癌是女性最常见的恶性肿瘤,多发生于 40 ~ 60 岁。近年由于普遍开展子宫颈脱落细胞防癌涂片检查,使子宫颈癌得到早期防治,宫颈癌发病率明显降低,但子宫颈上皮内瘤变的检出率明显提高。

子宫颈癌的病因和发病机制目前尚未完全明了。根据国内外资料一般认为与早婚、性生活紊乱、过早性生活、多产、宫颈裂伤、局部卫生不良等因素有关。近年发现经性传播人乳头状瘤病毒、单纯疱疹病毒Ⅱ型、人巨细胞病毒等可能与子宫颈癌发病有密切关系。

(一) 子宫颈上皮内瘤变

考点: 子宫颈上皮内瘤变分级

1. 子宫颈上皮非典型增生　子宫颈上皮非典型增生属癌前病变。是指子宫颈上皮细胞出现异常增生,增生的细胞呈现一定程度的异型性,但在诊断上还不能确立为癌。表现为细胞大小形态不一,核增大深染,核质比例增大,细胞极性紊乱。依据其病变程度分为三级:①Ⅰ级,异型性细胞局限于上皮的下 1/3;②Ⅱ级,异型性细胞累及上皮层的下 1/3 ~ 2/3;③Ⅲ级,异型细胞超过全层 2/3,但未累及上皮全层。

2. 子宫颈原位癌　是指异型增生的细胞累及子宫颈黏膜上皮全层,但病变局限于上皮层内,未突破基膜。原位癌的癌细胞可由表面沿着基膜通过宫颈腺口蔓延至子宫颈腺体内,取代部分或全部腺上皮,但未突破腺体基膜,称为原位癌累及腺体,仍属于原位癌范畴。

从子宫颈上皮非典型增生到原位癌是一个逐渐演化的过程,不是相互分离的,重度非典型增生和原位癌两者难以截然划分,两者的生物学行为也无显著差异。因此,新近分类将子宫颈上皮非典型增生和原位癌称为子宫颈上皮内瘤变(cervical intraepithelial neoplasia,CIN)。CIN Ⅰ 相当于Ⅰ级非典型增生;CIN Ⅱ 相当于Ⅱ级非典型增生;CIN Ⅲ 相当于Ⅲ级非典型增生和原位癌(图 16-2)。

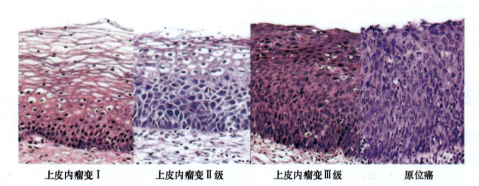

上皮内瘤变Ⅰ　　　　上皮内瘤变Ⅱ级　　　　上皮内瘤变Ⅲ级　　　　原位癌

图 16-2　子宫颈上皮内瘤变分期

(二) 子宫颈浸润癌

考点: 子宫颈癌的病理类型、扩散蔓延转移部位

1. 病理变化　肉眼观,可分为四种类型:①糜烂型,糜烂处黏膜潮红、粗糙或细颗粒状,质脆,触之易出血;②外生菜花型,癌组织主要向子宫颈表面生长,形成菜花状或乳头状,表面常有坏死、溃疡形成(图 16-3);③内生浸润型,癌组织主要向子宫颈深部浸润生长,宫颈前、后唇增厚变硬,表面较光滑;④溃疡型,浸润性生长的癌组织表面发生大块坏死脱落形成溃疡,溃疡边缘隆起,似火山口状。镜下观,鳞状细胞癌最多见,子宫颈腺癌少见。

2. 扩散与转移　①直接蔓延:癌组织向上浸润破坏整段子宫颈,但很少侵犯子宫体,向下浸润至阴道,向两侧浸润输尿管等。晚期向前浸润膀胱;向后浸润直肠;②淋巴道转移:是宫颈癌最早最常见和最重要的转移途径。癌组织首先转移至子宫旁淋巴结,然后依次转移至闭

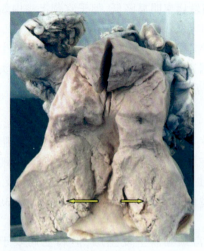

图 16-3　子宫颈癌

孔、髂内、髂外、髂总、腹股沟及骶前淋巴结。晚期可转移至锁骨上淋巴结；③血道转移：少见，晚期可通过血道转移至肺、骨及肝。

3. 病理临床联系　早期子宫颈癌多无自觉症状，也无明显体征，与慢性宫颈炎不易区别。随病变进展癌组织破坏血管时，患者出现不规则阴道流血和接触性出血。晚期癌组织坏死继发感染时，可出现脓性或米泔样恶臭白带。癌组织侵犯膀胱及直肠时，可引起尿路阻塞、子宫膀胱瘘或子宫直肠瘘。癌组织侵犯或压迫输尿管可引起肾盂积水和肾衰竭，肾衰竭是患者死亡的主要原因。

子宫颈癌预后取决于临床分期和病理分级。对于已婚妇女，定期做子宫颈脱落细胞防癌涂片检查，是发现早期子宫颈癌的有效措施。

第二节　子宫体疾病

一、子宫内膜异位症

案例 16-2

患者，女性，25 岁。痛经 5 年，月经第一天下腹部剧烈疼痛，月经结束后缓解。体检 B 超发现右侧卵巢囊性肿物，体积 7cm×8cm，内有房隔。初步诊断"子宫内膜异位症"。

1. 子宫内膜为何会异位至卵巢？
2. 子宫内膜异位症患者为何会痛经？
3. 手术时如果是子宫内膜异位症，有何种病理改变？

考点：子宫内膜异位症的概念、常见发生部位、病理特点

子宫内膜异位症（endometriosis）是指子宫内膜腺体和间质出现在子宫内膜以外的部位，80% 发生于卵巢，其余依次发生的顺序为子宫阔韧带、直肠阴道陷窝、盆腔腹膜、腹部手术瘢痕、脐部、阴道、外阴和阑尾等。如子宫内膜腺体及间质异位于子宫肌层中（距子宫内膜基底层 2mm 以上）称子宫腺肌病（adenomyosis）。

1. 病因和发病机制　病因不清，目前子宫内膜异位症发生有多种学说，但没有一种可以完全解释，各种学说相互补充。常见学说有：①子宫内膜种植学说，即月经期子宫内膜经输卵管反流至腹腔器官，或子宫内膜因手术种植在手术切口；②淋巴及静脉播散学说，远离盆腔器官如肺、四肢的皮肤或肌肉发生的子宫内膜异位症，可能是通过淋巴或静脉播散而来；③体腔上皮化生学说，体腔上皮在反复受到经血、慢性炎症或持续卵巢激素刺激后，化生为子宫内膜样组织；④免疫学说，已知多数女性来月经时有经血通过输卵管逆流至腹腔，但仅少数发生子宫内膜异位症，因此，目前认为与患者免疫异常有关；⑤遗传学说，多基因遗传，有家族史等。

2. 病理变化　异位的子宫内膜受卵巢分泌的激素影响出现反复周期性出血，伴有周围纤维组织增生和粘连。肉眼观，为大小不等紫红色或紫蓝色实质结节或包块，质软似桑葚。如发生于卵巢，反复出血可致卵巢体积增大，形成囊腔，内含咖啡色黏稠液体，称巧克力囊肿（图 16-4）。镜下观，可见与正常子宫内膜相似的子宫内膜腺体、间质、红细胞及含铁血黄素。少数情况可见增生纤维组织和含有含铁血黄素的巨噬细胞。

3. 病理临床联系　子宫内膜异位症是一种良性病变，因子宫内膜异位位置不同而临床

表现不同,患者常表现为痛经、月经不调或不孕。

二、子宫平滑肌瘤

子宫平滑肌瘤(leiomyoma of uterus)是女性生殖系统最常见的一种良性肿瘤,多见于30~50岁育龄期女性,20岁以下少见,多数肌瘤在绝经期以后逐渐萎缩,提示雌激素可促进其生长。发病有一定遗传倾向。

肉眼观,肌瘤多发生于子宫肌层,一部分可位于黏膜下或浆膜下,脱垂于子宫腔或子宫颈口。单发或多发,多者可达数十个,称多发性子宫平滑肌瘤。肿瘤多呈球形,表面光滑,界清,无

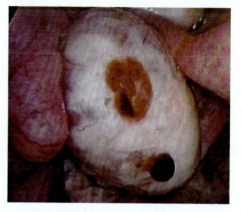

图16-4　巧克力囊肿

包膜,切面呈灰白色、编织状或漩涡状(图16-5)。当肌瘤间质血管内血栓形成时,肿瘤局部可发生梗死伴出血,肉眼呈暗红色,称红色变性。镜下观,瘤细胞与正常子宫平滑肌细胞相似,呈梭形,束状或漩涡状排列。瘤细胞大小均匀,核呈卵圆形或杆状,核分裂少见(图16-6)。

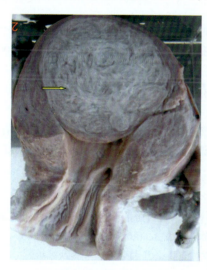

图16-5　子宫平滑肌瘤

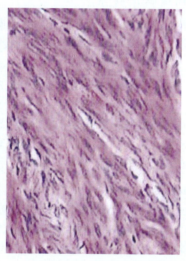

图16-6　子宫平滑肌瘤

多无明显临床症状,在盆腔检查时偶尔发现。症状与肌瘤发生部位、大小有关。黏膜下肌瘤引起出血,或压迫膀胱引起尿频。

子宫平滑肌瘤极少恶变,多数子宫平滑肌肉瘤从开始即为恶性。

三、子宫内膜癌

子宫内膜癌(endometrial carcinoma)是发生于子宫内膜上皮的恶性肿瘤,最常见为子宫内膜腺体的腺癌。近年发病率在世界范围内呈上升趋势。

(一)病因和发病机制

子宫内膜癌病因不明,目前认为子宫内膜癌可能有两种发病类型。①雌激素依赖性:此型多见,其发生可能是在无孕激素拮抗的雌激素长期作用下,发生子宫内膜增生症,甚至癌变。患者较年轻,常伴有肥胖、高血压、糖尿病、不孕或不育。病变均为子宫内膜样腺癌,预后好,常有家族史;②非雌激素依赖性:此型较少见,发病与雌激素无明确关系。患者多见于老年体瘦妇女。

病变属病理形态少见类型,如子宫乳头浆液性癌、子宫透明细胞癌等,预后不良。

(二) 病理变化

肉眼观,子宫内膜癌分为弥漫型和局限型两种。①弥漫型:癌组织侵犯子宫内膜大部或全部,表面粗糙不平,发展到一定阶段可向肌层侵犯,甚至浸润到子宫浆膜并可转移到卵巢、子宫旁、直肠与膀胱等。晚期肿瘤表面坏死、溃疡,常继发感染;②局限型:多见于宫腔底部或宫角部,常呈息肉状或乳头状,易浸润肌层和腹腔,易出现淋巴及远处转移,预后极差。

镜下观,子宫内膜癌分为内膜样腺癌、腺癌伴鳞状上皮化生、浆液性腺癌、透明细胞癌四种类型。其中以内膜样腺癌最为常见,占80%~90%。透明细胞癌,恶性程度高,易早期转移。

(三) 扩散和转移

1. 直接蔓延　子宫内膜癌向下直接蔓延至子宫颈和阴道,向上蔓延至子宫角及输卵管,如累及子宫浆膜层,可广泛种植于盆腹膜、直肠子宫陷凹及大网膜。

2. 淋巴道转移　宫底部癌常转移至腹主动脉旁淋巴结,子宫角癌转移至腹股沟淋巴结,子宫下段或累及宫颈管癌则转移至宫旁、闭孔、髂内、髂外及髂总淋巴结。

3. 血道转移　少见,常转移到肺、肝和骨等。

考点:子宫内膜癌的病理类型及特点、扩散转移常见部位

(四) 病理临床联系

早期无明显症状,以后出现阴道不规则流血,部分患者可有阴道分泌物增多,呈淡红色。如继发感染则呈脓性,有腥臭味。晚期,癌组织侵犯盆腔神经,可引起下腹部及腰骶部疼痛等症状。

第三节　滋养层细胞疾病

妊娠滋养层细胞疾病是一组来源于胎盘滋养细胞的疾病。根据组织学分为葡萄胎、侵蚀性葡萄胎和绒毛膜癌及胎盘部位滋养细胞肿瘤。滋养细胞肿瘤绝大多数继发于妊娠,较少数来源于卵巢或睾丸生殖细胞。

 案例 16-3

患者,女性,38 岁,停经 20 周,恶心、呕吐、腹痛伴有不规则阴道少量流血 3 个月,未见有排出物。B 超提示宫腔内及附件囊性占位。胸部 X 线片示双肺多见 0.3cm×0.5cm 大小结节状阴影。住院行清宫术,术中吸出陈旧性积血及大小不等水泡状组织,钳刮出 2 个月大小胎儿及胎盘组织。

1. 此患者的诊断是什么?
2. 肺部结节的病变性质?

一、葡　萄　胎

葡萄胎(hydatidiform mole)又称水泡状胎块,是妊娠后胎盘绒毛滋养细胞增生、间质水肿,形成大小不一的水泡,水泡间借蒂相连成串型如葡萄。葡萄胎是胎盘绒毛的一种良性病变,发病年龄以 20 岁以下和 40 岁以上女性多见,这可能与卵巢功能不足或衰退有关。葡萄胎分为完全性葡萄胎和部分性葡萄胎。

考点:葡萄胎发生主要原因及肉眼观

(一) 病因和发病机制

本病的病因及机制尚未完全明了。染色体异常可能起主导作用,多余的父源基因物质是造成滋养细胞增生的主要原因。

细胞遗传学研究表明,完全性葡萄胎的染色体核型为二倍体,染色体基因均为父系。90% 以上基因型表现为 46XX,可能由一个细胞核基因物质缺失或失活的空卵与一个单倍体精子

(23X)受精,经自身复制为二倍体。10% 核型为 46XY,认为系由一个空卵和两个单倍体精子同时受精而成。由于孤雄来源,缺乏卵细胞的染色体,故胚胎不能发育,导致滋养细胞过度增生。

部分性葡萄胎的核型绝大部分为三倍体,最常见核型是 69XXY,其余为 69XXX 或 69XYY,为一个正常单倍体卵子和两个正常单倍体受精,或由一个正常单倍体卵子(精子)和一个减数分裂缺陷的双倍体精子(卵子)受精而成,多余的染色体均来自父系。

(二) 病理变化

肉眼观,病变局限于宫腔内,不侵入肌层。胎盘绒毛高度水肿,形成透明或半透明的薄壁水泡,内含清亮液体,有蒂相连,状似葡萄,故称葡萄胎。完全性葡萄胎所有绒毛均呈葡萄状,无胎儿及其附属物(图 16-7)。部分性葡萄胎仅部分绒毛为水泡,常合并胚胎或胎儿,胎儿已死亡(图 16-8)。

镜下观,绒毛间质高度水肿,绒毛间质内的血管消失,绒毛膜的滋养层细胞增生(图 16-9)。绒毛膜的滋养层细胞增生是葡萄胎的最重要特征。

考点: 葡萄胎的肉眼观

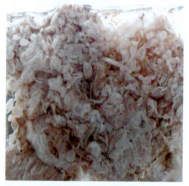

图 16-7　完全性葡萄胎

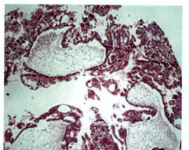

图 16-8　部分性葡萄胎

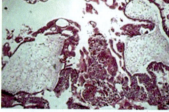

图 16-9　葡萄胎

(三) 病理临床联系

完全性葡萄胎患者常在停经 8～12 周出现症状。由于胎盘绒毛水肿致子宫体积明显增大,半数患者的子宫大于停经月份,质地变软。因胚胎早期死亡,5 个月时听不到胎心音。由于滋养层细胞侵袭血管能力很强,故子宫反复不规则流血,葡萄胎组织有时可自行排出。由于滋养层细胞增生导致患者血清和尿中 HCG 水平异常升高。完全性葡萄胎发生子宫局部侵犯和远处转移率为 15% 和 4%,约 2% 可恶变为绒毛膜上皮癌。

部分性葡萄胎的胚胎通常在妊娠的第 10 周死亡,在流产或刮宫的组织中可查见部分胚胎成分。部分性葡萄胎发生子宫局部侵犯率为 2%～4%,一般不发生转移,极少演化为绒毛膜上皮癌。

二、侵蚀性葡萄胎

侵蚀性葡萄胎(invasimole)为界于葡萄胎和绒毛膜上皮癌之间的交界性肿瘤。与良性葡萄胎主要区别是水泡状绒毛侵入子宫肌层,引起子宫肌层坏死出血(图 16-10)。甚至向子宫外侵袭累及阔韧带,或经血道远处栓塞至阴道、肺、脑等。绒毛不会在栓塞部位继续生长并可

考点: 侵蚀性葡萄胎的特点

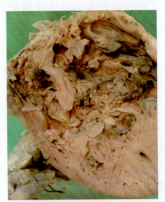

图 16-10　侵蚀性葡萄胎

自然消退,和转移有明显区别。大多数侵蚀性葡萄胎对化疗敏感,预后较好。

三、绒毛膜癌

绒毛膜癌(choriocarcinoma)简称"绒癌",是妊娠绒毛滋养层上皮的高度侵袭性恶性肿瘤,少数可发生于性腺或其他组织的多潜能细胞。据统计,约 50% 发生于水泡状胎块后,25% 继发于自然流产后,20% 发生于正常分娩后,5% 发生于早产和异位妊娠后。

20 岁以下和 40 岁以上女性为高危人群,发病和年龄密切相关,提示该肿瘤可能发生至非正常受精卵,而不是来自绒毛膜上皮。

考点:绒毛膜癌的病理特点及常见转移部位

(一)病理变化

肉眼观,癌结节常位于子宫肌层内,也可突向宫腔或穿破浆膜,呈单个或多个,直径为 0.5～5cm,与周围组织分界清楚,质地软而脆,暗红色或紫蓝色,伴出血坏死(图 16-11)。

镜下观,癌组织由分化不良的细胞滋养层和合体滋养层细胞构成,细胞异型性明显,核分裂象易见,排列成巢状或条索状,不形成绒毛和水泡状结构。癌组织自身无间质血管,靠侵袭宿主血管获取营养,故癌组织和周围正常组织有明显出血坏死。

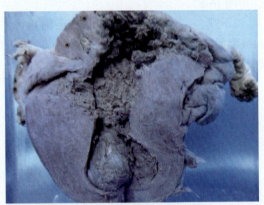

图 16-11　绒毛膜癌

绒毛膜癌侵袭破坏血管能力强,极易经血道转移,90% 以上转移至肺,其次为脑、胃肠道、肝和阴道壁等。少数病例在原发灶切除后,转移自行消退。

(二)病理临床联系

葡萄胎排空、流产或足月产后,患者常有不规则阴道出血、子宫复旧不全或均匀增大,血或尿中 HCG 显著升高。血道转移发生早且广泛。由于滋养层细胞的生长特点是破坏血管,各转移部位症状的共同特点是局部出血。

绒毛膜癌是恶性程度很高的肿瘤,但应用化疗后,绝大多数患者可治愈,发生转移的病例治愈率可达 70%,甚至治愈可正常妊娠。

第四节　前列腺疾病

 案例 16-4

患者,男性,65 岁。8 年前出现尿频、夜尿次数多、尿急,近年出现排尿等待、尿线细而无力、排尿不尽,还有间断排尿、终末滴沥等。临床诊断为前列腺增生。

1. 用病理学知识解释患者为什么排尿困难,尿流变细,滴尿、尿频和夜尿增多。

一、前列腺增生

良性前列腺增生（benign prostatic hyperplasia）也称结节状前列腺增生或前列腺肥大，以前列腺上皮和间质增生为特征，是 50 岁以上男性的常见疾病，发病率随年龄的增加而递增。前列腺增生的发生和雄激素有关，睾酮的中间代谢产物二氢睾酮与细胞核的雄激素受体结合，刺激前列腺上皮和间质增生。由于增生多发生在尿道周围的前列腺组织，尿道受压迫而发生尿道梗阻。

考点： 前列腺增生的原因

1. 病理变化　肉眼观，呈结节状增大。颜色和质地与增生的成分有关，以腺体增生为主的呈淡黄色，质地较软，挤压可见奶白色前列腺液体流出；而以纤维平滑肌增生为主者，色灰白，质地较韧，和周围正常前列腺组织界限不清。

考点： 前列腺增生的肉眼观

镜下，前列腺增生的成分主要由纤维、平滑肌和腺体组成，三种成分所占比例因人而异。增生的腺体和腺泡相互聚集或在增生的间质中散在随机排列，腺体的上皮由两层细胞构成，内层细胞为分泌细胞呈柱状，外层细胞为基底细胞呈立方或扁平形，周围有完整的基底膜包绕。上皮细胞向腔内出芽呈乳头状或形成褶皱。腔内常含有淀粉小体。此外，可见鳞状上皮化生和小灶性梗死，化生的上皮常位于梗死灶的周边。

2. 病理临床联系　由于增生多发生在前列腺的中央区和移行区，尿道前列腺部受压而产生尿道梗阻的症状和体征，患者可有排尿困难、尿流变细、滴尿、尿频和夜尿增多。时间久者，可发生尿液潴留和膀胱扩张。尿液潴留可进一步诱发尿路感染或肾盂积水，严重者可导致肾衰竭。一般认为，前列腺增生与前列腺癌之间没有直接关系。

二、前 列 腺 癌

前列腺癌（prostatic cancer）是源自前列腺上皮的恶性肿瘤。发病原因尚未完全明了，现有的研究表明与年龄、种族、地理环境和激素有关。多发生于 50 岁以后，发病率随年龄增加逐步提高。其发病率和死亡率在欧美国家仅次于肺癌，居所有癌症第二位；黑人的发病率是白人的 2 倍；亚洲地区发病率较低。去势手术（切除睾丸）或服用雄激素可抑制肿瘤生长，说明雄激素和前列腺癌的发生相关。

1. 病理变化　肉眼观，约 70% 的肿瘤发生在前列腺的周围区，灰白色，结节状，质韧硬，和周围前列腺组织界限不清。镜下观，多数为分化较好的腺癌，肿瘤腺泡较规则，排列拥挤，可见背靠背现象。腺体由单层细胞构成，外层基底细胞常缺如。偶见腺体扩张，腺上皮在腔内呈乳头或筛状。细胞核大小形状不一，多形性不很明显，但细胞核体积增大，呈空泡状，含一个或多个大的核仁。在低分化癌中，癌细胞排列成条索状、巢状或片状。

2. 病理临床联系　早期前列腺癌一般无症状，常在因前列腺增生的切除手术标本中，或在死后解剖中偶然发现。因为大多数前列腺癌呈结节状位于被膜下，肛诊检查可直接扪及。正常前列腺组织可分泌前列腺特异抗原（PSA），但前列腺癌的 PSA 的分泌量可高出正常前列腺的 10 倍以上，如血清中 PSA 水平明显增高时，应高度疑为癌，必要时，可行前列腺组织穿刺，由组织病理检查确诊。

5%～20% 的前列腺癌可发生局部浸润和远方转移，常直接向精囊和膀胱底部浸润，后者可引起尿道梗阻。血道转移主要转移到骨，以脊椎骨最为常见，其次为股骨近端、盆骨和肋骨。男性肿瘤骨转移应首先想到前列腺癌转移可能，偶见内脏广泛转移。淋巴结转移首先至闭孔淋巴结，随之内脏淋巴结、胃底淋巴结、髂骨淋巴结、骶骨前淋巴结和主动脉旁淋巴结。

第五节 乳 腺 癌

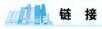 **链 接**

十月——世界乳腺癌防治月

每年十月为世界乳腺癌防治月,每年 10 月 18 日为预防乳腺癌宣传日,十月的第三个星期五定为粉红丝带关爱日,提醒女性重视乳房健康。

乳腺癌(carcinoma of breast)是起源于乳腺终末导管小叶单元上皮的恶性肿瘤,发病率已跃居女性恶性肿瘤第一位,多见于 40~60 岁的妇女,男性乳腺癌较罕见,占全部乳腺癌的 1% 左右。

乳腺癌发病机制尚未完全阐明,与雌激素长期作用、家族遗传因素、环境因素和长时间接触大剂量放射线等因素有关。其中 5%~10% 的乳腺癌患者有家族遗传倾向,乳腺癌发病与抑癌基因 BRCA1 点突变或缺失相关。

 案例 16-5

患者,女性,45 岁。2 个月前无意发现右侧乳房有一肿块,无疼痛,未引起注意。近来发现乳房肿块增大,皮肤呈橘皮样改变。在右侧乳房可触到一 3cm×5cm 大小肿块,质硬,表面不光滑,境界不清,活动性差,无压痛。右腋窝可触到 1~2 枚质硬肿大淋巴结。活检诊断为"乳腺癌"。

1. 右侧乳房皮肤为何出现橘皮样改变?
2. 乳腺癌淋巴道转移途径是什么?
3. 乳腺癌的病理类型有哪些?

考点:乳腺癌的病理分类及主要特点

一、病 理 变 化

乳腺癌多见于单侧,约半数发生于乳腺外上象限,其次为乳腺中央区和其他象限。乳腺癌组织形态复杂,类型较多,一般分为非浸润性癌和浸润性癌两大类。

(一) 非浸润性癌

非浸润性癌分为导管内原位癌和小叶原位癌。

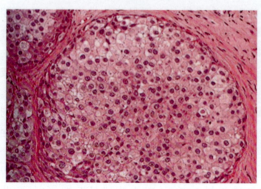

图 16-12 非粉刺型导管内癌

1. **导管内原位癌** 导管明显扩张,癌细胞局限于扩张的导管内,导管基膜完整。根据组织学改变分类,①粉刺癌:50% 以上位于乳腺中央部位,切面可见扩张导管内含灰黄色软膏样坏死物,挤压时从导管内溢出,状如皮肤粉刺。镜下观,其特征性改变是癌细胞呈实性排列,中央有坏死。②非粉刺型导管内癌:细胞呈不同程度异型,但不如粉刺癌明显,一般无坏死或轻微坏死(图 16-12)。

导管内原位癌转变为浸润癌需几年或十余年,粉刺癌转变为浸润癌的发生率远远高于非粉刺型导管癌。

2. **小叶原位癌** 扩张的乳腺小叶末梢导管和腺泡内充满呈实体排列的癌细胞,增生癌细胞未突破基底膜。一般无癌细胞坏死,也无间质炎症反应和纤维组织增生。

（二）浸润性癌

1. 浸润性导管癌　由导管内癌发展而来,癌细胞穿破乳腺导管基底膜向间质浸润,约占乳腺癌的 70% ,为最常见的乳腺癌类型。肉眼观,肿瘤呈灰白色,质硬,切面有砂粒感,癌组织呈树根状侵入邻近组织内,无包膜,与周围组织界限不清(图 16-13)。镜下观,癌细胞排列成巢状、条索状,或伴有少量腺样结构。癌细胞大小形态各异,多形性明显,核分裂象多见。间质有致密纤维组织增生,癌细胞在纤维间质内浸润生长(图 16-14)。

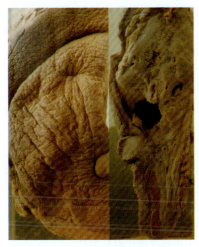

图 16-13　乳腺癌

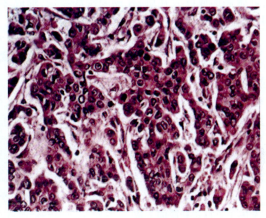

图 16-14　浸润性导管癌

2. 浸润性小叶癌　是由小叶原位癌突破基底膜向间质浸润而来,占乳腺癌的 5% ~ 10% ,其中不少与浸润性导管癌并存。约 20% 可累及双侧乳腺,在同一乳腺中呈弥漫性多灶性分布,因此不容易被临床和影像学检查发现。肉眼观,切面灰白柔韧,质地呈象皮样,边界不清。镜下观,癌细胞呈单行条索状或串珠状浸润于纤维间质之间,或环形排列在正常导管周围。癌细胞较小,大小染色较一致,核圆形、卵圆形,核分裂象少。

3. 特殊类型　主要有髓样癌伴大量淋巴细胞浸润、胶样(黏液)癌、小管癌、佩吉特病等。

二、扩散与转移

1. 直接蔓延　癌细胞沿乳腺导管直接蔓延至小叶腺泡,或沿导管周围组织间隙蔓延至脂肪组织,甚至胸大肌和胸壁。

2. 淋巴道转移　是乳腺癌最常见的转移途径。位于外上、外下象限及中心区的乳腺癌,早期可转移至同侧腋窝淋巴结,继而转移至锁骨上、下淋巴结。位于乳腺内上象限的乳腺癌常转移至乳内动脉旁淋巴结,继而至纵隔淋巴结。少数病例通过深筋膜淋巴管转移至对侧腋窝淋巴结。

考点:乳腺癌的扩散与转移部位

3. 血道转移　晚期可经血道转移至肺、骨、肝、肾上腺、脑等器官。浸润性小叶癌的扩散和转移有特殊性,常转移至脑脊液、浆膜表面、卵巢、子宫和骨髓等。

三、病理临床联系

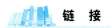　链　接

乳腺癌生物学标记

在正常乳腺上皮细胞的核内均含有雌二醇受体(ER)和孕激素受体(PR),激素在细胞核内与受体

结合,促使 DNA 复制,启动细胞分裂。阻断 ER 和 PR 的作用环节可抑制乳腺癌的生长。约70%乳腺癌患者含有 ER,其中35%同时含有 PR。临床资料证实 ER 和 PR 阳性者转移率低,无瘤存活时间长,预后好,且更适于内分泌治疗。此外,c-erbB-2肿瘤基因蛋白和 ER 表达有一定相关性,前者表达阳性,后者常阴性,细胞增殖活性高,预后差。目前 ER、PR 和 c-erbB-2生物学标记已成为乳腺癌常规检测手段。

　　乳房无痛性肿块是大多数乳腺癌的首发症状,肿块固定,检查时不易推动。癌侵入乳头有大量纤维结缔组织增生时,由于癌周增生的纤维组织收缩使乳头凹陷。如癌组织阻塞真皮内淋巴管,引起皮肤水肿,毛囊汗腺处的皮肤因受牵拉而下陷,导致皮肤呈典型橘皮样外观。晚期,乳腺癌形成巨大肿块,在癌周浸润蔓延,形成多个卫星结节。如癌组织穿破皮肤形成溃疡合并出血、感染。

目标检测

1. 子宫颈息肉为(　　)
   A. 慢性炎症　　　B. 肉芽肿性炎
   C. 腺体扩张　　　D. 腺瘤
   E. 癌前病变
   E. 输卵管浆液性囊腺瘤
2. 下列哪一项最能体现宫颈原位癌的特征(　　)
   A. 发生于子宫颈黏膜的上皮
   B. 是一种早期癌
   C. 是一种基底细胞癌
   D. 未发生转移
   E. 癌组织波及上皮全层,但未侵及基底膜
3. 子宫颈癌的细胞类型最常见的为(　　)
   A. 鳞状细胞癌　　B. 腺癌
   C. 黏液癌　　　　D. 大细胞癌
   E. 未分化癌
4. 关于宫颈癌的描述下列哪项是错误的(　　)
   A. 宫颈癌是女性生殖系统中最常见的恶性肿瘤
   B. 好发于宫颈管外口
   C. 早期浸润癌一般肉眼不能判断,常误诊为宫颈糜烂
   D. 部分宫颈原位癌可长期不发生浸润,个别病例甚至可以自行消退
   E. 宫颈原位癌累及腺体属早期浸润癌
5. 巧克力囊肿的发生与下列哪种疾病有关(　　)
   A. 腺肌病　　　　B. 子宫内膜异位症
   C. 急性输卵管炎　D. 畸胎瘤
   E. 卵巢浆液瘤
6. 子宫外子宫内膜异位症最多见的部位是(　　)
   A. 子宫直肠窝　　B. 卵巢

   C. 输卵管　　　　D. 腹壁手术瘢痕处
   E. 膀胱
7. 良、恶性葡萄胎的相同点在于(　　)
   A. 可见水泡状绒毛　B. 明显的出血坏死
   C. 发生阴道结节　　D. 侵犯子宫肌层
   E. 可有远隔脏器转移
8. 恶性葡萄胎与绒毛膜癌的主要区别是(　　)
   A. 上皮高度增生有异型性
   B. 侵犯肌层和血管
   C. 有水泡状绒毛
   D. 有出血坏死
   E. 有阴道转移结节
9. 下列哪一项不是葡萄胎的特征(　　)
   A. 绒毛间质血管扩张充血
   B. 绒毛间质血管消失
   C. 绒毛滋养叶上皮细胞增生
   D. 绒毛间质高度水肿
   E. 不侵犯子宫深肌层
10. 诊断绒毛膜上皮癌最可靠的依据是(　　)
    A. 可见绒毛,其上皮细胞异型性大
    B. 浸润子宫肌层
    C. 常出血、坏死,形成暗红色结节
    D. 常形成广泛转移
    E. 实质由异型增生的细胞滋养层细胞及合体细胞构成
11. 某患者,女性,20岁。半年前有流产史,近来阴道不规则流血,并有咳嗽、咯血,体检发现子宫体增大,X 线显示肺部圆形阴影,最可能的诊断为(　　)
    A. 肺癌　　　　　B. 肺结核
    C. 子宫内膜癌转移　D. 绒癌转移
    E. 恶性葡萄胎转移

12. 前列腺增生症常发生在( )
    A. 后叶 　　　　　B. 前叶
    C. 侧叶 　　　　　D. 内区
    E. 整个前列腺

13. 乳腺癌最常发生的部位是( )
    A. 内上象限 　　　B. 外上象限
    C. 内下象限 　　　D. 外下象限
    E. 乳头部

14. 下列哪项不是乳腺癌的特征( )
    A. 好发于乳腺外上象限
    B. 其发生可能与雌激素有关
    C. 居女性恶性肿瘤第一位
    D. 浸润性导管癌最常见
    E. 多发于绝经前后

15. 乳腺癌以淋巴道转移最常见,临床上首先被累及的常为( )
    A. 同侧锁骨上淋巴结
    B. 同侧锁骨下淋巴结
    C. 乳内动脉旁淋巴结
    D. 同侧腋窝淋巴结
    E. 纵隔淋巴结

16. 患者,28 岁。生育史 0-0-0-0,闭经 4 个月,阴道出血 3 个月。检查血红蛋白 50g/L,阴道前壁有紫蓝色结节,宫颈口松,子宫如孕 5 个月大小。下列哪种疾病可能性大( )
    A. 妊娠合并子宫内膜异位症
    B. 侵蚀性葡萄胎
    C. 双胎妊娠
    D. 先兆流产
    E. 妊娠合并子宫肌瘤

（周　洁）

第十七章 传 染 病

考点：传染病传播流行的三个基本环节

　　传染病是由于病原微生物通过一定的传播途径侵入易感人群个体而引起的具有传染性和流行性的一类疾病。传染病在人群中发生或流行是一个复杂过程，必须同时具备传染源、传播途径和易感人群三个基本环节。传染病的病原体入侵人体，常有一定的传染途径和方式，并往往定位于一定的组织或器官，产生具有各自特征的病理变化，但其基本的性质大多表现为炎症。由于传染病的病因比较明确，多数疾病疗效理想。有些传染病已经消灭，如天花；有些传染病已接近消灭，如麻风。但由于种种原因，一些新病种的出现，如艾滋病等，又给人类造成了新的危害，所以对这类疾病的研究和防治任务仍是非常繁重的。

　　本章着重介绍结核病、病毒性肝炎、细菌性痢疾、流行性脑脊髓膜炎、流行性乙型脑炎及艾滋病。

第一节 结 核 病

案例 17-1

　　患儿，女，3 岁，自幼体弱多病。三天来高热、呕吐、嗜睡，以上症状逐渐加重，昏迷死亡。尸体解剖所见：右肺原发性结核病，伴发全身粟粒性结核，死于结核性脑膜炎。肺组织内散在多数孤立的小结节性病灶，结节大小基本一致，圆形，境界较清楚。这种结节性病灶形态为典型的结核性肉芽肿的结构。

　　1. 说明典型的结核性肉芽肿的结构。

　　2. 结合病史及标本说明此患者肺粟粒性结核及结核性脑膜炎是如何发生的。

考点：结核病的病变性质

　　结核病（tuberculosis）是由结核杆菌引起的一种常见慢性传染病。病变特征是结核结节形成，相对特征是干酪样坏死。全身各器官均可发生，但以肺结核最多见。结核病曾经威胁整个世界，由于有效抗结核药物的应用，结核病的死亡率明显下降。20 世纪 80 年代以来，由于艾滋病的流行和耐药菌株的出现，结核病的发病率又有回升的趋势。

 链 接

世界防治结核病日

　　1882 年 3 月 24 日是世界著名的德国科学家科赫氏在柏林宣读发现结核杆菌的日子。在 1982 年纪念科赫氏发现结核杆菌 100 周年时，世界卫生组织（WHO）和国际防痨和肺病联合会（IUATLD）共同倡议将 3 月 24 日作为"世界防治结核病日"，以提醒公众加深对结核病的认识。"世界防治结核病日"主要的目的是动员公众支持加强在全球范围的结核病控制工作，使人类历史上最大的杀手——结核病能得到及时的诊断和有效的治疗。

考点：结核病的病因、传播途径

一、病因和发病机制

　　结核病的病原菌是结核杆菌，主要是人型结核杆菌，其次是牛型，其致病作用可能与菌体的成分及机体对菌体成分产生的免疫损伤有关。菌体含有脂质、蛋白质复合物、多糖三种成分。脂质与糖及蛋白质结合成糖脂（索状因子）和糖肽脂（蜡质 D）与结核杆菌的致病性关系密切。结核病主要经呼吸道传染,肺结核患者(尤其是空洞型肺结核)从呼吸道排出大量带菌飞沫,当吸入这些带菌飞沫即可造成感染。其次是食入带菌食物引起消化道感染,少数经皮肤创口感染。

结核病的发生、发展取决于多种因素,其中主要是感染的细菌数量、细菌毒力大小及机体的反应性(主要是免疫力和超敏反应)。人对结核杆菌的自然免疫力较弱,在有效细胞免疫建立以前,巨噬细胞将其杀灭的能力很有限,结核杆菌在细胞内繁殖,一方面引起局部炎症;另一方面可发生全身性血源性播散,成为以后肺外结核病发生的根源。人对结核杆菌的免疫力主要是感染后的获得性免疫,这种免疫以细胞免疫为主,即结核杆菌作用于 T 细胞使其致敏,后者释放多种淋巴因子,激活巨噬细胞,杀灭病灶中的结核杆菌,并向感染部位聚集、增生,形成结核性肉芽肿。但机体在形成抗结核杆菌的细胞免疫的同时,也形成对结核杆菌的迟发型超敏反应(Ⅳ)。两者同时发生或者相伴出现,贯穿疾病的始终,但两者的彼此消长则取决于结核杆菌的数量、毒力的大小及机体抵抗力等因素。当菌量少、毒力弱、机体抵抗力强时,以免疫反应为主,病灶局限,结核杆菌被杀灭;反之则以变态反应为主,呈现急性渗出性炎和组织结构的破坏。

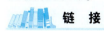 链　接

卡　介　苗

20 世纪初,法国的两位细菌学家——卡默德(Leon Calmette)和介兰(Camile Guerin)共同试制成功了预防结核杆菌的人工疫苗,又称"卡介苗"。卡介苗是一种经过处理后无毒力的牛型结核杆菌疫苗,用它接种于新生婴幼儿和结核杆菌素试验阴性的儿童,可预防发生儿童结核病。

二、基本病理变化

结核病是炎症性疾病,其基本病变包括变质、渗出和增生三种变化。

(一) 以渗出为主的病变

在结核性炎症的早期或机体免疫力低下、细菌数量多、毒力强或变态反应较强时,则发生以渗出为主的变化,主要表现为浆液或浆液纤维蛋白性炎。病变好发于肺、浆膜、滑膜、脑膜等处。早期有中性粒细胞浸润,但很快被巨噬细胞所取代。在渗出液及巨噬细胞中可查出结核杆菌。此型病变不稳定,可完全吸收,也可转变为以增生或坏死为主的病变。

考点: 结核病的病理特点

(二) 以增生为主的病变

当菌量较少、毒力较低或人体免疫力较强时,则发生以增生为主的变化,形成具有诊断价值的结核结节,此为结核的特征性病变。

当结核杆菌侵入机体后,由于细胞免疫反应的结果,被激活的巨噬细胞对结核杆菌有很强的吞噬、消化能力。在被破坏的菌体释放出的磷脂作用下,巨噬细胞体积增大逐渐转变为上皮样细胞,后者呈梭形或多角形,胞质丰富,染色浅,境界不清。核圆形、卵圆形,浅染呈空泡状,有 1~2 个核仁。多数上皮样细胞互相融合或一个细胞核分裂,胞质不分裂形成朗格汉斯巨细胞(langhans giant cell)。此种细胞体积大,胞质丰富,胞核由十几到几十个不等,常规则地排列在细胞质周围呈花环状、马蹄形或密集在胞体一端。在结核病时,由大量上皮样细胞、朗格汉斯巨细胞,以及外周集聚的淋巴细胞和少量反应性增生的成纤维细胞构成的细胞结节,称结核性肉芽肿,又称结核结节(图 17-1)。典型者结节中央有干酪样坏死。

单个结核结节肉眼不能看见,几个结节融合成较大结节时才能见到,为灰白色,约粟粒大小,境界清楚。若有干酪样坏死时略显微黄。增生性病变如进一步好转时,结核结节可纤维

化而愈合。

（三）以变质为主的病变

当细菌数量多、毒力强、机体抵抗力低或变态反应强烈时，以渗出为主或以增生为主的病变均可继发干酪样坏死。

干酪样坏死灶呈浅黄色，均匀细腻，质实，状如奶酪，故称干酪样坏死（图 17-2）。镜下为红染无结构的颗粒状物。在坏死灶中心，由于缺氧不利于细菌繁殖，故此处结核杆菌含量少，但坏死不完全的外周区域内则含菌量多。较大的干酪样坏死灶，不易自溶，也不易被吸收。但有时也可出现软化或液化，一旦液化，细菌可大量繁殖，液化的坏死物易于排出，成为结核病的传染源。

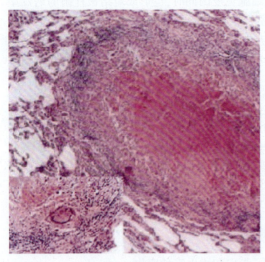

图 17-1　结核结节　　　　　　　　　　　图 17-2　干酪样坏死

以上三种病灶往往同时存在，而以某种病变为主，而且可以随着病原体及机体免疫状态的改变，三种病变可相互转化（表 17-1）。因此结核病患者在不同器官或同一器官中出现结核病时，其病变是复杂多样的。

表 17-1　结核病基本病变和机体免疫状态的关系

病变	机体状态		结核杆菌		病理特征
	免疫力	变态反应	细菌量	毒力	
渗出为主	低	较强	多	强	浆液性或浆液纤维素性炎
增生为主	较强	较弱	少	较低	结核结节
坏死为主	低	强	多	强	干酪样坏死

三、转　　归

结核病的发展和结局取决于机体抵抗力和结核杆菌致病力之间的矛盾关系。在机体免疫力增强时，结核杆菌被抑制、杀灭，病变转向愈合；反之，则转向恶化。

（一）转向愈合

1. 吸收消散　是渗出性病变的主要愈合方式。渗出物经淋巴管或血管吸收，使病灶缩小或消散。较小的干酪样坏死灶及增生性病灶亦可被吸收。肺的渗出性病变经 X 线检查时，可见边缘模糊的云絮状阴影缩小至完全消失。

2. 纤维化、纤维包裹及钙化　增生性病变和小的干酪样坏死灶及未被吸收的渗出病灶可以通过机化、纤维化形成瘢痕而愈合。较大的干酪样坏死灶,则由其周边纤维组织增生将坏死物包裹,中央的干酪样坏死物逐渐干燥,并有钙盐沉着发生钙化。钙化灶内仍有残存的结核杆菌,当机体抵抗力降低时仍可复发进展。X 检查可见纤维化时的病灶呈边缘清楚,密度增高的条索状阴影,而钙化灶为密度更高,边缘清晰的阴影。

(二) 转向恶化

1. 浸润进展　当疾病恶化时,在原有病灶周围出现渗出性病变,并继发干酪样坏死,病变范围不断扩大。X 线检查,原病灶周围出现边缘模糊的云絮状阴影,临床上称为浸润进展期。

2. 溶解播散　干酪样坏死物溶解液化后,含大量结核杆菌的液化坏死物可经自然管道(如支气管、输尿管等)排出,播散至其他部位,形成新的结核病灶,局部则形成空洞。X 线检查,见病灶阴影密度深浅不一,并出现透亮区及肺内出现大小不等的新播散病灶阴影,临床称为溶解播散期。液化物中的结核杆菌也可经淋巴道、血道播散到全身各处。

四、类型和病理变化

(一) 肺结核

结核杆菌大多通过呼吸道感染,故肺结核病最为常见。由于初次感染和再次感染结核杆菌时机体反应性的不同,因而肺部病变的发生和发展各有不同的特点,故可将肺结核分为原发性和继发性肺结核病两大类。

1. 原发性肺结核病　机体第一次感染结核杆菌引起的肺结核病称为原发性肺结核病(primary pulmonary tuberculosis)。多发生于儿童,故又称儿童型肺结核病,但也偶见于未感染过结核杆菌的青少年或成年人。

(1) 病理变化:结核杆菌进入肺内,首先在通气较好的上叶下部或下叶上部靠近胸膜处,以右肺多见,形成直径为1cm左右的灰白色炎性实变灶,称原发病灶。病灶开始为渗出性,而后病灶中央发生干酪样坏死。因机体缺乏对结核杆菌的免疫力,结核杆菌游离或被巨噬细胞吞噬,很快侵入淋巴管,循淋巴液引流到局部的肺门淋巴结,引起结核性淋巴管炎和淋巴结炎。表现为淋巴结肿大和干酪样坏死。肺的原发病灶、淋巴管炎和肺门

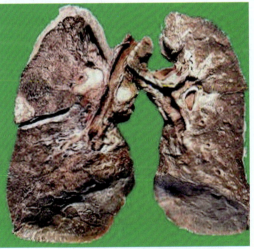

考点: 原发性肺结核的概念、病变特点、转归

图 17-3　肺原发综合征

淋巴结结核三者合称为原发综合征(图17-3),是原发性肺结核的特征性病变。X 线检查呈哑铃状阴影(图17-4)。临床上症状和体征多不明显。

(2) 病变的转归:绝大多数的原发性肺结核病随着机体免疫力的增强而自然痊愈,病灶可完全吸收或进行性纤维化和钙化。有时肺内原发灶已愈合,但肺门淋巴结病变仍可存在,形成支气管淋巴结结核。但经过适当治疗,病灶大多仍可痊愈。

少数病例因营养不良或患其他传染病,使机体抵抗力下降,病变恶化进展,肺内及肺门淋巴结病变继续扩大,并经过以下途径播散(图17-5)。

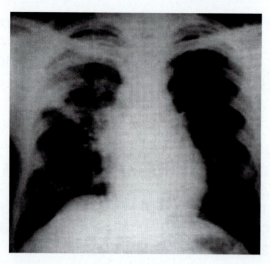

图 17-4　哑铃状阴影

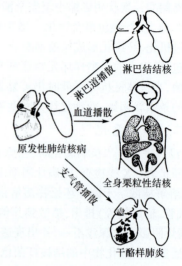

图 17-5　原发性肺结核播散途径

1）支气管播散：原发综合征病灶的干酪样坏死扩大和液化后侵入附近支气管,细菌经支气管播散于肺内,引起小叶性干酪性肺炎。由于小儿支气管发育尚不完全,管壁软,管腔小,易受压或阻塞,支气管播散在原发性肺结核病较少见。

2）淋巴道播散：肺门淋巴结的结核杆菌,可沿淋巴管蔓延到气管支气管淋巴结及颈部、纵隔和锁骨上下等淋巴结,也可向下逆流到腹膜后淋巴结,引起局部淋巴结出现增生性干酪性结核,淋巴结肿大粘连成串或相互粘连成块。严重时,干酪样坏死液化,可穿破局部皮肤,形成经久不愈的窦道。

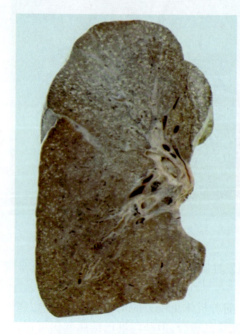

图 17-6　肺粟粒性结核病

3）血道播散：肺内或淋巴结的干酪样坏死可腐蚀血管壁,细菌侵入血流;或由淋巴道经胸导管入血,出现以下三种类型结核病。①全身粟粒性结核病：当机体抵抗力低下,大量结核杆菌短期内侵入肺静脉及分支,进入循环播散到多个器官,如肺、肝、肾、脾、脑和脑膜等处,称为急性全身粟粒性结核病。肉眼可见器官内密布大小一致、灰黄色、粟粒大小的结核病灶。每个粟粒病灶由几个结核结节组成,如菌量多时,则为渗出或坏死病变。临床上患儿病情危重,出现高热、寒战、烦躁等中毒症状。如果结核杆菌少量多次进入体循环,引起的粟粒性病灶大小不一,新旧不等,病程较长,称为亚急性全身粟粒性结核病;②肺粟粒性结核病：有时结核病变的播散仅限于肺内,由淋巴结干酪样坏死物液化后破入附近的大静脉,经静脉入右心,沿肺动脉播散至两肺,而引起两肺急性粟粒性结核病（图17-6）。播散病灶的形态与全身性粟粒性结核病相似;③肺外器官结核病：原发性肺结核时,很少量结核杆菌入血播散至肺外某些器官,如骨、关节、神经系统、泌尿生殖器官等,形成个别或少数结核病灶。这些病灶可以自愈或潜伏下来,当机体抵抗力下降时,病灶活动进展。临床上多数肺外器官结核病就是通过这一方式发生的。

2. 继发性肺结核病　机体再次感染结核杆菌所引起的肺结核病称继发性肺结核病(secondary pulmonary tub erculo-sis),多见于成年人,故又称成人型肺结核病。其感染来源有两种:一是外源性感染,即细菌由外界再次侵入肺内而发病;二是内源性感染,即结核杆菌来自原有的结核病灶经血行播散到肺,形成潜伏性病灶,当免疫力下降时,病灶活动而形成继发性肺结核。一般内源性再感染的可能性较大。 考点:继发性肺结核的类型、病理临床联系

继发性肺结核病时机体对结核杆菌已产生了一定的免疫力,故有以下病变特点:①早期病变多发生在肺尖部,这是由于此处血液循环较差,加之通气不畅,以致局部组织抵抗力较差,细菌易繁殖;②由于患者免疫力相对较强,病变往往以增生为主,形成结核性肉芽肿;③病变常局限于肺内,多数通过支气管播散,肺门淋巴结一般不受累;④病程长,反复发作,新旧病变交替,病情时好时坏,复杂多样。

继发性肺结核根据其病理变化特点及病程经过,分为以下几种类型。

(1) 局灶型肺结核:是继发性肺结核病的早期病变。多位于右肺尖下 2~4cm 处,直径为 0.5~1cm。多数以增生性病变为主,中央为干酪样坏死,病灶最后常发生纤维化、钙化而痊愈。患者多无自觉症状,X 线检查显示肺尖部单个或多个境界清楚的结节状阴影。多数患者可自愈,少数抵抗力低下时可发展为浸润型肺结核。

(2) 浸润型肺结核:属活动型肺结核,是临床最常见的类型。多由局灶型肺结核发展而来,病变以渗出为主,中央有干酪样坏死,病灶周围有炎性渗出物包绕。X 线检查在肺部锁骨下区可见灶状边缘模糊的云雾状阴影。患者常有低热、盗汗、乏力、咳嗽和咯血等症状。若及时治疗,可通过溶解吸收、纤维化、钙化而痊愈。若病变继续发展,渗出及干酪样坏死灶扩大,可侵蚀邻近的支气管,液化的干酪样物通过支气管排出,在该处形成急性空洞。靠近胸膜的急性空洞也可穿破胸膜脏层引起自发性气胸;如有液化的干酪样坏死同时进入胸膜腔,则发生结核性脓气胸。急性空洞壁较薄,经过及时治疗,洞壁肉芽组织增生,洞腔逐渐缩小,闭合至瘢痕愈合。空洞亦可塌陷形成条索状瘢痕愈合。空洞若经久不愈,则液化的干酪样坏死物继续不断经支气管排出,在肺内播散并形成新旧不一的病变,发展为慢性纤维空洞型肺结核。

(3) 慢性纤维空洞型肺结核:为成人慢性肺结核的常见类型,多由浸润型肺结核形成急性空洞的基础上发展而来。病变特点:①肺内有一个或多个厚壁空洞(图 17-7)。多位于肺上叶,大小不一,形状不规则,壁厚可达 1cm 以上,镜下洞壁分三层:内层为多少不等的干酪样坏死;中层为结核性肉芽组织;外层为纤维结缔组织(图 17-8)。②由于结核杆菌长期沿支气管播散,在肺组织内形成许多新旧不一,大小不等,病变类型不同的病灶,部位愈下病变越新鲜。③严重的慢性纤维空洞型肺结核由于肺组织大量破坏,纤维组织大量增生,使肺缩小、变硬、变形,胸膜广泛增厚,胸壁粘连,成为结核性肺硬化。

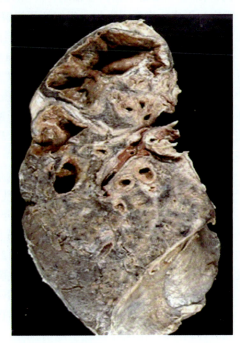

图 17-7　慢性纤维空洞型肺结核

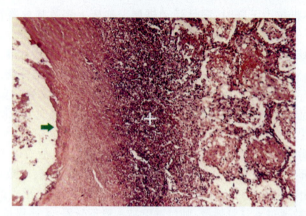

图 17-8　慢性纤维空洞型肺结核

由于空洞长期存在,患者通过飞沫和痰不断向体外排菌,成为结核病的重要传染源,故临床称为开放性肺结核。较小的空洞经适当治疗可通过机化、收缩而闭塞。较大的空洞,内壁坏死组织脱落,肉芽组织逐渐变成纤维瘢痕组织,由于支气管上皮增生覆盖,空洞内已无菌,内面已平滑愈合,称为开放性愈合。如空洞内动脉壁受结核病变侵蚀,可引起大咯血,是导致患者死亡的原因。患者经常排出含菌痰液可引起喉结核,咽下后可引起肠结核。后期由于肺动脉高压而引起肺源性心脏病。

(4) 干酪样肺炎:此型肺结核多发生于机体免疫力低,而对结核杆菌超敏反应过高时,由浸润型肺结核急剧进展或急性、慢性空洞内的细菌经支气管播散而来,病变处为渗出、坏死改变,色黄,质实,呈小叶或融合成大叶分布(图 17-9)。镜下观,肺泡腔内有大量浆液纤维蛋白渗出,炎细胞主要是单核巨噬细胞,并见广泛的干酪样坏死。干酪样坏死物液化排出后可见急性空洞形成。患者因吸收了组织坏死崩解产物而有严重中毒症状。此型病情危重,发展迅速,死亡率高,又有"奔马痨"之称,目前已罕见。

(5) 结核球:又称结核瘤(tuberculoma)(图 17-10)。是一种孤立的有纤维包裹,境界分明的球型干酪样坏死病灶,直径 2cm 以上。多为单个,也可多个,常位于肺上叶。X 线片上有时很难与周围型肺癌相鉴别。结核球的形成可由单个干酪样坏死或多个干酪样坏死融合经纤维包裹而成;或空洞内的干酪样坏死无法排出所致。结核球相对静止时,临床无症状,但由于结核球干酪样坏死灶较大,周围有纤维包裹,药物难以进入,临床上多采取手术切除病灶。

(6) 结核性胸膜炎:在原发性肺结核的后期和继发性肺结核的各个时期均可发生,多见于儿童或青少年。按病变性质可分为渗出性和增生性两种(表 17-2)。

1) 渗出性结核性胸膜炎:较多见于青年人。病变主要为浆液纤维蛋白性炎。浆液渗出量多可引起胸腔积液,胸穿抽出液体呈草黄色,若伴有红细胞渗出,则可出现血性胸腔积液。如积极治疗,可完全吸收痊愈。如渗出物中纤维蛋白较多,纤维蛋白不能完全溶解吸收,则可发生机化使胸膜增厚和粘连,严重时可导致胸腔闭锁。

2) 增生性结核性胸膜炎:多是由肺膜下结核病灶直接蔓延至胸膜所致。病变局限,常位于肺尖。病变以增生为主,在胸膜上形成结核性肉芽组织,很少有胸腔积液。当呼吸活动时,患处有针刺样痛,在深呼吸或咳嗽时加重。一般通过纤维化而愈合,常造成局部胸膜增厚粘连。

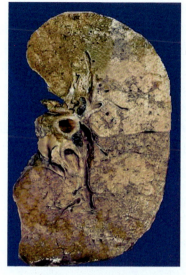

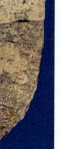

图 17-9 干酪样肺炎　　　　　图 17-10 结核球

表 17-2 原发性和继发性肺结核病的比较

	原发性肺结核	继发性肺结核
感染	第一次感染(外源性)	再次感染(主要为内源性)
好发年龄	儿童	成人
特异性免疫力	低	一般较高
病理特征	原发综合征	病变多样,新旧病灶复杂,较局限
起始病灶	上叶下部、下叶上部近胸膜处	肺尖部
播散方式	淋巴道或血道播散为主	支气管播散为主
病程	短,大多自愈	长,多需治疗
常见类型	支气管淋巴结结核、粟粒性结核病	浸润型肺结核、慢性纤维空洞型肺结核、肺结核球、结核性胸膜炎

(二) 肺外器官结核病

肺外器官结核病除肠结核可因饮用含结核杆菌的牛奶或开放性肺结核患者咽下含菌的痰直接感染;皮肤结核可通过损伤的皮肤直接感染外,其他各器官的结核病,多为原发性肺结核病经血道或淋巴道播散到肺外器官,潜伏多年后再活动发展而成。

1. 骨结核　骨结核病多由血源播散所致,多发生于儿童和青少年。骨结核最多侵犯脊椎骨、长骨骨骺及指骨等。可分为干酪样坏死型和增生型。

干酪样坏死型较多见,以骨质破坏形成干酪样坏死及死骨为特征。病变常波及周围软组织,形成结核性肉芽组织和干酪样坏死。干酪样坏死液化后可在骨旁形成结核性"脓肿",由于局部无红、肿、热、痛,故又称"冷脓肿"。病变如穿破皮肤可形成经久不愈的窦道。

增生型较少见,以形成结核性肉芽组织为特征。侵蚀骨小梁后,骨小梁被吸收、消失,无明显的干酪样坏死和死骨形成。

脊椎骨结核最常见,多侵犯第 10 胸椎至第 2 腰椎,病变起于椎体,常发生干酪样坏死,病变发展可破坏椎间盘及邻近椎体,椎体破坏后不能负重而发生塌陷,引起脊柱后突畸形(图 17-11)。如病变穿破骨皮质可在脊椎两侧形成"冷脓肿"或坏死物沿筋膜间隙向下流,至远隔部位(腰大肌鞘膜下、腹股沟韧带下及腰侧)形成冷脓肿。

2. 肾结核　患者多为20~40岁男性。多为单侧性。结核杆菌主要来自原发性肺结核病的血道播散。病变大多起始于皮质和髓质交界处或肾乳头内,初为局灶性结核病变,继而病变扩大并发生干酪样坏死,然后破坏肾乳头并破入肾盂形成结核性空洞。随着病变继续扩大,可有多数空洞形成,空洞内壁有干酪样坏死物附着(图17-12)。干酪样坏死物随尿下行,可累及输尿管和膀胱。输尿管黏膜可发生溃疡和结核性肉芽肿形成,使管壁增厚,管腔狭窄,甚至闭塞,造成肾积水积脓。膀胱结核,以膀胱三角区最先受累,之后可波及全膀胱。临床上肾实质血管破坏有血尿;大量干酪样坏死排出时可形成"脓尿"。

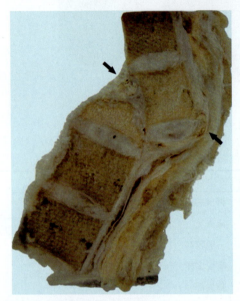

图 17-11　脊椎结核

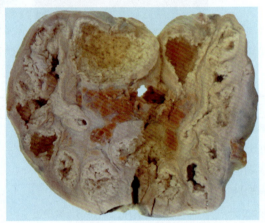

图 17-12　肾结核

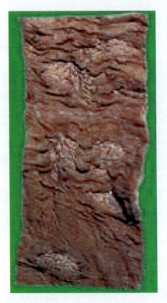

图 17-13　溃疡型肠结核

3. 肠结核　肠结核病可分原发性和继发性两型。原发性肠结核很少见,常发生于小儿,一般因饮用含菌牛奶所致,引起肠原发综合征(肠的原发性结核性溃疡,结核性淋巴管炎和肠系膜淋巴结炎)。继发性肠结核多见于成人,多由活动性空洞型肺结核患者,反复咽下含结核杆菌的痰液引起。病变好发部位为回盲部。根据病变的特点不同可将继发性肠结核分为两型。

(1)溃疡型:结核杆菌侵入肠壁淋巴组织后形成结核结节,以后结节逐渐融合并发生干酪样坏死,破溃后形成黏膜溃疡。由于肠壁淋巴管分布呈环行,病变沿淋巴管扩散,因而溃疡的长径与肠纵轴垂直(图17-13)。溃疡边缘参差不齐,底部为干酪样坏死物和结核性肉芽组织,溃疡深浅不一。局部浆膜常有纤维蛋白渗出和连接成串的灰白色粟粒状结节(结核性淋巴管炎)。后期纤维蛋白机化可引起局部肠粘连。溃疡愈合后由于形成的瘢痕收缩可致肠腔狭窄,但出血、穿孔少见。

(2)增生型:此型较少见,特点为肠壁内有大量结核性肉芽组织和纤维组织增生,使肠壁高度肥厚变硬,肠腔狭窄,肠黏膜面有浅溃疡或息肉形成。右下腹常可扪及包块,需与结肠癌相鉴别。

4. 结核性腹膜炎　多见于青少年,绝大多数继发于溃疡型肠结核、肠系膜淋巴结结核或结核性输卵管炎。可分为干性和湿性两型,但通常以混合型多见。

(1)湿性:腹膜可见大量粟粒大小的结核结节,腹腔内可见大量黄色混浊或带血性腹腔积液。渗出物以浆液为主,纤维蛋白较少,故腹腔脏器不发生粘连。临床表现为腹痛、腹胀。

(2)干性:腹膜上可见结核结节及大量纤维蛋白性渗出物,机化后引起腹腔脏器广泛粘连、腹膜增厚。临床上出现慢性肠梗阻症状,触诊时腹部有柔韧感。

第二节　病毒性肝炎

病毒性肝炎(viral hepatitis)是由肝炎病毒引起的以肝细胞变性坏死为主要病变的一组传染病。目前已知的肝炎有甲型、乙型、丙型、丁型、戊型和庚型六种。病毒性肝炎在世界各地均有散发和流行,我国是发病率较高的地区之一,以乙型肝炎最多见,其次是丙型和甲型。任何年龄均可患病,且发病无性别差异。 *考点:病毒性肝炎的概念*

一、病因与传染途径

目前对肝炎病毒的认识已较为清楚,各型肝炎病毒的特点见表17-3。 *考点:各型肝炎的传播途径*

表17-3　各型肝炎病毒的特点

类型	病毒类型	潜伏期	传染途径	临床特点
HAV	RNA型	2~6周	消化道	儿童、青少年多见,急性发病,愈后免疫力持久
HBV	DNA型	8~24周	输血、注射、密切接触	青壮年多见,起病缓,5%~10%转为慢性
HCV	RNA型	2~26周	同上	急性起病,>70%转为慢性
HDV	RNA型	4~7周	同上	与HBV重叠感染,以重型肝炎多见
HEV	RNA型	2~8周	消化道	发病类似甲肝,合并妊娠时20%可转为重型
HGV	RNA型	不详	输血,注射	新发现类型

肝炎病毒引起肝损害的机制尚不十分清楚,不同类型肝炎的发病机制可能不同。目前对HBV的发病机制研究较多,研究表明,HBV是通过细胞免疫应答引起病变。病毒在肝细胞内复制后释放入血,其中一部分与肝细胞膜结合,使肝细胞表面的抗原性发生改变;进入血液的病毒使T淋巴细胞致敏,致敏的T淋巴细胞与肝细胞表面的抗原结合,发挥淋巴细胞毒作用,溶解、破坏肝细胞膜及与其结合的病毒抗原。

二、基本病理变化

各型病毒性肝炎的基本病变均属于变质性炎症,都是以肝细胞的变性、坏死为主,同时伴有不同程度的炎细胞浸润、肝细胞的再生和纤维组织增生。 *考点:病毒性肝炎的病变性质*

(一)肝细胞变性、坏死

1. 变性

(1)细胞水肿:为最常见的病变。由于肝细胞受损,代谢障碍,使细胞水分增多造成。光镜下见肝细胞明显肿大,胞质呈半透明疏松网状,称胞质疏松化。若水分进一步增多,细胞肿大呈球状,胞质几乎完全透明,称为气球样变(图17-14)。

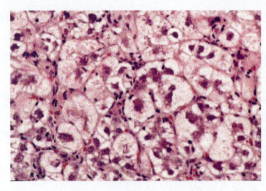

图 17-14　胞质疏松化、气球样变

（2）嗜酸性变：嗜酸性变常累及单个或几个肝细胞，光镜下见肝细胞胞质浓缩，嗜酸性增强，胞质颗粒消失，呈均匀致密的深红色。

2. 坏死

（1）嗜酸性坏死：由嗜酸性变进一步发展而来，胞质更加浓缩，胞核也浓缩至消失，最终聚成深红色的圆形小体，称嗜酸性小体，属于细胞凋亡。

（2）溶解性坏死：最常见。由高度气球样变的肝细胞发展而来，根据坏死的程度和范围可分为：

1）点状坏死：散在于肝小叶内单个或数个相邻肝细胞的坏死。

2）碎片状坏死：肝细胞呈灶状坏死、崩解，常见于肝小叶周边部的肝细胞界板，常伴有炎性细胞浸润。

3）桥接坏死：指在中央静脉与汇管区之间或两个中央静脉之间，或两个汇管区之间出现的相互连接的肝细胞坏死带。坏死处伴肝细胞不规则再生及纤维组织增生。

4）大片状坏死：指几乎累及整个肝小叶的大范围的肝细胞坏死。

（二）炎细胞浸润

在汇管区和肝小叶内的坏死区有不同程度的炎细胞浸润，主要是淋巴细胞、单核细胞，也可见少量浆细胞和中性粒细胞。

（三）肝细胞再生和间质反应性增生

1. 肝细胞再生和小胆管增生　肝细胞坏死时，邻近肝细胞可分裂再生，再生肝细胞体积较大，核大而深染，可有双核。严重坏死时，可出现结节状再生。在慢性病例，汇管区可见细小胆管的增生。

2. Kupffer 细胞增生　肝血窦内的巨噬细胞（Kupffer 细胞）增生，增生的细胞突出于窦壁或脱落于肝窦内，成为游走的巨噬细胞，发挥吞噬功能。

3. 间叶细胞及成纤维细胞的增生　间叶细胞可分化为组织细胞参与炎症反应。后期成纤维细胞增生并参与修复，若大量成纤维细胞增生可导致肝硬化。

三、临床病理类型

 案例 17-2

患者，男性，28 岁，突然出现黄疸和昏迷，三天后死亡。尸体解剖证实为急性重症肝炎。

1. 急性重症肝炎的病变性质是什么？肝脏有何改变？

2. 其临床表现与病理变化有无联系？

病毒性肝炎可根据病程、病变程度和临床表现的不同，临床病理类型见图 17-15。

考点：各型病毒性肝炎的病变特点

（一）急性病毒性肝炎

急性病毒性肝炎最常见。临床上分为黄疸型与无黄疸型两种。我国以无黄疸型肝炎居多，其中多为乙型肝炎。两者病变基本相同。

1. 病理变化　以广泛的肝细胞变性，而坏死轻微为此型肝炎的病变特点。镜下观，肝细胞普遍肿大,胞质疏松化和气球样变,可见嗜酸性变及嗜酸性小体形成,肝小叶内可有散在的点状坏死,有肝细胞再生现象。肝小叶及汇管区内有轻度的炎细胞浸润。黄疸型肝炎可见胆汁淤积现象,毛细胆管内有小胆栓形成,细胞内胆色素颗粒等(图 17-16)。肉眼观,肝体积增大,被膜紧张,表面光滑。

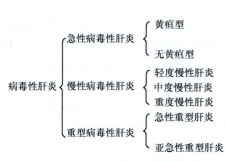

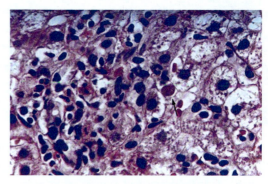

图 17-15　病毒性肝炎病理分型　　　　　图 17-16　急性病毒性肝炎

2. 病理临床联系　临床表现为肝大,被膜紧张引起肝区疼痛及压痛。肝细胞变性坏死,导致胆红素代谢障碍,出现黄疸。由于肝细胞坏死,释出细胞内的酶类入血,故血清谷丙转氨酶(SGPT)升高,肝功能异常。

3. 结局　急性肝炎多数可在半年内逐渐恢复,特别是甲型肝炎预后最好,99% 可痊愈。乙型肝炎有 5%~10% 转为慢性,极少数(约 1%)发展为急性重型肝炎。丙型肝炎 50% 转为慢性。

(二) 慢性病毒性肝炎

病毒性肝炎病程持续在半年以上者即为慢性肝炎。1995 年我国提出的病毒性肝炎防治方案中将慢性肝炎分为轻、中、重度三类,各有不同程度的炎症变化、坏死及纤维化。

1. 病理变化

(1) 轻度慢性肝炎:有点状坏死和轻度碎片状坏死,汇管区周围纤维增生,少量炎细胞浸润,肝小叶结构完整。

(2) 中度慢性肝炎:肝细胞坏死明显,除灶状、带状坏死外,并出现中度碎片状坏死及肝细胞桥接坏死,汇管区及小叶内炎细胞浸润明显。肝小叶内有纤维间隔形成,肝小叶结构紊乱,但大部分仍然保存。

(3) 重度慢性肝炎:肝细胞坏死重且广泛,有重度的碎片状坏死及大范围桥接坏死。坏死区出现肝细胞不规则再生,小叶内及小叶周边部坏死区纤维间隔形成,并分隔肝小叶结构,甚至形成假小叶。这时可视为早期肝硬化。

2. 病理临床联系　常见的临床表现为肝大、肝区疼痛,严重者还可伴有脾大。实验室检查可见患者血清谷氨酸氨基转移酶、胆红素有不同程度的升高、白蛋白降低,凝血酶原活性下降等。

3. 结局　轻度的慢性肝炎可以痊愈或病变静止。如病变不断加重或反复发作,逐渐破坏肝小叶的正常结构,演变为肝硬化。一部分患者发展为肝癌。

(三) 重型病毒性肝炎

此型病情严重,较少见。根据起病急缓及病变程度,可分为急性重型和亚急性重型两种。

1. 急性重型肝炎　少见。起病急骤,病变进展迅速,病情重,多数患者在 2 周内死亡,故又有爆发型肝炎之称。

(1) 病理变化:镜下可见肝细胞坏死严重而广泛,出现肝组织弥漫性大片坏死,肝细胞溶

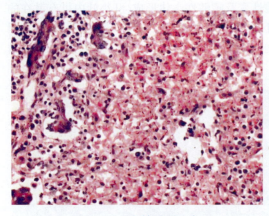

图 17-17　急性重型肝炎

解。坏死多自肝小叶中央开始,并迅速向四周蔓延,仅小叶周边部残留少数变性的肝细胞;残留的肝细胞再生不明显;肝窦明显扩张充血甚至出血。Kupffer 细胞增生肥大,并吞噬细胞碎屑及色素;小叶内和汇管区可见淋巴细胞和巨噬细胞浸润(图 17-17)。肉眼观,肝体积显著缩小,尤以左叶为甚,重量可减至 600~800g,质地柔软,被膜皱缩。切面呈黄色或红褐色,故又称急性黄色肝萎缩或急性红色肝萎缩。

(2)病理临床联系:由于大量肝细胞迅速溶解坏死,可导致:①凝血因子合成障碍导致出血倾向;②胆红素大量入血引起重度黄疸;③肝功能障碍直至衰竭,解毒障碍导致肝性脑病。此外,由于毒血症和出血等因素,使肾血流减少,肾小管因缺血而发生变性坏死,导致肾衰竭,称为肝肾综合征。

(3)结局:此型肝炎预后较差,大多数患者在短期内死亡,主要死于肝功能衰竭,其次为消化道大出血、急性肾衰竭或 DIC 等。有的可迁延为亚急性重型肝炎。

2. 亚急性重型肝炎　多数由急性重型肝炎转变而来或一开始即起病缓慢,病程可达一至数月。

(1)病理变化:本型病变即有大片肝细胞坏死,又有肝细胞结节状再生。坏死区网状支架塌陷和胶原纤维化,存留的肝细胞再生,但再生的肝细胞因失去依托而呈不规则结节状,小叶结构紊乱。小叶内外可见明显的炎细胞浸润,小叶周边部小胆管增生,有淤胆和胆栓形成(图 17-18)。肉眼观,肝脏体积有不同程度缩小,重量减

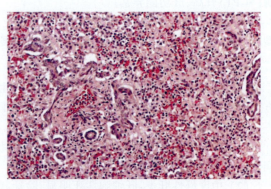

图 17-18　亚急性重型肝炎

轻,被膜皱缩,表面可见大小不等呈黄绿色的结节,质地变硬。

(2)结局:如积极治疗有停止进展的可能,如病程历时较长病变反复进行性发展,则逐渐过渡为坏死后性肝硬化。

第三节　细菌性痢疾

 案例 17-3

张某,女,9 岁。两天前因在学校门口吃东西后,开始出现发热,腹痛、腹泻,黄色水样便,每日 10~12 次,口服黄连素后,病情没有明显缓解,今日起开始出现黏液脓血便和里急后重感,体温明显增高。

1. 患者患的是什么病?
2. 临床表现与病理变化有何联系?

细菌性痢疾(bacillary dysentery),简称菌痢,是痢疾杆菌引起的一种常见的肠道传染病。主要病变为结肠黏膜的纤维蛋白性炎。常发生于夏秋季节。儿童发病率较高,临床上主要表

现为发热、腹痛、腹泻、里急后重、黏液脓血便。

一、病因和发病机制

　　痢疾杆菌是革兰阴性杆菌，根据其抗原结构不同可分为四种，即福氏菌、鲍氏菌、宋氏菌和志贺菌。在我国引起痢疾的病原菌主要是福氏和宋氏痢疾杆菌。所有的痢疾杆菌都能产生内毒素，志贺菌还能产生外毒素。

考点： 细菌性痢疾的病因、传染源和传播途径

　　细菌性痢疾患者和带菌者是本病的传染源。从粪便中排出的病原菌，可直接或间接（苍蝇为媒介）污染食物、水源、食具、日常生活用具和手等，经口传染给健康人。食物和饮水的污染可引起大流行。

　　痢疾杆菌经口进入胃，大部分被胃酸杀灭，仅少部分进入肠道。是否发病还取决于多方面因素，包括机体抵抗力的强弱，侵入细菌的数量的多少和毒力的大小。当受凉、暴饮、暴食、过度疲劳等诱因使机体抵抗力降低时，即使感染少量痢疾杆菌也会致病。痢疾杆菌在结肠内繁殖，从上皮细胞直接侵入肠黏膜，并在黏膜固有层内增殖，菌体裂解后释放出毒素，被吸收入血，引起全身中毒症状和肠黏膜炎症。

二、类型及病理变化

　　细菌性痢疾主要发生于大肠，尤以乙状结肠和直肠为重。根据肠道病变特征、全身变化及临床经过的不同，可分为以下三种类型。

考点： 细菌性痢疾的好发部位、病变特征

（一）急性细菌性痢疾

　　急性细菌性痢疾典型的病变过程为初期的急性卡他性炎，进一步发展为本病特征性的假膜性炎和溃疡形成，最后愈合。病变早期黏液分泌亢进，黏膜充血、水肿，可见点状出血，并伴有中性粒细胞及巨噬细胞浸润。随病变发展，肠黏膜上皮坏死脱落，大量纤维蛋白渗出。渗出的纤维蛋白与坏死组织、红细胞、中性粒细胞和细菌一起形成假膜（图17-19）。假膜首先出现于肠黏膜皱襞的顶端，呈灰白色，糠皮样外观，后来随着病变范围的扩大，病灶相互融合形成片状（图17-20）。如出血性变化明显时假膜呈暗红色，有胆汁沾污则呈灰绿色。一周左右，在中性粒细胞崩解后释放的蛋白水解酶的作用下，假膜开始脱落，形成大小不等、形状不一的"地图状"浅表性溃疡，溃疡仅局限于黏膜层，很少累及黏膜肌层。

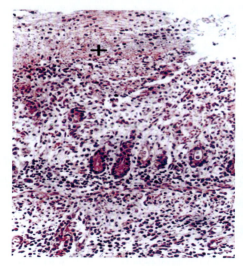

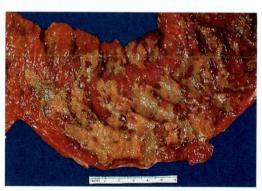

图 17-19　急性细菌性痢疾　　　　　　图 17-20　急性细菌性痢疾

临床上,急性细菌性痢疾初期由于肠黏膜的急性卡他性炎症,排水样便和黏液便;后因假膜脱落及小血管损伤引起出血,转变为黏液脓血便;由于炎症刺激直肠壁内的神经末梢及肛门括约肌,导致里急后重和排便次数增多。由于细菌的毒素被吸收,患者可出现发热、乏力、食欲减退等全身中毒症状和白细胞增高;严重病例可伴有呕吐,出现脱水、酸中毒和水电解质紊乱,血压下降,甚至发生休克。

急性细菌性痢疾的自然病程为 1~2 周,经适当治疗大多痊愈,很少出现肠出血、肠穿孔等并发症,少数转变为慢性痢疾。

(二) 慢性细菌性痢疾

病程持续超过 2 个月以上者称为慢性。多由急性痢疾转变而来,以福氏菌感染者多见。肠道局部病变时轻时重、此起彼伏,原有溃疡尚未愈合,又有新的溃疡形成。因此新旧病灶同时存在。由于组织的损伤与修复反复进行,溃疡边缘不规则,黏膜常过度增生并形成息肉。肠壁各层有慢性炎细胞浸润和纤维组织增生,使肠壁不规则增厚、变硬,甚至引起肠腔狭窄。

临床上可出现不同程度的肠道症状,如腹痛、腹胀、腹泻,有时便秘与腹泻交替出现,大便常带有黏液或少量脓血。少数患者仅为痢疾杆菌的携带者,可无明显的症状和体征,但大便培养持续阳性,常成为传染源。临床上出现急性细菌性痢疾的症状时称为慢性细菌性痢疾急性发作。

(三) 中毒性细菌性痢疾

此型的特征为起病急骤,严重的全身中毒症状,但肠道病变和症状轻微,为细菌性痢疾中最严重的一型。多见于 2~7 岁儿童,成人少见。常由毒力较低的福氏或宋氏痢疾杆菌引起。发病数小时即可出现中毒性休克和呼吸衰竭而死亡。

肠道病变一般仅呈卡他性炎改变,有时肠壁集合和孤立淋巴小结滤泡增生肿大,而呈滤泡性肠炎改变。很少形成假膜和溃疡,故无明显消化道症状。

第四节　流行性脑脊髓膜炎

 案例 17-4

患儿,女,3 岁。入院前 3 天精神稍差、饮食减少,有感冒症状。两天后患儿烦躁不安并出现喷射状呕吐。体格检查:急性病容,身上有红色小出血点,前囟饱满膨出,颈部有抵抗感,屈髋伸膝征阳性,心肺(-)。体温 39.5℃,脉搏 125 次/分,血压 100/50mmHg。实验室检查:白细胞 $18 \times 10^9/L$,中性粒细胞 85%,杆状核细胞 9%,淋巴细胞 5%。脑脊液检查:压力增高,混浊呈脓样,中性粒细胞增高,蛋白质增高,糖和氯化物降低,细菌培养见脑膜炎奈瑟菌生长。

1. 本病例最可能的诊断是什么?写出诊断依据。
2. 脑脊液检查对本病的诊断有何意义?

流行性脑脊髓膜炎(epidemic cerebrospinal meningitis)简称流脑,是由脑膜炎奈瑟菌引起的急性传染病。病理特点是脑脊髓膜的急性化脓性炎。多为散发,在冬春季可引起流行,患者以小儿及青少年多见。临床上可出现高热、头痛、呕吐、颈强直及皮肤瘀点等。

一、病因和发病机制

考点:流行性脑脊髓膜炎的病因、传播途径

脑膜炎奈瑟菌为革兰阴性球菌,具有荚膜,能抵抗白细胞的吞噬作用,并产生内毒素,引起小血管出血、坏死,致使皮肤、黏膜出现瘀点、瘀斑。该菌存在于患者或带菌者的鼻咽部,借飞沫经呼吸道传染。细菌进入上呼吸道后,大多数人不发病或仅有局部轻度卡他性炎,成为带菌者。部分机体抵抗力低下的患者,细菌由黏膜入血,大量繁殖引起菌血症或败血症,再进一步到达脑脊髓膜引起化脓性炎症。

二、病理变化及并发症

(一)病理变化

病变主要累及软脑膜和蛛网膜。肉眼观,脑脊髓膜血管高度扩张,蛛网膜下隙充满灰黄色脓性渗出物,使脑沟和脑回结构模糊(图17-21)。病变尤以大脑额叶、顶叶最为明显,由于炎性渗出物的阻塞,脑脊液循环发生障碍,可引起不同程度的脑室扩张。镜下观,蛛网膜血管高度扩张充血,蛛网膜下隙充满大量中性粒细胞、纤维蛋白和少量单核细胞、淋巴细胞(图17-22)。脑实质一般不受累。

考点：流行性脑脊髓膜炎的病变性质、病变特点

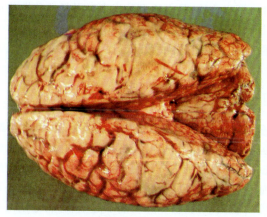

图17-21 流行性脑脊髓膜炎

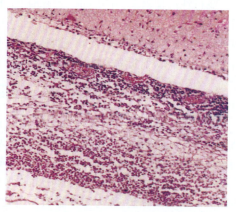

图17-22 流行性脑脊髓膜炎

(二)病理临床联系

临床上患者除有发热等感染性全身症状外,常有下列神经系统症状。

1. **颅内压增高症状** 由于脑膜血管充血,蛛网膜下腔渗出物堆积,蛛网膜颗粒因脓性渗出物阻塞而影响脑脊液吸收,如伴脑水肿,则颅内压增高更明显。患者表现为头痛、喷射性呕吐,小儿前囟饱满等。

2. **脑膜刺激征** 由于脊神经根周围蛛网膜和软脊膜的炎症,使神经根肿大,在椎间孔处受压,当颈部或背部肌肉运动时产生疼痛,因而颈部肌肉发生保护性痉挛而呈僵直状态,患者出现颈项强直。在婴幼儿,由于腰背部肌肉保护性痉挛而呈"角弓反张"体征。当屈髋伸膝试验时,因坐骨神经受到牵拉,引起腰神经根压痛的表现,即为屈髋伸膝征(Kernig征)阳性。

3. **脑神经麻痹** 由于基底部脑膜炎症常累及第Ⅲ、Ⅳ、Ⅴ、Ⅵ、Ⅶ对脑神经。可出现相应的神经麻痹征。脑脊液的变化为压力升高,混浊不清,含大量脓细胞,蛋白增多,糖减少,涂片及培养可查到病原体。脑脊液检查结果是诊断本病的一个重要依据。

(三)结局和并发症

由于抗生素的应用,经及时治疗,大多数患者均能痊愈。如治疗不当,可发生如下并发症:①脑积水,由于蛛网膜下隙渗出物被机化,引起脑膜粘连,脑脊液循环障碍所致;②脑神经受损,出现耳聋、视力障碍、斜视、面神经瘫痪等;③脑缺血和脑梗死,由脑底血管炎引起管腔阻塞所致;④局限性粘连性蛛网膜炎。

考点：流行性脑脊髓膜炎的并发症

第五节　流行性乙型脑炎

案例 17-5

　　患儿,男,4岁。晨起头痛,高热不退,嗜睡,于中午开始呕吐,颈部发硬。体格检查:体温40℃,神志不清,时有惊厥,两侧瞳孔不等大,光反射迟钝。入院后经抢救无效死亡。脑脊液检查:呈微浊状,压力增高,白细胞总数增多。中性粒细胞略有增高。

　　尸检:肉眼可见脑组织膨隆,血管充血。镜下可见血管扩张充血,其周有大量的淋巴细胞浸润,神经细胞部分出现变性和坏死,并可见部分区域有软化灶形成。

　　1. 本病的病理诊断是什么?依据是什么?

　　2. 如何鉴别流行性脑脊髓膜炎和流行性乙型脑炎?

　　流行性乙型脑炎(epidemic encephalitis B),简称乙脑,是由乙型脑炎病毒引起的急性传染病,病理变化主要表现为中枢神经系统特别是大脑实质神经细胞变性、坏死为主的炎症性疾病,临床主要表现为高热、呕吐、嗜睡、抽搐、昏迷等。多在夏秋季节流行。儿童发病率较成人高,尤以10岁以下儿童多见。

一、病因和发病机制

考点:流行性乙型脑炎的病因、传播途径

　　乙型脑炎病毒是一种嗜神经性的 RNA 病毒。传染源为患者或中间宿主家畜、家禽(猪、马、牛、鸡等)。传播媒介为蚊,在我国主要为三节吻库蚊。蚊虫叮咬带有病毒的家畜,然后带病毒的蚊虫叮人吸血时,病毒可侵入人体,先在局部血管的内皮细胞中及全身单核-吞噬细胞系统中繁殖,然后入血引起短暂性的病毒血症。当机体免疫力强、血脑屏障功能正常者,病毒不能进入脑组织致病,称为隐性感染。当免疫功能低下,血脑屏障功能不健全者,病毒则可侵入中枢神经系统而致病。

二、病理变化及并发症

(一)病理变化

考点:流行性乙型脑炎的病变性质、病变特点

　　病变广泛累及中枢神经系统灰质,但以大脑皮质、基底节、视丘最为严重,小脑皮质、延髓、脑桥次之,脊髓病变最轻。

　　肉眼观,脑膜血管充血、脑水肿明显,脑回宽、脑沟窄。严重者在皮质深层、基底核、视丘等部位的切面上可见粟粒大小、境界清楚、散在或集中分布的半透明灰白色软化灶。

　　镜下观,可见如下病变。

　　1. 神经细胞变性、坏死　病毒在神经细胞内增殖,导致细胞损伤。表现为细胞肿胀、胞质内尼氏小体消失、空泡形成、细胞核固缩或细胞核溶解消失,增生的少突胶质细胞环绕在变性、坏死的神经细胞周围,称为"神经细胞卫星现象"。小胶质细胞、中性粒细胞侵入坏死的神经细胞内,称"噬神经细胞现象"(图 17-23)。

　　2. 血管变化和炎症反应　小血管明显扩张、充血,血管周围间隙增宽,形成以淋巴细胞为主的炎细胞浸润,并围绕血管周围呈"袖套状浸润"(图 17-24)。

　　3. 软化灶形成　病变严重时,局灶性神经组织坏死或液化,形成疏松浅染边界清楚的筛网状病灶,称为筛状软化灶,对乙型脑炎的诊断具有一定的特征性(图 17-25)。

　　4. 胶质细胞增生　小胶质细胞弥漫性或灶性增生,如增生的胶质细胞聚集成群则形成胶质细胞结节(图 17-26),多位于小血管旁或坏死的神经细胞附近。

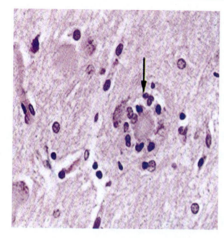

图 17-23　噬神经细胞现象

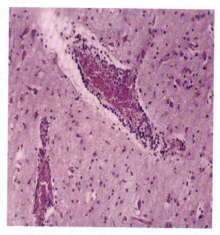

图 17-24　淋巴细胞袖套状浸润

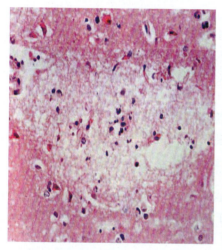

图 17-25　筛状软化灶

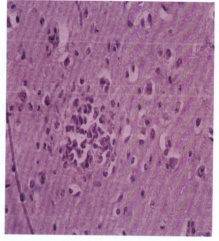

图 17-26　胶质细胞结节

（二）病理临床联系

1. 意识障碍　由于神经细胞发生较广泛的变质性病变,可引起中枢神经系统功能障碍,患者出现嗜睡、昏迷等症状。这是最早出现和主要症状。

2. 颅内压升高　炎性渗出物造成脑水肿及颅内高压,临床上患者出现头痛、呕吐等症状,严重时可引起脑疝,其中小脑扁桃体疝可致延髓呼吸中枢受压,呼吸骤停而致死。

3. 脑膜刺激征　脑膜可有轻度炎症反应,可出现轻度脑膜刺激征。

（三）结局及并发症

多数患者经过适当治疗,在急性期后痊愈,脑部病变逐渐消失。病变较重者,可出现痴呆、语言障碍、肢体瘫痪及脑神经损伤所致的吞咽困难、中枢性面瘫等后遗症,这些表现经数月之后多能恢复正常。少数患者不能完全恢复而留下后遗症。

第六节　艾　滋　病

艾滋病是获得性免疫缺陷综合征(acquired immunodeficiency syndrome,AIDS)的简称,是由人类免疫缺陷病毒(human immunodificiency virus,HIV)感染所引起的以全身性严重免疫缺陷为主要特征的致命性传染病。1981 年首先在美国报道,1982 年正式命名。病变传播迅速,世界上几乎每个国家和地区都未能摆脱这种病魔的侵袭。

链 接

世界艾滋病日

　　为提高人们对艾滋病的认识,世界卫生组织于 1988 年 1 月将每年的 12 月 1 日定为世界艾滋病日,号召世界各国和国际组织在这一天举办相关活动,宣传和普及预防艾滋病的知识。世界艾滋病日的标志是红绸带。红绸带标志的意义:红绸带像一条彩带,将世界人民紧紧联系在一起,共同抗击艾滋病,它象征着我们对艾滋病患者和感染者的关心与支持;象征着我们对生命的热爱和对和平的渴望;象征着我们要用"心"来参与预防艾滋病的工作。

一、病因和发病机制

考点:艾滋病的病因

　　AIDS 由 HIV 感染所引起,HIV 是一种逆转录病毒,从患者中分离得到两种类型的 HIV,即 HIV-1 和 HIV-2,两型所引起的病变相似。病毒由皮肤伤口或黏膜进入人体血液,主要攻击和破坏的细胞是辅助性 T 淋巴细胞(CD_4^+),病毒能选择性地侵犯有 CD_4^+ 受体的 T 淋巴细胞。当病毒进入细胞内后进行复制,形成大量的新病毒颗粒,这些病毒颗粒由 CD_4^+T 淋巴细胞逸出,导致细胞的溶解和破裂。此外,逸出的病毒颗粒继续攻击其他 CD_4^+T 淋巴细胞。历经一段时间,CD_4^+T 淋巴细胞逐渐进行性下降,可出现机会性感染。HIV 感染所致免疫功能的损害,不仅是 CD_4^+T 淋巴细胞被破坏,其他免疫细胞也不同程度的受到影响。单核巨噬细胞、B 淋巴细胞、CD_8^+T 淋巴细胞和 NK 细胞等功能受损,最后导致整个免疫功能缺陷,最终引起机会感染和恶性肿瘤的发生。

二、传染源和传播途径

考点:艾滋病的传染源和传播途径

　　AIDS 的潜伏期长,从病毒感染到出现 AIDS 症状要 5 年,甚至更长时间。本病的传染源是患者及 HIV 携带者。已经证实 HIV 可存在于单核细胞、血浆、精液、唾液、尿、泪液、乳汁和宫颈阴道分泌液中。其主要的传染途径有如下三种。

　　1. 性接触传播 是艾滋病最主要的传播途径,占 HIV 感染总数的 70%。血液和精液中 HIV 的含量几乎相等,故是感染力度最强的感染源。研究证明,避孕套对 HIV 的传播有明显的阻断作用。

　　2. 输入带有 HIV 的血液或血制品 输入被 HIV 污染的血或血液制品就会感染艾滋病;使用被艾滋病毒感染污染的注射针头或医用器械等,尤其是静脉注射吸毒者,注射器未经消毒轮流使用,极易相互感染。

　　3. 母婴垂直传播 母体病毒经胎盘垂直传播给胎儿或通过哺乳等感染婴儿。统计证明,感染 HIV 的孕妇生下的婴儿,30%~50% 也感染 HIV。

三、病理变化

　　1. 免疫学损害的形态学表现 早期及中期,淋巴结肿大。最初淋巴滤泡明显增生,生发中心活跃,有"满天星"现象。中期,滤泡网状带开始破坏,小血管增生,副皮质区淋巴细胞逐渐减少,浆细胞浸润。晚期,淋巴细胞明显减少,几乎消失殆尽,呈现一片荒芜景象,无淋巴滤泡和副皮质区之分,在淋巴细胞消失区常由巨噬细胞替代。最后淋巴结结构完全消失,仅见巨噬细胞和浆细胞残留。

　　2. 继发性感染 AIDS 患者对各种病原体非常敏感,表现为多发性机会性感染,为本病的重要致死原因,具有感染范围广,累及器官多的特点,其中以中枢神经系统、肺、消化道继发感染最常见。病原种类有病毒、细菌、真菌、原虫等，其中卡氏肺孢子虫感染最常见，约有 50% 的病例有卡氏肺孢子虫感染，引起卡氏肺孢子虫性肺炎的病例中约有 70% 中枢神经系统受累，主要是弓形虫或新型隐球菌感染引起脑炎或脑膜炎。

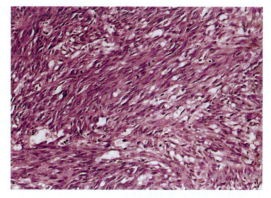

图 17-27 Kaposi 肉瘤

3. 恶性肿瘤 Kaposi 肉瘤是一种非常罕见的血管增殖性疾病，约 30% 的病例可发生 Kaposi 肉瘤。该肿瘤起源于血管内皮，广泛累及皮肤、黏膜和内脏，以下肢易见。肉眼观，肿瘤呈暗蓝色或紫棕色结节。镜下观，由梭形细胞和毛细血管样腔隙(血管裂隙)组成，内见数量不等的红细胞，有时可见一定数量的炎细胞(图 17-27)。AIDS 患者中有 5%~10% 的人可发生非霍奇金淋巴瘤。

四、病理临床联系

临床上将 AIDS 的病程分为以下三个阶段。

1. 早期或急性感染期 感染病毒 3~6 周后出现咽痛、发热、肌肉痛等非特异性临床表现。因患者尚有较强的免疫力，2~3 周后上述症状可自行缓解。

2. 中期或慢性感染期 患者的免疫功能与病毒之间处于相互抗衡阶段。此期病毒复制持续处于低水平，临床可无明显症状或出现明显的全身淋巴结肿大，伴发热、乏力、皮疹。

3. 后期或称危险期 机体免疫功能全面崩溃。患者出现如下临床表现：①持续发热，进行性消瘦、乏力等；②肺部感染：主要为卡氏肺孢菌感染，患者有发热、咳嗽、呼吸困难等；③脑膜炎症状：表现为头痛、呕吐、意识障碍、抽搐等；④消化系统感染：表现腹痛、腹泻、里急后重、脓血便等。

对于 AIDS，目前尚无确切有效治疗方法，故预后极差。因此，AIDS 病的预防至关重要。

 目 标 检 测

1. 对结核病最有诊断价值的基本病理变化是
（ ）
   A. 含大量淋巴细胞和巨噬细胞的渗出液
   B. 灰白色、半透明状的粟粒大小结节
   C. 找到朗格汉斯巨细胞
   D. 干酪样坏死
   E. 类上皮细胞

2. 患者，32 岁，近半年来常有低热、盗汗、疲乏、咳嗽、痰中带血，X 线胸片见右肺尖有直径 2cm、边缘模糊不清的云雾状阴影，痰培养查见抗酸杆菌，据此应诊断为（ ）
   A. 右肺尖结核球
   B. 右肺尖慢性纤维空洞型肺结核
   C. 右肺尖局灶肺结核
   D. 右肺尖浸润型肺结核
   E. 右肺尖小叶性干酪样肺炎

3. 下列有关肺结核原发综合征的描述，哪项是错误的（ ）
   A. 大多发生在儿童
   B. 原发灶多在肺尖部
   C. 一般无明显临床表现
   D. 可发展成急性粟粒性结核病
   E. 肺门淋巴结干酪样坏死

4. 以下哪项不是继发性肺结核的特点（ ）
   A. 易沿淋巴道和血道播散
   B. 病程长，随机体抵抗力的消长而起伏
   C. 病变好发于肺尖
   D. 肺门淋巴结一般无明显改变
   E. 肺内病变复杂，且新旧病变交杂

5. 结核病好转的最好方式是（ ）
   A. 吸收消散　　　B. 硬结、钙化
   C. 纤维包裹　　　D. 纤维化
   E. 纤维包裹及钙化

6. 原发性肺结核病最常见的结局是（ ）

A. 粟粒性结核　　　B. 痊愈
C. 转为继发性肺结核　D. 干酪样肺炎
E. 扩散为肺外结核

7. 作为重要传染源的肺结核病是(　　　)
　A. 浸润型肺结核
　B. 支气管内结核
　C. 慢性纤维空洞型肺结核
　D. 局灶型肺结核
　E. 结核球

8. 继发性肺结核最常见的临床类型是(　　　)
　A. 慢性纤维性空洞型肺结核
　B. 局灶型肺结核
　C. 干酪样肺炎
　D. 肺结核球
　E. 浸润型肺结核

9. 急性普通型病毒性肝炎的坏死多为(　　　)
　A. 碎片状坏死　　　B. 凝固性坏死
　C. 桥接坏死　　　　D. 大片坏死
　E. 点状坏死

10. 桥接坏死常见于(　　　)
　A. 急性普通性肝炎　B. 轻度慢性肝炎
　C. 重度慢性肝炎　　D. 急性重型肝炎
　E. 亚急性重型肝炎

11. 急性重型肝炎最显著的病理变化是(　　　)
　A. 肝细胞广泛坏死
　B. 小叶周边肝细胞脂肪变性
　C. 肝窦扩张充血
　D. 肝细胞再生
　E. 库普弗细胞增生

12. 细菌性痢疾的好发部位是(　　　)
　A. 回肠　　　　　　B. 结肠上段
　C. 空肠　　　　　　D. 直肠和乙状结肠
　E. 盲肠

13. 某患者的临床表现为畏寒、发热、腹痛、大便频繁、里急后重，大便早期呈水样便后转为黏液脓血便，应诊断为(　　　)
　A. 细菌性食物中毒　B. 阿米巴痢疾
　C. 细菌性痢疾　　　D. 消化不良性腹泻
　E. 急性肠炎

14. 流行性脑脊髓膜炎的传播途径是(　　　)
　A. 水或食物　　　　B. 握手
　C. 蚊子叮咬　　　　D. 呼吸道
　E. 消化道

15. 以下哪一项不是乙型脑炎的特征(　　　)
　A. 胶质细胞增生
　B. 筛状软化灶形成
　C. 蛛网膜下隙中性粒细胞和纤维素渗出
　D. 血管周围淋巴细胞袖套状浸润
　E. 神经细胞变性坏死

16. 某患者腹痛、高热 3 天，腹胀，因中毒性休克死亡。尸解发现直肠和乙状结肠黏膜充血水肿，表面有灰黄色假膜覆盖，并见表浅坏死和溃疡。应考虑什么诊断(　　　)
　A. 细菌性痢疾　　　B. 急性肠炎
　C. 伤寒　　　　　　D. 阿米巴痢疾
　E. 肠结核

17. 细菌性痢疾的肠溃疡为(　　　)
　A. 表浅，呈不规则地图型
　B. 呈带状，其长轴与肠管长轴垂直
　C. 口小底大、边缘呈潜行状
　D. 椭圆形，其长轴与肠管长轴平行
　E. 无特征性

18. 7 岁男孩，突然高热、头痛、呕吐，脑脊液变化：压力升高，较混浊，细胞数升高，以中性白细胞为主，蛋白升高，根据上述表现，哪种疾病最有可能(　　　)
　A. 中毒型细菌性痢疾
　B. 结核性脑膜炎
　C. 流行性乙型脑炎
　D. 脊髓灰质炎
　E. 流行性脑脊髓膜炎

19. 下列哪项不符合急性细菌性痢疾所形成的假膜的特点(　　　)
　A. 假膜常可脱落而形成深的溃疡，甚至穿孔
　B. 可认为是急性细菌性痢疾的特征性病变
　C. 先出现于黏膜皱襞的顶部，随病变进展融合成片
　D. 肉眼观为灰白色，也可呈暗红色
　E. 假膜可见于粪便中

20. 流行性脑脊髓膜炎的病理改变中，下列哪一项是错误的(　　　)
　A. 筛状软化灶
　B. 蛛网膜下腔中性粒细胞渗出
　C. 脑脊髓膜高度充血
　D. 脑神经根炎
　E. 颅内高压

(杨舒晗)

参 考 文 献

陈灏珠 . 2005 . 实用内科学 . 第 12 版 . 北京 : 人民卫生出版社

陈杰 . 2005 . 病理学 . 北京 : 人民卫生出版社

丁运良 . 2007 . 病理学基础 . 北京 : 人民卫生出版社

郭晓华 , 周洁 . 2012 . 病理学 . 西安 : 第四军医大学出版社

和瑞芝 . 2008 . 病理学 . 第 5 版 . 北京 : 人民卫生出版社

姜亚芳 , 余丽君 . 2011 . 病理学与病理生理学 . 北京 : 中国协和医科大学出版社

金惠铭 , 王建枝 . 2010 . 病理生理学 . 第 7 版 . 北京 : 人民卫生出版社

金惠铭 . 2005 . 病理生理学 . 上海 : 复旦大学出版社 , 216-230

金慧铭 , 王建枝 , 殷莲华 . 2013 . 病理生理学 . 第 8 版 . 北京 : 人民卫生出版社

郎志峰 . 2003 . 病理学 . 北京 : 人民卫生出版社

李玉林 . 2008 . 病理学 . 第 7 版 . 北京 : 人民卫生出版社

李玉林 . 2010 . 病理学 . 第 7 版 . 北京 : 人民卫生出版社

李志超 . 2010 . 生理学复习考试指导 . 北京 : 中国协和医科大学出版社

刘红 , 钟学仪 . 2010 . 病理学 . 北京 : 科学出版社

刘红 . 2010 . 病理学 . 北京 : 科学出版社

任玉波 , 茅幼霞 . 2008 . 病理学 . 第 2 版 . 北京 : 科学出版社

王斌 , 陈命家 . 2010 . 病理学 . 第 6 版 . 北京 : 人民卫生出版社

王斌 , 陈命家 . 2011 . 病理学与病理生理学 . 北京 : 人民卫生出版社

王恩华 . 2003 . 病理学 . 北京 : 高等教育出版社

王恩华 . 2004 . 病理学 . 北京 : 高等教育出版社

王吉耀 . 2010 . 内科学 . 北京 : 人民卫生出版社

王建中 , 黄光明 . 2012 . 病理学基础 . 第 3 版 . 北京 : 科学出版社

吴立玲 . 2003 . 病理生理学 . 北京 : 北京大学医学出版社

吴元清 . 2010 . 病理学 . 北京 : 中国医药科技出版社

肖献忠 . 2004 . 病理生理学 . 北京 : 高等教育出版社

许建新 . 2012 . 病理学 . 北京 : 中国医药科技出版社

杨光华 . 2003 . 病理学 . 第 5 版 . 北京 : 人民卫生出版社

姚光弼 . 2011 . 临床肝脏病学 . 上海 : 上海科学技术出版社

章宗籍 . 2003 . 病理学 . 北京 : 高等教育出版社

周洁 . 2012 . 病理学 . 南昌 : 江西科学技术出版社

病理学与病理生理学教学大纲

一、课程性质和任务

病理学与病理生理学是研究疾病发生、发展规律的科学,是高等卫生职业教育医学护理、助产、检验、影像、美容等专业的一门重要的专业基础课程,它是基础医学与临床医学间的桥梁。本课程包括病理解剖学和病理生理学两大内容。

其任务就是运用各种科学方法研究疾病的病因、发病机制,以及患病机体的形态、功能和代谢的改变,并探索其内在联系及转归,从而阐明疾病的本质,为防治疾病提供科学的理论基础。通过本课程的学习,使学生掌握病理学的基本理论与技能,能解释常见疾病的病理临床联系,从而具备一定的临床分析能力,以及合作、沟通和协调能力,为后续临床课程的学习奠定基础。

二、课程教学目标

(一)知识教学目标

1. 掌握病理学与病理生理学的基本概念、基本理论、基础知识和基本技能。
2. 熟悉临床常见疾病的发病原因、机制、主要病理变化及疾病的转归和结局。
3. 了解常见病、多发病的发病机制。

(二)能力培养目标

1. 初步具有临床病理观察能力。
2. 具有运用病理学知识分析临床问题的能力及科学的临床思维方法,并对患者进行健康指导。
3. 学会观察、描述标本和切片病理变化的方法。

(三)思想教育目标

1. 具备认真、科学、严谨、求实的工作作风。
2. 具有高尚职业道德,尊重患者、关爱生命。
3. 具有较好的团队协作精神及人际沟通能力。

三、教学内容和要求

教学内容	教学要求			教学活动参考
	了解	理解	掌握	
绪论				通过举例、板书,提高学生学习兴趣,加深对知识的理解
一、病理学与病理生理学的任务与内容		√		
二、病理学在医学中的地位	√			
三、病理学的研究方法		√		
四、学习病理学的指导思想	√			
第一章 疾病概论				通过举例、板书,提高学生学习兴趣,加深对知识的理解
第一节 健康和疾病		√		

续表

教学内容	教学要求			教学活动参考
	了解	理解	掌握	
第二节　病因学		√		
第三节　发病学概论	√			
第四节　疾病的经过与转归		√		
第二章　细胞、组织的适应、损伤与修复				1. 多媒体课件教学结合讲授法、迁移过渡法、暗示点拨法、启发法、讨论法进行教学
第一节　细胞、组织的适应		√		
第二节　细胞和组织的损伤				2. 通过实验室"教、学、做"方法，观察本章节的大体标本和切片，并进行病案讨论
一、损伤的原因		√		
二、损伤的形态学变化				
（一）可逆性损伤——变性				
1. 细胞水肿			√	
2. 脂肪变			√	
3. 玻璃样变			√	
4. 黏液样变	√			
5. 病理性色素沉着	√			
6. 病理性钙化	√			
（二）不可逆性损伤——细胞死亡				
1. 坏死			√	
2. 凋亡	√			
第三节　损伤的修复				
一、再生				
（一）各种细胞的再生潜能		√		
（二）各种组织的再生过程	√			
（三）细胞再生的影响因素与干细胞的作用	√			
二、纤维性修复				
（一）肉芽组织			√	
（二）瘢痕组织	√			
三、创伤愈合		√		
四、影响修复的因素		√		
第三章　局部血液循环障碍				1. 多媒体课件教学结合讲授法、迁移过渡法、暗示点拨法、启发法、讨论法进行教学
第一节　充血和淤血				
一、充血		√		2. 通过实验室"教、学、做"方法，观察本章节的大体标本和切片，并进行病案讨论
二、淤血			√	
第二节　出血		√		
第三节　血栓形成				
一、血栓形成的条件和机制			√	
二、血栓形成过程及类型		√		

教学内容	教学要求			教学活动参考
	了解	理解	掌握	
三、血栓的结局		√		
四、血栓对机体的影响	√			
第四节　栓塞				
一、栓子运行途径			√	
二、栓塞的类型及其对机体的影响		√		
第五节　梗死				
一、梗死形成的原因和条件		√		
二、梗死的类型及病变			√	
三、梗死的结局及对机体的影响	√			
第四章　炎症				1. 多媒体课件教学结合讲授法、迁移过渡法、暗示点拨法、启发法、讨论法进行教学
第一节　炎症的概念及原因		√		
第二节　炎症的基本病理变化			√	2. 通过实验室"教、学、做"方法，观察本章节的大体标本和切片，并进行病案讨论
第三节　炎症的临床表现		√		
第四节　炎症的分类与病变特点				
一、按临床分类	√			
二、按病理变化分类			√	
第五节　炎症的结局	√			
第五章　肿瘤				1. 多媒体课件教学结合讲授法、迁移过渡法、暗示点拨法、启发法、讨论法进行教学
第一节　肿瘤的概述			√	
第二节　肿瘤的特征		√		2. 通过实验室"教、学、做"方法，观察本章节的大体标本和切片，并进行病案讨论
第三节　良性肿瘤与恶性肿瘤的区别			√	
第四节　肿瘤的命名与分类				
一、肿瘤的命名		√		
二、肿瘤的分类	√			
三、癌与肉瘤区别			√	
第五节　癌前病变、上皮内瘤变与原位癌			√	
第六节　肿瘤的病因及发病机制	√			
第七节　常见肿瘤举例	√			
第六章　水、电解质代谢紊乱				多媒体课件教学结合讲授法、案例法、迁移过渡法、暗示点拨法、启发法、讨论法进行教学
第一节　水、钠代谢紊乱	√			
第二节　钾代谢紊乱				
一、脱水				
（一）高渗性脱水			√	
（二）低渗性脱水			√	
（三）等渗性脱水		√		
二、水肿				

续表

教学内容	教学要求			教学活动参考
	了解	理解	掌握	
（一）水肿的发病机制			√	
（二）水肿的特点		√		
（三）水肿对机体的影响	√			
三、水中毒				
第三节　钾代谢紊乱				
一、低钾血症		√		
二、高钾血症		√		
第七章　酸碱平衡失调				多媒体课件教学结合讲授法、案例法、迁移过渡法、暗示点拨法、启发法、讨论法进行教学
第一节　酸碱平衡及其调节	√			
第二节　酸碱平衡失调的分类及常用检测指标		√		
第三节　单纯性酸碱平衡失调				
一、代谢性酸中毒			√	
二、呼吸性酸中毒			√	
三、代谢性碱中毒		√		
四、呼吸性碱中毒		√		
第四节　混合性酸碱平衡失调	√			
第八章　发热				多媒体课件教学结合讲授法、案例法、迁移过渡法、暗示点拨法、启发法、讨论法进行教学
第一节　概述			√	
第二节　病因和发病机制		√		
第三节　发热的分期		√		
第四节　发热时机体的代谢与功能变化	√			
第五节　发热的生物学意义及防治	√			
第九章　弥散性血管内凝血				多媒体课件教学结合讲授法、案例法、迁移过渡法、暗示点拨法、启发法、讨论法进行教学
第一节　原因及发生机制		√		
第二节　诱因		√		
第三节　分期和分型	√			
第四节　病理临床联系			√	
第五节　弥散性血管内凝血防治原则			√	
第十章　休克				多媒体课件教学结合讲授法、案例法、迁移过渡法、暗示点拨法、启发法、讨论法进行教学
第一节　休克的原因与分类		√		
第二节　休克发生的始动环节		√		
第三节　休克的发展过程及发病机制			√	
第四节　休克时机体的代谢与功能变化		√		
第五节　休克防治原则	√			
第十一章　缺氧				多媒体课件教学结合讲授法、案例法、迁移过渡法、暗示点拨法、启发法、讨论法进行教学
第一节　常用的血氧指标		√		
第二节　缺氧的类型			√	
第三节　缺氧对机体的影响		√		

教学内容	教学要求			教学活动参考
	了解	理解	掌握	
第四节　影响机体对缺氧耐受性的因素	√			
第五节　氧疗和氧中毒	√			
第十二章　心血管系统疾病				1. 多媒体课件教学结合讲授法、案例法、迁移过渡法、暗示点拨法、启发法、讨论法进行教学 2. PBL法 3. 自学法 4. 通过实验室"教、学、做"方法,观察本章节的大体标本和切片
第一节　动脉粥样硬化		√		
第二节　冠状动脉粥样硬化性心脏病			√	
第三节　高血压			√	
第四节　风湿病		√		
第五节　心瓣膜病				
一、二尖瓣狭窄			√	
二、二尖瓣关闭不全			√	
三、主动脉瓣狭窄	√			
四、主动脉瓣关闭不全	√			
第六节　感染性心内膜炎				
第七节　心力衰竭				
一、原因、诱因与分类			√	
二、机体的代偿功能		√		
三、发病机制	√			
四、机体的代谢和功能变化		√		
五、心力衰竭防治病理生理学基础	√			
第十三章　呼吸系统疾病				1. 多媒体课件教学结合讲授法、案例法、迁移过渡法、暗示点拨法、启发法、讨论法进行教学 2. PBL法 3. 自学法 4. 通过实验室"教、学、做"方法,观察本章节的大体标本和切片
第一节　慢性阻塞性肺疾病				
一、慢性支气管炎			√	
二、肺气肿		√		
三、支气管扩张症		√		
四、支气管哮喘				
第二节　肺炎				
一、大叶性肺炎			√	
二、小叶性肺炎			√	
三、间质性肺炎				
（一）病毒性肺炎		√		
（二）支原体性肺炎		√		
第三节　慢性肺源性心脏病		√		
第四节　肺癌	√			
第五节　呼吸衰竭				
一、原因和发病机制		√		
二、机体的代谢和功能变化		√		
三、呼吸衰竭防治病理生理学基础	√			

续表

教学内容	了解	理解	掌握	教学活动参考
第十四章　消化系统疾病				1. 多媒体课件教学结合讲授法、案例法、迁移过渡法、暗示点拨法、启发法、讨论法进行教学
第一节　慢性胃炎	√			2. PBL 法
第二节　消化性溃疡			√	3. 自学法
第三节　肝硬化				4. 通过实验室"教、学、做"方法，观察本章节的大体标本和切片
一、门脉性肝硬化			√	
二、坏死后性肝硬化	√			
第四节　消化道肿瘤				
一、食管癌		√		
二、胃癌		√		
三、肝癌		√		
四、肠癌		√		
第五节　肝性脑病				
一、病因与分类		√		
二、发病机制		√		
三、诱发因素			√	
四、肝性脑病防治的病理生理学基础	√			
第十五章　泌尿系统疾病				1. 多媒体课件教学结合讲授法、案例法、迁移过渡法、暗示点拨法、启发法、讨论法进行教学
第一节　肾小球肾炎				2. PBL 法
一、病因和发病机制	√			3. 自学法
二、常见肾小球肾炎类型				4. 通过实验室"教、学、做"方法，观察本章节的大体标本和切片
（一）弥漫性毛细血管内增生性肾小球肾炎			√	
（二）弥漫性新月体性肾小球肾炎		√		
（三）弥漫性膜性肾小球肾炎		√		
（四）弥漫性硬化性肾小球肾炎			√	
第二节　肾盂肾炎				
病因和发病机制				
（一）急性肾盂肾炎			√	
（二）慢性肾盂肾炎		√		
第三节　泌尿系统常见恶性肿瘤				
一、肾癌		√		
二、膀胱癌		√		
第四节　肾衰竭				
一、急性肾衰竭		√		
二、慢性肾衰竭		√		
三、尿毒症		√		

续表

教学内容	教学要求			教学活动参考
	了解	理解	掌握	
第十六章　生殖系统疾病和乳腺疾病				1. 多媒体课件教学结合讲授法、案例法、迁移过渡法、暗示点拨法、启发法、讨论法进行教学 2. PBL 法 3. 自学法 4. 观察本章节的大体标本和切片
第一节　子宫颈疾病				
一、慢性子宫颈炎			√	
二、子宫颈水平内瘤变		√		
三、子宫颈癌			√	
第二节　子宫体疾病		√		
第三节　滋养层细胞疾病				
一、葡萄胎	√			
二、绒癌	√			
第四节　前列腺疾病		√		
第五节　乳腺癌			√	
第十七章　传染病				1. 多媒体课件教学结合讲授法、案例法、迁移过渡法、暗示点拨法、启发法、讨论法进行教学 2. PBL 法 3. 自学法 4. 通过实验室"教、学、做"方法,观察本章节的大体标本和切片
第一节　结核病				
一、病因和发病机制		√		
二、基本病理变化		√		
三、转归			√	
四、类型和病理变化				
（一）肺结核			√	
（二）肺外结核	√			
第二节　病毒性肝炎				
一、病因和发病机制		√		
二、基本病理变化		√		
三、临床病理类型			√	
第三节　细菌性痢疾		√		
第四节　流行性脑脊髓膜炎		√		
第五节　流行性乙型脑炎		√		
第六节　艾滋病	√			

四、教学大纲说明

（一）适用对象与参考学时

本教学大纲可供护理、助产、药学、医学检验、涉外护理等专业使用,总学时为 94 个,其中理论教学 72 学时,实践教学 22 学时。

（二）教学要求

1. 本课程对理论教学部分要求有掌握、理解、了解三个层次。掌握是指对生物化学中所学的基本知识、基本理论具有深刻的认识,并能灵活地应用所学知识分析、解释生活现象和临床问题。理解是指能够解释、领会概念的基本含义并会应用所学技能。了解是指能够简单理解、记忆所学知识。

2. 本课程突出以培养能力为本位的教学理念，在实践技能方面分为熟练掌握和学会两个层次。熟练掌握是指能够独立娴熟地进行正确的实践技能操作。学会是指能够在教师指导下进行实践技能操作。

（三）教学建议

1. 结合临床工作实际，设计学习项目，把知识与技能融合到实际的学习项目中。增强针对性和应用性，突出实践能力、创新能力的培养。

2. 灵活使用多种教学方法，理论课教学根据不同教学内容采用病案讨论、问题引导、自学等教学方法，根据专业培养目标把教学内容整合和优化，使知识与实践有机融合，充分调动学生的学习积极性与主动性。

3. 将教育技术与教学有机结合，不断深化教学改革，通过网络实现基础课程之间的横向联系、基础与临床内容纵向沟通，开辟网上专题讲座、病理论坛、网上尸检观摩等，把医德医风及人文关怀融入课程内容，突出教学的职业性和开放性，是理论课堂的延伸。

4. 实验教学采用"教、学、做"方法。

5. 教学评价应通过课堂提问、布置作业、案例分析讨论、期末考试等多种形式，对学生进行学习能力、实践能力和应用新知识能力的综合考核，以期达到教学目标提出的各项任务。

学时分配建议（94 学时）

序号	教学内容	学时数		
		理论	实践	合计
0	绪论	1		1
1	疾病概论	2		2
2	细胞、组织的适应、损伤与修复	6	2	8
3	局部血液循环障碍	4	2	6
4	炎症	6	2	8
5	肿瘤	6	2	8
6	水、电解质代谢紊乱	6		6
7	酸碱平衡失调	4		4
8	发热	2		2
9	DIC	2		2
10	休克	3	2	4
11	缺氧	2		2
12	心血管系统疾病	6	2	4
13	呼吸系统疾病	6	2	8
14	消化系统疾病	4	2	6
15	泌尿系统疾病	4	2	6
16	生殖系统疾病和乳腺疾病	4	2	6
17	传染病	6	2	8
	总学时	72	22	94

参考答案

1. A 2. C 3. B 4. B 5. E 6. B 7. B 8. A
9. B 10. A 11. A 12. C 13. C 14. C
15. E 16. C 17. E 18. D 19. A 20. C

第二章 细胞、组织的适应、损伤与修复
1. C 2. D 3. C 4. B 5. A 6. B 7. C 8. A
9. C 10. C 11. D 12. E 13. C 14. D
15. C 16. B 17. C 18. C 19. C 20. A
21. A 22. C 23. B

第三章 局部血液循环障碍
1. B 2. E 3. D 4. C 5. A 6. B 7. C 8. E
9. C 10. B 11. A 12. A 13. B 14. D
15. C 16. C 17. B 18. C 19. B 20. B
21. A 22. C 23. D 24. E 25. B

第四章 炎症
1. A 2. A 3. B 4. D 5. D 6. C 7. A
8. D 9. D 10. C 11. A 12. A 13. B 14. C
15. B 16. C 17. C 18. E 19. A 20. B

第五章 肿瘤
1. E 2. A 3. A 4. D 5. E 6. E 7. D 8. E
9. B 10. E 11. C 12. C 13. B 14. A
15. A 16. D 17. B 18. B 19. C 20. B
21. B 22. C 23. D 24. B 25. E

第六章 水、电解质代谢紊乱
1. A 2. A 3. D 4. C 5. C 6. D 7. D
8. D 9. B 10. D 11. A

第七章 酸碱平衡失调
1. D 2. A 3. D 4. C 5. C 6. C 7. A 8. E
9. C 10. E 11. B

第八章 发热
1. D 2. A 3. B 4. D 5. A 6. C 7. D
8. E 9. E 10. E

第九章 弥散性血管内凝血
1. C 2. E 3. A 4. E 5. B 6. D 7. C 8. A

9. B 10. C 11. E 12. B 13. B

第十章 休克
1. C 2. B 3. D 4. C 5. E 6. A 7. D 8. C
9. E 10. D 11. A 12. B 13. C 14. B
15. E 16. A 17. E

第十一章 缺氧
1. E 2. C 3. E 4. B 5. D 6. C 7. D 8. E
9. B 10. A 11. A 12. B

第十二章 心血管系统疾病
1. C 2. A 3. D 4. D 5. B 6. C 7. C 8. E
9. B 10. A 11. C 12. D 13. A 14. D
15. A 16. E 17. C 18. E 19. B 20. A

第十三章 呼吸系统疾病
1. B 2. C 3. A 4. A 5. D 6. C 7. D 8. E
9. D 10. C 11. B 12. C 13. E 14. D
15. A 16. E 17. D 18. B 19. A 20. B

第十四章 消化系统疾病
1. C 2. E 3. D 4. C 5. E 6. E 7. C 8. B
9. C 10. C 11. C 12. D 13. E 14. A
15. C 16. B 17. A 18. B 19. B 20. E
21. D 22. E 23. A 24. C 25. A

第十五章 泌尿系统疾病
1. A 2. E 3. D 4. E 5. A 6. C 7. B 8. D
9. C 10. D 11. D 12. E 13. E 14. E
15. E 16. A 17. C 18. B 19. E 20. C
21. A 22. E 23. E

第十六章 生殖系统疾病和乳腺疾病
1. A 2. E 3. A 4. E 5. B 6. B 7. A 8. C
9. A 10. E 11. D 12. D 13. B 14. E
15. D 16. B

第十七章 传染病
1. D 2. D 3. B 4. A 5. A 6. B 7. C 8. E
9. E 10. C 11. A 12. D 13. C 14. D
15. C 16. A 17. A 18. E 19. A 20. A